临床
肿瘤药物疗法

——日本著名肿瘤专家揭示诊疗规则

LINCHUANG ZHONGLIU YAOWU LIAOFA

【日】弦间昭彦◎主编
【日】久保田馨　宫敏路　胜俣范之◎副主编
邹大同　邹奋飞　蔡莉◎译

CTS | HK 湖南科学技术出版社

编委会

主编

弦间昭彦　日本医科大学校长

副主编

久保田馨　日本医科大学附属医院呼吸内科

宫敏路　日本医科大学附属多摩永山医院呼吸、肿瘤内科

胜俣范之　日本医科大学附属武藏小杉医院肿瘤内科

编委（按章顺序）

峯岸裕司　日本医科大学附属医院化疗科

弦间昭彦　日本医科大学校长

轮湖哲也　日本医科大学附属医院药剂科/化疗科

菅野哲平　日本国立肿瘤研究中心研究所新药开发临床研究部门

久保田馨　日本医科大学附属医院呼吸内科

武井宽幸　日本医科大学附属医院乳腺科

河越哲郎　日本医科大学附属医院消化、肝脏内科

宫敏路　日本医科大学附属多摩永山医院呼吸、肿瘤内科

川本智章　日本医科大学附属医院消化、肝脏内科

胜野晓　日本医科大学附属医院消化外科

内田英二　日本医科大学附属医院消化外科

金子惠子　日本医科大学附属医院消化、肝脏内科

近藤幸寻　日本医科大学附属医院泌尿科

木村刚　日本医科大学附属医院泌尿科

门仓玄武　日本医科大学附属武藏小杉医院肿瘤内科

胜俣范之　日本医科大学附属武藏小杉医院肿瘤内科

酒井瞳　日本医科大学附属武藏小杉医院肿瘤内科

（现在近畿大学医学部内科学教研组肿瘤内科部门）

编委（按章顺序）

山口博树　日本医科大学附属医院血液内科

中山一隆　日本医科大学附属医院血液内科

田村秀人　日本医科大学附属医院血液内科

猪口孝一　日本医科大学附属医院血液内科

山口文雄　日本医科大学附属医院脑外科

稻井俊太　日本医科大学附属医院耳鼻咽喉科、头颈部外科

中沟宗永　日本医科大学附属医院耳鼻咽喉科、头颈部外科

船坂阳子　日本医科大学附属医院皮肤科

角田隆　　金町中心医院骨科（日本医科大学兼任）

杉谷巖　　日本医科大学附属医院内分泌外科

大熊裕介　东京都立驹込医院呼吸内科

细见幸生　东京都立驹込医院呼吸内科（日本医科大学兼任）

前田美穗　日本医科大学附属医院小儿科

早川润　　日本医科大学附属医院小儿科

松田正典　埼玉县济生会川口综合医院肿瘤内科

清家正博　日本医科大学附属医院化疗科

盐野文子　埼玉医科大学国际医疗中心呼吸内科

小林国彦　埼玉医科大学国际医疗中心呼吸内科（日本医科大学兼任）

水谷英明　埼玉县立肿瘤中心呼吸内科

尾崎胜俊　日本医科大学附属多摩永山医院血液内科

植松和嗣　埼玉医科大学国际医疗中心呼吸内科

中道真仁　日本医科大学附属医院呼吸内科

吉村明修　东京医科大学附属医院临床肿瘤科（日本医科大学兼任）

栗本太嗣　埼玉县立肿瘤中心呼吸内科

菅隼人　　日本医科大学附属医院消化外科

宫永晃彦　日本医科大学附属医院呼吸内科

中钵久实　东京临海医院呼吸内科

铃木规仁　日本医科大学附属医院临终关怀科

齐藤好信　日本医科大学附属医院呼吸内科

序

现在，随着新靶向药物的开发，治疗对象选择的技术的显著发展以及支持疗法的进步，肿瘤药物疗法不仅提高了治疗效果，门诊治疗也在快速普及。因此，接受肿瘤药物疗法的患者数量不断增加，熟悉肿瘤药物疗法的医师也发挥了越来越重要的作用。即使非肿瘤专科医院也能进行基于肿瘤药物疗法技术进步的临床实践。

特别是现在，在减轻接受治疗的患者的痛苦及提高安全性方面，为了使相关医师熟练掌握肿瘤药物疗法的使用，迫切需要一本按治疗方法进行分类，并对治疗方法的特征、治疗方案选择标准、副作用的处理、用药要点等进行整理的手册，以便在日常诊疗中面对患者时能迅速并且正确地提供有关信息。

但是现存的各个专科药物疗法的书籍，多局限于各个专科的治疗，而非涵盖全部。全面介绍肿瘤药物疗法的书籍非常少。而且，这些书籍的作者，大多在有良好条件的肿瘤专科医院的团队中从事药物疗法工作，从日本临床实际来看，并不能完全代表日常的临床诊疗。

随着社会老龄化的到来，无法适用于标准治疗的患者正在增加，突显了临床工作中的矛盾和调整治疗方案的必要性。

由于老龄化的日渐发展，我们所治疗的患者，绝大多数不能一成不变地使用标准治疗。此时，必须要调整治疗方案，因此如何协调循证医学（evidence-based medicine，EBM）与临床实践的矛盾成为主要的问题。

编写本书时，充分考虑了下述情况：①因并发症等而不能一成不变地使用标准治疗时的诊疗思路。②医疗团队成员并非均为肿瘤专科医师的情况下的诊疗实践。③非肿瘤专科医院的诊疗要点。

因此，以作为综合性医院的日本医科大学实际临床经验为中心，对在普通医院实施肿瘤药物疗法时必要的知识进行了整理。日本医科大学附属医院作为日本肿瘤诊疗重点医院，在东京实施肿瘤药物疗法的医院当中，肿瘤化疗病例数占第三位，有着丰富的临床经验。希望本手册的编写能有助于从事肿瘤诊疗的医务人员临床应用。

例如，在第二章“标准规则”内，编者罗列了标准治疗方案；在“现场规则”内，列举了适用于各类型患者的药物疗法；在“重点和注意事项”里，由专科医师明确地记述了自己积累的经验。所以，编者确信本书对肿瘤诊疗临床有重要的参考价值。

最后，希望医师、药师、护士等医务人员能够活用本书，愿在肿瘤治疗中充分发挥药物的疗效。

日本医科大学校长弦间昭彦

2016 年 9 月

目 录

第一章　肿瘤药物疗法的临床实际

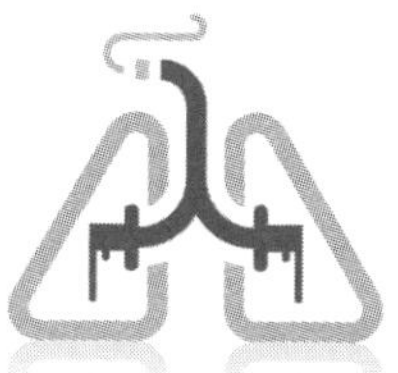

第一节 肿瘤药物标准治疗和临床实际的矛盾

一 标准治疗是否是最好的治疗

所谓标准治疗，即现阶段相对而言是最好的、有科学研究根据的治疗。在肿瘤药物疗法当中，好的科学研究根据是从随机对照试验得来的。换言之，适应标准治疗的患者，仅限于成为随机对照试验对象的特定的患者群。一般说来，要成为临床试验的入组对象，必须满足体能状态（performance status，PS）良好，主要脏器功能正常，没有严重并发症等严格标准，并在排除入组的标准之外。一般标准治疗可能适合 90%以上的患者，但在肿瘤诊疗中，在肿瘤专科医院之外，有半数以上存在因 PS、年龄、脏器功能不全、并发症等不能成为一般临床试验对象的患者。总之，从公共医学的角度来说，标准治疗是追求“最大多数的最大受益”的治疗，而对某个患者个体来说未必是最适合的治疗。我们临床医师所追求的是对每一个患者最好的治疗，为此，有必要正确活用现有的循证医学（evidence-based medicine，EBM）。[1]

二 EBM 的概念及流程

EBM 多翻译为“有科学研究根据的治疗”。EBM 这个名词已广为知晓，但“将研究根据过分绝对化，不重视医师的判断和经验，也不重视患者的愿望”的弊端应被重视。怎样看待 EBM，当然，科学研究根据是重要的因素，但需要再加上医师的技术、经验和患者的价值观。这 3 个要素，很好地综合起来，才能确定治疗方针，适用于患者。

EBM 的流程必须经过 5 个阶段：

第一阶段：确定问题（整理需要判断的课题）

第二阶段：检索信息（针对各个课题检索相关的研究信息）

第三阶段：分析信息（审查、分析检索到的信息）

第四阶段：应用判断（将判断的结果应用于患者）

第五阶段：自我评价（回顾以上过程）

第一阶段和第四阶段是含有医师和患者主观的部分。在实行第二、第三阶段时，需要熟读许多文献，予以评价，在这一阶段不可否认，因医师花费时间和熟练度的不同会产生个人差异。有助于减少这些个人差异的是，各科专家将这些良莠不齐的研究证据予以评价并体系化，形成的各科诊疗指南。

三 为何 EBM 的实践如此重要

所谓 EBM 的实践过程，是首先面对患者，通过客观的研究证据，医师和患者进行沟通，探索和实行对患者最好的治疗方法的过程。在大学附属医院和大规模综合医院，对于同一患者，有许多医师参与诊疗，水平高低不同的医师的经验和技术可以综合反映到诊疗中。而在普通医院，高度的判断往往依赖于一个医师的决定，所以，EBM 的实践更加重要。如果能正确实行 EBM 流程的话，那些对 EBM “无视患者的意愿”“抛弃占少数的一部分患者”“程式化”“为了逃避医疗纠纷”等误解就会慢慢消失。

不可能对每个患者都实施临床试验，可以利用的最好的研究证据不一定是质量最好的。医师的熟练程度、价值观、可以利用的医疗资源不一样，患者的价值观及意愿也千差万别，这些在临床上都现实存在。在这种影响之下，面对没有唯一答案的患者进行治疗，EBM 的应用不可或缺。

参考文献

[1] SHARON E STRAUS，PAUL GLASZIOU MRCGP FRACGP，W SCOTT RICHARDSON，et al. Evidince-Based Medicine，How to Practice and Teach It [M]. Edinburgh：Churchill Livingstione，2011.

（峯岸裕司　弦间昭彦）

第二节 年龄、体能状态对肿瘤药物疗法的影响及调整对策

一 对老年患者的肿瘤药物疗法

（一）在肿瘤诊疗中老年化的现状

2015 年，65 岁以上老年人约占日本总人口的 26%，迎来了每 4 个人当中就有 1 个老年人的老年化社会。在日本，死亡原因的第一位为恶性肿瘤，据 2014 年的人口动态统计，约占全部死亡原因的 30%，为占第二位的心脏病的两倍左右。全部恶性肿瘤死亡率不论男女都是从 60 岁开始上升，年龄越大比率越高。2014 年因恶性肿瘤死亡的人数为 368 103 人。其中 70 岁以上的老年人所占比例男女都约为 70%。因此，换句话说，肿瘤药物疗法的对象大多为 70 岁以上的老年人。

（二）老年肿瘤患者的特征

世界卫生组织（WHO）将老年人定义为 65 岁以上，在日本恶性肿瘤临床，多以 70 岁或 75 岁以上为老年人。在临床试验当中，75 岁往往被排除在外。所以，虽然有未满 75 岁的高质量的相关研究证据，但 75 岁以上的数据不多。在日本癌症学会编的“肺癌诊疗指南”中，将 75 岁以上定义为老年人。

老年人的特征与各人的实际年龄和生理功能年龄有很大差异。在老年人，有主要脏器潜在的功能不足引起的药物代谢改变、骨髓储备功能的减弱、糖尿病、呼吸系统疾病、循环系统疾病等并发症。以上因素对化学疗

法的毒性及耐受性有影响。此外，有报道认为，老年人和年轻人化学疗法的效果及毒性没有差异，在治疗适应证上，不应一概根据实际年龄判断。但是，其临床试验对象的老年人为在入组标准的基础上选择的患者，不能说反映了老年人的全面情况。所以，还是应该考虑高龄为危险因子之一。

老年人对疾病和治疗的理解不足，日常生活能力及体能状态（PS）的低下，因此需要家属协助做出决定和接受治疗。但是，因配偶的高龄化或已去世，以及核心家庭的影响而得不到家属支援的情况增多，依靠医院的倾向在增加。

从生活功能、精神功能、社会、环境等方面全面评价的方法判断老年人的综合功能（CGA）最近在增加。关于肿瘤患者 CGA 的评价意义目前研究还不充分，在决定老年人治疗方案时，将其纳入考虑当中还是有一定作用的。

在日常临床中，不应仅仅依据实际年龄判断化学疗法的适应证，而应在考虑其身体功能、精神状态、社会背景的基础上，推敲可利用的研究证据，确定治疗方案更为重要。

二 PS 评分较差患者的肿瘤药物疗法

（一）PS 的定义和 PS 评分较差患者的特征

在日本，美国东部肿瘤协作组（Eastern Cooperative Oncology Group，ECOG）的 PS 评分（参照第 358 页附表 1）被广泛使用。对于几乎所有的癌症，PS 是仅次于病期的重要预后因子，在判断化学疗法的适应证时是重要的参考条件。但是，评价是依靠经治医师主观判定，明确地判断并不容易。因此，有必要听取医师、护士、护理员的意见，以保持客观性。

PS 评分较差的原因，有肿瘤自身的进展、高龄、合并症，再加上精神状况等各种各样的因素。临床医师有必要明确其原因，确切判断如果分别进行医疗介入的话，PS 评分是否能得到改善。例如，对于癌性疼痛所致的 PS 评分较差，可以期待适当的止痛治疗改善 PS。

（二）对 PS 评分较差患者的药物疗法

PS 评分较差患者的表现各种各样，不能仅根据 PS 评分统一决定治疗适应证。在临床试验中，多以 PS 0～2 的患者作为对象，缺乏显示对 PS 3～4 的患者有效性的高质量数据。在 PS 3～4 的患者中，因担心化疗药物的严重毒副作用和治疗相关死亡的增加、生活质量评分（quality of life score，QOL）低，认为不应考虑使用细胞毒药物的药物疗法①。因此，对于多数癌症，一般认为，肿瘤药物疗法的适应证以到 PS 2 为止。

还有，在预测施行化学疗法对患者不利的情况下，必须积极考虑缓和疗法。但是，对于预测化学疗法高度有效的癌症，例如，血液疾病、小细胞肺癌，还有成为一部分分子靶向药物对象的驱动突变（driver mutation）阳性的恶性肿瘤，即使 PS 评分较差，也应该积极地考虑治疗。例如，对于表皮生长因子（EGFR）基因变异阳性非小细胞肺癌，吉非替尼等表皮生长因子受体酪氨

---

①2012 年，美国临床肿瘤学会（American Society of Clinical Oncology，ASCO）发表了提高肿瘤诊疗质量而必须实行的 5 个项目，该项目 1 中，建议对 PS 评分较差（3 或者 4）的患者不实行化学疗法。

酸激酶抑制药（TKI）已显示有效。有报道以 PS 评分较差（含 81 岁以上，PS 1）的 EGFR 基因变异阳性非小细胞肺癌 30 例为对象，给予吉非替尼，临床上观察到有意义的 PS 改善达 68%，生存期间中间值 17.8 个月，效果良好[1]。

对于 PS 评分较差的患者，研究证据不多，一般分析其评分较差的原因，权衡化学疗法可期待的获益和预测毒副作用的利弊，综合判断，决定治疗方案。

参考文献

[1] INOUS A, et al. First-line gefitinib for patients with advanced non-small cell lung cancer harboring epidermal growth factor receptor mutations without indication for chemotherapy [J]. J Clin Oncol, 2009, 27: 1394 - 1400.

（峯岸裕司　弦间昭彦）

第三节 并发症对肿瘤药物疗法的影响及调整对策

肿瘤患者的并发症各种各样，如慢性阻塞性肺疾病、和吸烟有关的疾病、糖尿病等内分泌疾病、脑血管疾病后遗症及缺血性心脏病等。

标准化学疗法，是以无脏器功能不全、全身状态良好的患者组的最大耐受量为基础的。用量及投药时间基本上以正常患者能耐受的上限为标准而设定。因此，对于有严重并发症及脏器功能不全的患者，容易发生相对用量过度。脏器功能不全的程度及其产生的背景各种各样，这方面缺乏研究证据。虽然如此，可以根据抗肿瘤药的副作用及其代谢、排泄的过程，以及参考过去的病例报道等方法，加以推敲，还是可以进行标准治疗或类似标准治疗。

本节内容对有脏器功能不全患者的基本对策进行解说。有关具体的抗肿瘤药的代谢、排泄途径及因脏器功能不全进行用量调节，可参考各种药物的详细说明书及相关文献资料。

一 并发肾功能不全

（一）肾功能不全患者的特征

慢性肾功能不全的原因，有糖尿病肾病、慢性肾小球肾炎、肾硬化等。近年，患者数有增加的倾向，恶性肿瘤的并发率也在上升，有报道称其为透析患者死亡原因的第三位（9.4%）。

（二）对肿瘤药物疗法的影响及药物选择

对肾功能不全的患者，基本上选择以肝脏代谢为主且经肾排泄少的药物。对尚未进行血液透析患者的肾功能评价，内生肌酐清除率（CCR）常作为肾小球滤过率（GFR）的指标使用。在临床上，作为 24 小时法的代替，有时使用血清肌酐计算法（Cockcroft-Gault）推算 CCR（参照第 359 页）。但对老年人，使用血清肌酐计算法算出的结果往往高于 CCR，或者发生 CCR 低估 GFR 的情况。

卡铂的使用和肾功能及血药浓度-时间曲线下面积（AUC）密切相关，可以不根据体表面积而仅根据肾功能的伯尔定剂量公式（Calvert）决定用量。卡铂对肾功能影响小，属于肾功能不全患者首选的铂类药物。顺铂（CDDP）在 CCR 不满 60 mL/min 的情况下基本不推荐使用。根据病情，在调节用量的基础上，也进行药物疗法，但缺乏关于减量后的血中浓度、抗肿瘤效果的研究数据。

抗体类的药物，多数不需减量仍可使用。有报道说，虽因酪氨酸激酶抑制药（TKI）多经肝脏代谢，在药代动力学方面没有减量的必要。但一部分药物在肾功能不全患者当中出现了 AUC 的上升，故有必要确认各药物的投药标准。

对于血液透析患者，各抗肿瘤药的药物代谢及动态个人差异大，其透析率的有关研究数据缺乏。关于各种抗肿瘤药的用量、给药间隔、透析时间等的见解不多，仅停留于试用病例的血中浓度监测及副作用评价的病例报道。

二 并发肝功能不全

（一）肝功能不全患者的特征

肝功能不全的原因，有病毒性慢性肝炎、肝硬化、酒精性肝功能不全、自身免疫性肝炎等，慢性肝脏疾病存在及多发肝转移，考虑其混合存在。在慢性且不可逆的病理改变下，即使治疗介入其功能不全也不能减轻的情况下，在调整用量的基础上也应考虑化学疗法的实施。并发肝硬化等慢性肝脏疾病的患者，往往存在潜在免疫功能不全，全血细胞减少，低白蛋白血症，血液凝固功能降低，食管、胃底静脉扩张，在化学治疗（简称化疗）的同时，这些并发症的危险增加。

因抗肿瘤药多在肝脏代谢，肝功能不全情况下需要调整用量。肝功能一般用 Chid-Pugh 分级标准来评价，对于肝预备功能的评价，也可考虑采用吲哚菁绿（Indocyanine green）试验，但作为预测抗肿瘤药物代谢动力学的指标，其研究尚不充分。一般临床试验的入组标准中，使用谷草转氨酶（AST）、谷丙转氨酶（ALT）和总胆红素（T-Bil）。因为 AST/ALT 主要反映炎症和坏死，并非代谢的指标；T-Bil 也只有在重度胆汁淤积或肝功能不全时才会上升。这和评价肾功能不全时所用的 CCR 不同，不是显示肝功能良好的指标，难以评价。

（二）对肿瘤药物疗法的影响及药物选择

顺铂和卡铂不受肝代谢影响而肾排泄率高，可以使用通常剂量。但是，多数合用药物有减量的必要。一方面，抗体类药物一般不受肝代谢影响，可以使用通常剂量。另一方面，几乎所有的 TKI 在肝脏代谢，受肝功能不全影响，但如何减量，目前尚无充分的研究证据支持。

对于乙型肝炎病毒（HBV）阳性的患者，在化疗过程中，可能引起病毒再活化，予以抗病毒药的预防使用或定期测定 HBV-DNA，当检出 HBV-DNA 上升时，即使用抗病毒药。

肝转移引起阻塞性黄疸时，如其他病情稳定，应试用留置支架及经皮经肝胆管穿刺置管引流术（PTCD）以减轻黄疸。置管本身不影响化疗。黄疸减轻后按照肝功能不全的选择治疗方案。

三 并发间质性肺炎

间质性肺炎是肺癌的重要危险因子和预后不良因子。并发间质性肺炎的恶性肿瘤的化疗中，最大的问题是致死性间质性肺炎的急性恶化。间质性肺炎的急性恶化的病理变化和急性呼吸窘迫综合征（ARDS）一样，即弥漫性肺泡功能障碍，对皮质激素等治疗缺乏反应，预后不良。因此，必须和其他预后良好的药物性肺损伤（包括并发感染）相鉴别，但其鉴别比较困难。此外，对于肺癌之外的并发间质性肺炎患者是否同样引起急性恶化，目前还没有相关研究数据。

急性恶化的预测因子及预防法尚未确立，没有安全的药物，即使轻度的肺野病变也有急性恶化的危险，必须在充分认识到这一点的基础上进行治疗。

四 并发糖尿病

经常看到并发糖尿病的患者，因化疗引起糖耐量恶化。化疗中糖耐量障碍的治疗基本上在餐前使用速效型/超速效型胰岛素便得以缓解。但是，随着化疗引起的食欲缺乏，进食量不定，实际预测血糖值有困难，多使用 sliding scale 换算法注射胰岛素。血糖控制的目标，随肿瘤进展程度而定。在预后不好的情况下没必要严格限制，对饮食的限制及血糖测定取最低限，以保证 QOL 优先。

糖尿病史 10 年以上时，要注意糖尿病肾病。不少患者即使有持续蛋白尿，其肾功能还能几乎保持正常，由于化疗而使肾功能不全出现尿中白蛋白，及其他糖尿病并发症也应注意，避免使用容易发生肾毒性的药物。紫杉醇常见末梢神经毒性，是其用量限定因子之一，有报道认为对并发糖尿病的患者高危。[1]

参考文献

[1] ROWINSKY E K，et al. Clinical toxicities encountered with paclitaxel (Taxol) [J] . Semin Oncol，1993，20：1－15.

（峯岸裕司　弦间昭彦）

第四节 团队医疗应注意的问题

肿瘤患者不仅存在身体上的问题，还存在着包括精神上、人际关系在内的社会精神问题。

一 理想的团队医疗

一直以来，在日本普及的团队医疗中，是以患者为中心，围绕患者，各种医务人员组成团队参与诊疗。现在认识到，“医疗是由医疗提供者和患者方面协作互动而成立的”，患者、家属也是医疗的一员，应放在圆圈的中心，是“必须解决的课题”。美国德州大学安德森癌症中心提倡以“有效的团队医疗模式”的ABC模式（图1-1），在该模式中，有医师、护士、药师、营养师、心理师、精神关怀者等组成的患者及家属支援团队，由家属、亲友、企业、公共传媒、政府等组成的围绕医疗及患者的社会资源也包括在团队之中。

二 为了更好地推进团队医疗

所谓“团队”，和单纯人员集合的小组不同，是持有共同的使命感、价值观及信念的集体，他们有着统一的世界观，努力实现共同的期望。所谓“团队医疗”，是其中所有不同专业的人发挥各自的特长，以实现提高患者的满足程度为目标的医疗。

有人认为，“团队医疗是信息交流的医疗”。作为信息交流的手段，以会议、讨论等为首而有多种多样。因此，团队成员不断进行信息交流，相互尊重，朝着共同的目标前进，这种体制非常重要。[1]

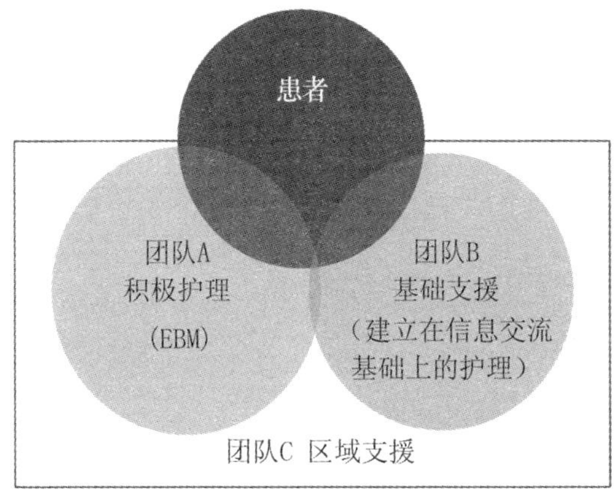

构成要素	职业举例
A 积极护理	医师、药师、检验师、营养师、理疗师、作业疗法师、护士
B 基础支援	临床宗教人士、临床心理师、音乐疗法师、绘画疗法师、护士、社会工作者、家属、朋友、心理咨询师
C 区域支援	患者团体、药厂职员、基础医学研究者、流行病学研究者、政府职员、社会工作者、家属、朋友、心理咨询师

图 1-1 团队医疗模式

参考文献

[1] 福原麻希．团队医疗成功的10条——实际工作团队成员的心得［M］．东京：中山书店，2013.

（轮湖哲也）

第二章 各类肿瘤药物疗法的规则

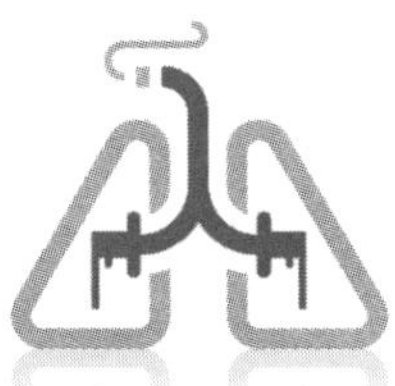

第一节　肺　癌

小细胞肺癌

【药物使用策略】

○进展期（extensive disease：ED）小细胞肺癌的初期治疗应根据体能状态评分（performance status，PS）标准、年龄以决定治疗方案（图 2-1）。

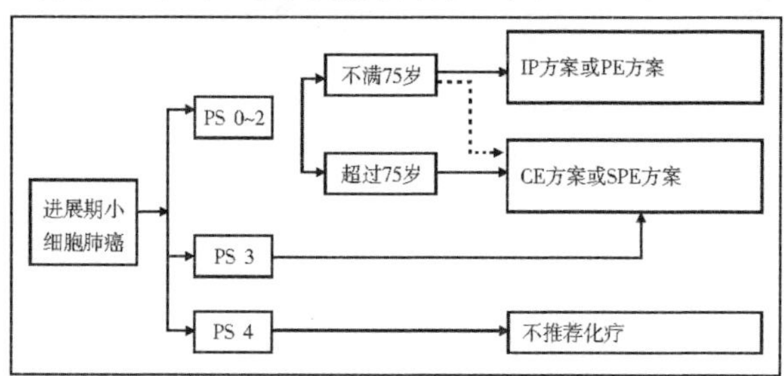

图 2-1　进展期小细胞肺癌治疗程序

注：根据日本肺癌症学会《肺癌诊疗指南（2015 年版）》作部分改变。

【标准规则】

1. 具备标准治疗可能的进展期一线治疗

○PS 0~2，未满 75 岁且无器官功能损害的情况下，选择顺铂（CDDP）+ 伊立替康（CPT-11）的联合方案（IP 方案）。若担心 CPT-11 的药物毒性（腹泻，药物性肺炎），则可选择顺铂（CDDP）+ 依托泊苷（VP-16）的联合方案（PE 方案）。（*N Eng J Med*，346：85，2002）

○初期治疗时间推荐为 4～6 个疗程。

○选择卡铂（CBDCA）＋VP-16 的联合方案（CE 方案）的条件是：①PS 0～2 的情况下，CDDP 难以使用。②75 岁以上。③PS 3 的患者。（*Br J Cancer*，97：162，2007）

2. 具备标准治疗可能的进展期二线治疗

○从末次化疗日到再发为止的期间（treatment free interval，TFI），作为二线治疗最重要的效果预测及预后因素。一般情况下，TFI 90 日以上定义为敏感复发（sensitive replase），90 日未满为难治复发（refractory replapse）。

○将敏感复发病例作为对象，通过口服拓扑替康（NGT），与最佳支持治疗（best supportive care，BSC）相比较，显示了总生存时间的延长。（*J Clin Oncol*，24：5441，2006）

○虽然是回顾性的研究，对于 TFI 6 个月以上的患者，再次治疗使用与初期治疗同样化疗药物的情况下，有报道显示 45％～60％的有效。（*Eur J Cancer clin Oncol*，23：1697，1987）

○日本临床肿瘤研究小组（JCOG）将难治复发病例作为对象，进行氨柔比星（Amrubicin，AMR）第二期试验中，显示了有效率为 32.9％、全生存时间为 8.9 个月的良好结果（*Lung Cancer*，84：67，2014）。在 NGT 与 AMR 的第三期试验中，难治复发病例的亚组分析显示 AMR 群表现了良好的治疗成绩（*J Clin Oncol*，32：4012，2014）。通过以上的研究成果，考虑 AMR 可作为难治复发性病例的治疗选择。

【现场规则】

1. 高龄患者

○一般指 75 岁以上。虽然化疗的适应证不应仅根据实际年龄进行判断，但是高龄者大都伴有脏器功能的低下，需要多加注意。

○考虑 CE 方案，CDDP 分割方案（SPE 方案）。

2. PS 3 患者

○对于 PS 3 的小细胞肺癌患者，也有通过化疗改善 PS 的可能，考虑使用 CE 方案及 SPE 方案。

3. 肾功能不全

○在经肾排泄比率较高的药物中，已知有 CDDP、CBDCA、VP-16、NGT。CBDCA 根据肾功能进行给药剂量已有规定。

○剂量调节参照表 2－1。

4. 肝功能不全

○剂量调节参照表 2－1。

表 2－1　肾功能不全及肝功能不全时的用量调节

药物	内生肌酐清除率（CCR）/（mL·min^{-1}）	用量调节	总胆红素（T-Bil）	谷草转氨酶（GOT）谷丙转氨酶（GPT）	用量调节
CDDP	30～50 ＜30	50%减量 停药	—	—	不用
CBDCA		根据 Calvert 公式调整	—	—	不用
CPT-11	—	不用	ULN 1.5～3 倍 ULN 3.1～5 倍 ULN 1.5 以下 ULN 1.5～5 倍	ULN 5 倍以下 ULN 5 倍以下 ULN 5.1～20 倍 ULN 5.1～20 倍	60 mg/m² 50 mg/m² 60 mg/m² 40 mg/m²
VP-16	10～50 ＜0	25%减量 50%减量	1.5＜T-Bil＜3.0 ＞3.0	60＜GOT＜180 ＞180	50%减量 停药
AMR		无数据			无数据
NGT	20～30 ＜20	50%减量 停药	—	—	不用

注：ULN 为所在医院检查标准值上限。

5. 并发间质性肺炎的患者

○间质性肺炎或者肺纤维化的患者禁止使用 AMR 及 CPT-11（药品说明书上为禁忌），因此可用 PE 方案，CDDP 无法使用时选择 CE 方案。

○有报道指出，G-CSF 制剂可能引起急性肺损伤，因此，对于合并间质性肺炎的病例，应在充分考虑患者受益的情况下使用。

6. 并用放射治疗（简称放疗）

○对于 PS 0～2 的局限型（limited disease，LD）小细胞肺癌患者，胸部放疗与全身化疗并用。

○放疗与化疗同时进行，推荐 1 日照射 2 次的加速超分割放疗。

○化疗选择为 PE 疗法的 4 周期，若 CDDP 使用困难，则亦可考虑 CBCDA。

7. 术后辅助疗法

○LD 之中，临床分期 I 期（特别是 $cT_1N_0M_0$），多选择为外科手术切除。对术后确诊为小细胞肺癌的患者进行 4 个疗程的 PE 疗法，有较好治疗结果的报道（*J Thorac Cardiovasc Surg*，129：977，2005）。

8. 全脑照射

○在 LD 的病例中，在基于一线治疗的放化疗且能够获得 CR 或接近 CR 的情况下，推荐预防性的全脑照射（*N Eng J Med*，341：476，1999）。

○对于 ED 的病例，若治疗有效并在每 3 个月进行脑 MRI 观察的前提下，不推荐脑预防照射（PCI）。（*ASCO*，2014）

【推荐化疗方案】

1. 可以进行标准治疗的进展期一线治疗

（1）CDDP+CPT-11：在日本的第三期临床试验中，PE是能较为延长生存期间的化疗方法。但在日本以外进行的追加试验中，PE疗法并未得到有意义的差异。因此，铂制剂加上CPT-11或VP-16的联合应用比较试验亦已进行，Meta分析的结果表示CPT-11+CDDP组有着较为良好的奏效和生存期间（*Cancer*，116：5710，2010）。

CDDP 60 mg/m²，day 1+CPT-11　60 mg/m²，day 1、8、15；每4周重复

（2）CDDP+VP-16：

CDDP 80 mg/m²，day 1+VP-16　100 mg/m²，day 1～3；每3周重复

2. 具备治疗可能的进展期二线治疗

（1）敏感复发（sensitive replase）：

1）AMR：

30～40 mg/m²，day 1～3；每3周重复

2）NGT：

1.0 mg/m²，day 1～5；每3周重复

3）CPT-11：

60～100 mg/m²，day 1、8、15；每4周重复

4）一线方案的再使用（re-challenge方案）（TFI 6个月以上）：

※因无TFI 3个月以上、6个月未满的数据，故根

据个别情况以判断是否适合。

（2）难治复发（refractory relapse）：

1）AMR。

2）NGT。

3）CPT-11。

4）最佳支持疗法（best supportive care）。

3. 高龄者

（1）CBDCA+VP-16：

CBDCA AUC=5，day 1+VP-16　80 mg/m^2，day 1～3；每3～4周重复

（2）split CDDP+VP-16

CDDP 25 mg/m^2，day 1～3+VP-16　80mg/m^2，day 1～3；每3～4周重复

4. PS 3 病例

（1）CBDCA+ VP-16。

（2）split CDDP+VP-16。

5. 合并肾功能障碍病例

CBDCA+ VP-16。

6. 合并肝功能障碍病例

根据表 2－1 进行各种化学疗法的用量调整。

7. 合并间质性肺炎的病例

CDDP 或 CBDCA+VP-16。

8. 联合放射治疗

CDDP+VP-16。

※和放疗并用时每 4 周 1 次。

9. 术后辅助疗法

CDDP+VP-16。

【重点和注意事项】

○小细胞肺癌对于化疗药的敏感性较高，任一病期皆有利于改善生存时间，故应积极考虑是否有使用抗肿瘤药物治疗的可能性。

○因 CPT-11 有可能引起致死性的剧烈腹泻，故对有肠管麻痹等腹部症状及闭塞性黄疸的患者采用 VP-16。

○对于 CPT-11 的代谢，*UGT* 基因的多型为人所知，特别是*UGT1A*＊*6*，＊*28* 的基因多型并且为纯合体（＊*6*/＊*6*，＊*28*/＊*28*）或是杂合体（＊*6*/＊*28*）的情况下，出现严重不良反应（特别是中性粒细胞减少）的频度很高。

○抗肿瘤药开始数日以内，因呕吐抑制药的影响，容易发生便秘。使用 CPT-11 化疗时，因为便秘的影响而导致 CPT-11 代谢产物从肠管的排泄减缓，可能导致迟发性腹泻加重。用药数日以内的排便控制极为重要。

○很多患者诊断时已有脑转移。由于初次全身化疗也会引起脑转移病灶的缩小，所以对于脑转移的病例，应在慎重观察病情进展的同时继续化疗。

○对于诊断时已为 PS 3 的 LD 病例，应先进行化疗，若 PS 改善为 0～2，则推荐追加放疗。

○用 CDDP 化疗时，为预防肾功能损害，需要长时间并且大量补液。但是用药前给予镁制剂及甘露醇，能缩短投药时间的少量短时水化法已被开发，肾功能损害也可减轻（*Jpn J Clin Oncol*，43：1105，2013），门诊也能进行 CDDP 的化疗。

（菅野哲平　久保田馨）

非小细胞肺癌

【药物使用策略】

○Ⅳ期非小细胞肺癌的治疗方针如图 2-2 所示，根据各个分歧点的因素来判断，选择相应的治疗方案。最初的分歧点是病理类型［腺癌或者鳞状细胞癌（简称鳞癌）］，其后腺癌基于肿瘤驱动基因突变（oncogenic driver mutation）的状态分类为 *EGFR* 基因突变阳性，*ALK* 基因易位阳性，*EGFR-ALK* 基因突变阴性或不明的 3 种。对于明确的鳞状细胞癌，无须进行基因变异的检查。

○临床实际使用中，在这 4 种分类之中可根据年龄，PS 及合并症进一步细分以选择治疗方案（图 2－2）。

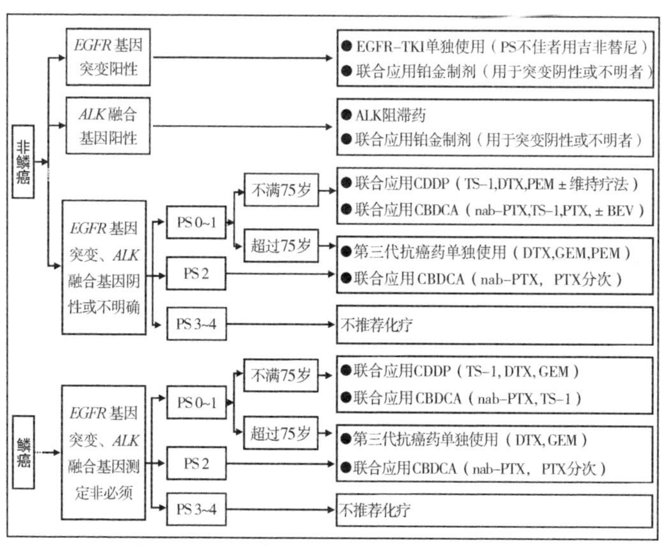

图 2－2　日本医科大学一线化疗示意图

［根据日本肺癌学会“肺癌诊疗指南（2015 年版）”及日本医科大学的临床实际制作］

【标准规则】

可进行标准治疗的进行期一线治疗

○未满 75 岁，PS 良好，无脏器损害（合并症）：以铂制剂联合方案为基本。可联合贝伐珠单抗，此方案也是维持治疗的备选方案。

○鳞状细胞癌：要除去抗肿瘤效果较差的培美曲塞（PEM）及有重大咯血风险的贝伐珠单抗。

○铂类制剂并用疗法的用药时间推荐为不超过 6 个疗程。

○PS 3～4 病例：不推荐细胞毒型抗肿瘤药。

○*EGFR* 基因突变阳性病例：推荐使用 *EGFR* 酪氨酸激酶抑制药（EGFR-TKI：吉非替尼，厄洛替尼，阿法替尼）。

○*ALK* 易位基因阳性病例：推荐使用 *ALK* 抑制药（克唑替尼，阿雷替尼）。在以日本人 *ALK* 易位基因阳性的非小细胞肺癌为对象的第三期临床试验中，阿雷替尼与克唑替尼相比，无进展生存时间得到了延长。但是阿雷替尼对于克唑替尼无效病例或耐药病例也有疗效，故克唑替尼可作为一线治疗的选择之一。

【现场规则】

1. 75 岁以上的进展期一线化疗

○对于高龄者是否适应化疗，不应仅根据实际年龄进行判断，高龄者的定义尚未确立，本书沿用诊疗指南的定义，75 岁以上为高龄者。

○标准治疗为第三代抗肿瘤药单药使用。欧美多使用长春瑞滨（VNR）与吉西他滨（GEM），日本则以多西他赛（DTX）作为标准治疗的选择（*J Clin Oncol*，24：

3657，2006）。

○卡铂（CBDCA）也可作为联合方案的选择之一，但需注意其副作用，因此病例选择很重要（*Lancet*，378：17，2011）。

○*EGFR* 基因突变阳性病例：推荐使用 EGFR－TKI（吉非替尼，厄洛替尼）。通常不适合于化疗的超高龄者（80 岁以上）也可考虑使用吉非替尼治疗（*J Clin Oncol*，27：1394，2009/*J Thorac Oncol*，7：1417，2012）。

○*ALK* 基因转座阳性病例：推荐使用 ALK 抑制药（克唑替尼，阿雷替尼）。对于高龄者的效果依据虽然并不充分，但与克唑替尼相比，阿雷替尼在有效性及安全性等方面占优。对于体能低下的高龄者而言，应优先使用阿雷替尼。

2. PS 2 的进展期一线治疗

○PS 低下的原因并非相同，PS 2 的病例应作为具有多样性的病例进行考虑，以判断治疗的适应证。

○PS 2 尚无标准治疗。若判断可耐受毒性，则选择 CBDCA 联合化疗，此外可选择第三代抗肿瘤药单药治疗。

○*EGFR* 基因突变阳性病例：推荐使用 EGFR-TKI（吉非替尼，厄洛替尼）。即使全身状态不良的 PS 3～4 患者，也可考虑使用吉非替尼。

○*ALK* 基因易位阳性病例：推荐使用 ALK 抑制药（克唑替尼，阿雷替尼）。限定于 PS 不良病例使用时的研究证据不足，参考高龄者的治疗。

3. 合并肾功能不全的进展期一线治疗

○选择以肝脏代谢为主体，肾脏排泄低的抗肿瘤药。

○CBDCA 虽然经肾脏排泄高，但不在体内代谢，基本不与血浆蛋白相结合，故肾功能与 AUC 相关。因肾功能损害性低，故肾功能低下病例选择 CBDCA。顺铂（CDDP）因经肾排泄性高，肾功能损害性强，不推荐 CCR 60 mL/min 以下的患者使用。

○PEM，TS-1 因易受肾功能低下影响，需要减量使用。减量使用时的有效性并未得到确认。吉非替尼、厄洛替尼及 BEV 不需要减量使用。至于克唑替尼和阿雷替尼，现在也尚未设定减量标准。

4. 合并肝功能损害的进展期初次治疗

○因肺癌的第三代抗肿瘤药大多受到肝脏代谢的影响，需要减量或者选择不受肝功能影响的药物。

○CDDP/CBDCA 及 GEM、PEM 因不受肝功能影响，故不需减量，为第一选择。其他的药剂有减量标准及使用中止标准（请确认各自的药品说明书），但减量时的有效性并未得到认定。

5. 合并间质性肺炎的进展期初次治疗

○因间质性肺炎高频率并发肺癌，故为临床上常见的并发症。由于化疗导致的致死性药物性肺损害的危险（间质性肺炎急性恶化）很高，是特别需要注意的并发症。

○因化疗方案不同导致急性恶化概率不同的可能性很高（关于弥漫性肺病调查研究，日本平成 21 年度研究报告书，38，2010）。

○CBDCA 与紫杉醇的联合方案可作为标准治疗。

○对引起的肺损害的危险因子的研究并不完全。特发性肺纤维化（IPF）、进行性间质性肺炎、低氧血症、急性恶化的既往史、PS 不良意味着高风险。

○急性恶化发病时，去能迅速诊断、治疗的医疗机构进行治疗。

6. 无法切除的局部进展期肺癌，联合放疗

○全身状态良好（PS 0～1）的不满 70 岁者，建议使用包括铂类制剂在内的放疗、化疗同时并用疗法。在日本，DTX、PTX、S-1、VNR 的联合广为使用。

7. 术后辅助化疗

○对于病理分期Ⅱ，$Ⅲ_A$ 期的完全切除病例，推荐术后联合应用 CDDP 化疗（*J Clin Oncol*，26：3552，2008）。

○在比较第三期试验时，得到具备有意义的改善的试验皆为含有 CDDP 的并用疗法。使用量及疗程并未规定一致。

○对于术后病理分期 T_{1b} 以上（TNM 分类 修订第 7 版）的Ⅰ期腺癌，推荐使用优福定（UFT）。

8. 全身状态良好的（PS 0～2）的二线治疗之后

○PS 0～2 且癌驱动基因突变阴性或者不明的情况下，建议使用免疫检查点（checkpoint）抑制药纳武单抗（Nivolumab）或者派姆单抗（Pembrolizumab）。免疫检查点抑制药，相对于在最佳支持疗法（best supportive care，BSC）的第三期试验中表现出优越性的 DTX 单药方案，显示了良好的药物耐受性及具有显著意义的生存时间延长。

○对于非鳞状细胞癌，PD-L1 低表达病例，也可选择第三代抗肿瘤药单药方案。对于鳞癌及 PD-L1 高表达病例，免疫检查点抑制药表现出更高的有效性。

○对于第三代抗肿瘤药，使用 DTX（±雷莫芦单抗，Ramucirumab），非鳞癌 PEM 也能成为选择。

○PS 3～4 的病例不建议进行化疗。对于 PS 不良例，免疫检查点抑制药的有用性及安全性尚不明确。

○*EGFR* 基因突变阳性病例：EGFR-TKI 未使用的情况下，EGFR-TKI 为第一选择。EGFR-TKI 使用后的耐药病例，癌驱动基因阴性或者不明的情况下，根据一线治疗选择治疗方案。若确认有 EGFR-TKI 耐药性基因变异（T790M），可增加选择奥希替尼（Osimertinib）。

○*ALK* 基因易位阳性病例：ALK 抑制药未使用的情况下，ALK 抑制药为第一选择。ALK 抑制药使用后的耐药病例，癌驱动基因变异阴性或者不明的情况下，虽可根据一线治疗进行治疗选择，但如果初次治疗使用了克唑替尼的话，阿雷替尼也能成为选择之一。对于 ALK 抑制药耐药病例，色瑞替尼虽可加入选择，但是 ALK 抑制药的分类使用有待研究。

【推荐化疗方案】

1. 标准治疗可能病例的初次方案

（1）CDDP＋DTX：对于前一代的化学疗法，是以日本人为对象，被证明是一个具有最大优势的治疗方法，也是日本的标准选择。

（2）CDDP＋S-1：在日本实施的与 CDDP＋DTX 疗法比较的第三期试验（CATS）中，全生存期间（OS）的非劣性已被证明，发热性中性粒细胞减少、脱发、影响 QOL 等副作用最小。

CDDP 60 mg/m^2，day 8＋S-1　40mg/m^2/次，1 日 2 次，day 1～21；每 4～5 周重复

（3）CDDP＋GEM。

（4）CDDP+PEM［+PEM 维持疗法］（非鳞癌）：PEM 维持疗法在日本的验证并不充分，虽然并不是必须的，但通过诱导方案 4 个疗程确认了抗肿瘤效果的病例可以考虑。

CDDP 75 mg/m²，day 1+PEM 500 mg/m²，day 1；每 3 周重复（进行维持疗法的情况下，4 个疗程结束后，PEM 500 mg/m²，day 1；每 3 周重复） ※疗程开始 7 日前给予维生素 B_{12}、叶酸

（5）CBDCA + PTX（+ BEV）：在 CBDCA + PTX 的基础上加用 BEV 对有效率的增加及 OS 延长已于日本之外的第三期试验得到确认。BEV 维持疗法的意义尚不明确。

CBDCA AUC=6，day 1 + PTX 200 mg/m²，day 1 + BEV 15 mg/kg，day 1；每 3 周重复

（6）CBDCA+ weekly nab-PTX（人血清白蛋白结合紫杉醇）：在日本参加的国际联合第三期试验中，与既往的 PTX 相比，无进展生存时间及 OS 虽未有不同，但有效率增加，具备有意义的差异，末梢神经损害的频度降低，使用更加方便（不含乙醇，故不需预先使用为防止过敏反应的地塞米松、抗组胺药，并且可缩短滴注时间）。

CBDCA AUC = 6，day 1 + nab-PTX 100 mg/m²，day 1、8、15；每 4 周重复

（7）CBDCA+S-1：在日本实施的与 CBDCA+PTX 疗法相比较的第三期试验中（LETS study）中，证明了 OS 的非劣性。

（8）EGFR-TKI（吉非替尼，厄洛替尼，阿法替尼）：EGFR-TKI 的使用时期无论为一线治疗中或二线治疗中，皆具有临床意义。为了不错过 EGFR-TKI 使用的机会，建议从一线治疗开始使用。

（9）ALK 抑制药（克唑替尼，阿雷替尼）：虽然没有 PS 不良例、高龄者的使用证据，但推荐与 EGFR-TKI 同样于一线治疗时使用 ALK 抑制药。

2. 高龄者的一线方案

（1）DTX 单药：

60 mg/ m^2，day 1；每 3 周重复

（2）CBDCA+ weekly PTX（nab-PTX）。

（3）GEM 单药。

（4）吉非替尼，厄洛替尼（EGFR 基因突变阳性例）。

3. PS 2 病例的一线治疗

（1）DTX 单药。

（2）GEM 单药。

（3）CBDCA+PTX（nab-PTX）。

（4）CBDCA+PEM（非鳞癌）。

（5）CBDCA+GEM。

（6）吉非替尼（EGFR 基因突变阳性例）。

4. 合并肾功能损害的一线方案

（1）CBDCA+ PTX（+BEV）。

（2）CBDCA+ nab-PTX。

（3）CBDCA+GEM。

5. 合并肝功能损害的一线方案

（1）CDDP（或 CBDCA）+PEM（非鳞癌）。

（2）CDDP（或 CBDCA）+GEM。

6. 合并间质性肺炎

（1）CBDCA +（weekly）PTX：虽然对于 nab-

PTX 的安全性验证并不充分，但对于合并控制不良的糖尿病和可能有末梢神经损害的患者亦可考虑使用。多个研究小组正在进行对 BEV 联合疗法耐受性的验证。

CBDCA AUC＝5，day 1＋ PTX 100 mg/m^2，day 1、8、15；每 4 周重复

7. 联合放疗

（1）CDDP＋DTX：

CDDP　40 mg/m^2，day 1、8、29、36 ＋ DTX 40 mg/m^2，day 1、8、29、36

（2）CBDCA＋PTX。

（3）CBDCA 单药（71 岁以上）。

（4）CDDP＋S−1。

8. 术后辅助化学疗法

（1）$Ⅰ_A$ 期：pT_{1a}（≤2 cm）⇒临床观察。

（2）$Ⅰ_A$ 期：pT_{1b}（＞2 cm），$Ⅰ_B$ 期⇒UFT。

（3）Ⅱ期，Ⅲ期⇒铂制剂＋第三代抗肿瘤药。

CDDP 80 mg/m^2，day 1＋ VNR 25 mg/m^2，day 1、8，每 3 周重复

9. 二线治疗以后

（1）纳武单抗、派姆单抗单药。

（2）DTX 单药。

（3）PEM 单药（非鳞癌）。

500 mg/m^2，day 1；每 3 周重复 ※疗程开始 7 日前给予维生素 B_{12} 及叶酸

（4）奥希替尼。

【重点和注意事项】

1. 药物选择的要点

○根据各医疗机构的情况及药物的毒副作用进行上述化疗方案选择。

（1）在门诊，CDDP 缩短用药时间的 short hydration 法实施困难的情况下，变更为以 CBDCA 为基础的方案。因为 short hydration 法在相对时间内的输液负荷较大，心功能不全者很难在规定时间内使用。变更为 CBDCA 的目的，是在控制总输液量之外，同时减轻心脏负荷。

（2）欲避免脱发⇒PEM 或 TS-1。

（3）欲避免末梢神经损害⇒避免使用 PTX（nab-PTX 比 PTX 频率低）。

（4）对于血糖控制不良者⇒避免使用 CDDP 及 PTX（为预防迟发性恶心呕吐，过敏反应而使用激素）。

（5）担心重度便秘及麻痹性肠梗阻⇒避免使用 PTX，nab-PTX。

（6）担心重度腹泻⇒避免使用 PEM，S-1。

（7）*ALK* 基因易位阳性⇒PEM（基础及临床研究显示出有效）。

（8）虽然使用 EGFR-TKI 的 beyond PD（治疗途中即使疾病进展也继续原方案治疗而能改善生命预后）的治疗证据尚不充分，但可用于放疗局部控制的复发（脑、骨转移），临床实际使用中有着继续使用 EGFR-TKI 的倾向。

2. 高龄者的 CBDCA 并用化学疗法

○日本以外第三期试验的结果中，联合方案组中的治疗相关死亡率为4.4%，虽应进行病例选择，但也可作为选择之一。

3. PS 2

○PS低下有着多种原因。期望于通过对症治疗改善疼痛、感染、大量胸腔积液、气道狭窄及脑转移等并发症的PS，应重视对病因的治疗。

4. 脏器损害合并病例的化学疗法

○抗肿瘤药的特殊性在于，与其他的药物治疗相比较，治疗域与副作用域相接近或有着两者逆转的可能性。因抗肿瘤药的推荐用量及疗程是以无脏器损害的全身状态良好的患者群的最大耐用量为基础来设定的，故有脏器损害及免疫能力低下的患者很容易陷入相对性过量的境地。

○用于肺癌的抗肿瘤药的作用机制、代谢及排泄途径多种，在考虑以上因素的基础上，尽量减少对脏器功能障碍的影响，可能进行近似于标准治疗的治疗。

5. 其他

○在本书作者的医院，进行了CBDCA + weekly PTX的前瞻性药物耐受性试验，由一线治疗引起的急性肺损害的发病率约为6%。根据来自“弥漫性肺疾病调查研究小组”的全国问卷调查报道，显示包含了各种化学疗法的急性肺损害的发病率约为13%（关于弥漫性肺病调查研究，日本平成21年度研究报告书，38，2010）。

○不推荐放射线同时并用诱导疗法后的改变药剂的强化疗法。

○因肺癌使用的靶向药与通常的细胞毒性抗肿瘤药间的交叉耐受性并未得到确认，故在癌驱动基因阳性的情况下，无论已在哪个阶段使用了靶向药，皆不需考虑治疗阶段，应与癌驱动基因阴性的情况下一样，选择细胞毒性抗肿瘤药物。

（峯岸裕司　弦间昭彦）

第二节　乳腺癌

【药物使用策略】

○乳腺癌通过检测雌激素受体（ER）、孕激素受体（PR）、人表皮生长因子受体-2（HER2）、Ki67，加上多基因检测，分为5个亚型并分别有相应的治疗方法（多基因检测费用目前尚未进入日本医保）。

○Luminal A，内分泌单独疗法。Luminal B［HER2（－）］，内分泌疗法＋化疗。Luminal B［HER2（＋）］，内分泌疗法＋化疗＋HER2靶向治疗。HER2高表达型（HER2 enriched），化疗＋HER2靶向治疗。三阴性乳腺癌，化疗。Luminal亚型是在乳管上皮细胞（Luminal cell）上表达特殊基因的乳腺癌（Luminal A，增生性低。Luminal B，增生性高）。三阴性乳腺癌为ER、PR及HER2全部阴性的乳腺癌。

○ER和雌激素结合，HER2和HER家族（HER1，HER2，HER3，HER4）形成二聚体，活化各个基因的转录，和细胞的增生、浸润及转移有关。PR（反映ER的功能）和Ki67（反映增生功能）分别作为内分泌疗法和化疗的敏感性指标。

○内分泌疗法的使用药物及其作用见表2-2。

表2-2　乳腺癌内分泌疗法药物

选择性雌激素受体调节剂 作用：和雌激素受体结合，抑制雌激素的作用			
他莫昔芬	20 mg/d	绝经前/后	术后/进展复发

续表

托瑞米芬	40 mg/d	绝经后	术后/进展复发
大剂量托瑞米芬	120 mg/d	绝经后	进展复发
促黄体生成素释放激素类 作用：抑制垂体卵泡生成激素（FSH）和黄体生成激素（LH）的分泌			
戈舍瑞林	3.6 mg/4 周 10.8 mg/12 周	绝经前	术后/进展复发
亮丙瑞林	3.75 mg/4 周 11.25 mg/12 周	绝经前	术后/进展复发
芳香化酶抑制剂 作用：抑制雄激素向雌激素转化			
阿那曲唑	1 mg/d	绝经后	术后/进展复发
来曲唑	2.5 mg/d	绝经后	术后/进展复发
依西美坦	25 mg/d	绝经后	术后/进展复发
选择性雌激素受体下调剂 作用：阻滞雌激素受体			
氟维司群	500 mg/4 周*	绝经后	进展复发
孕酮类药 作用：尚不明确，有各种抗雌激素作用			
甲羟孕酮	600 mg/d	绝经前/后	进展复发
雌激素类药 作用：和雌激素受体结合，抑制雌激素作用			
炔雌醇	1.5～3 mg/d	绝经后	进展复发
雄激素类药 作用：有抗雌激素作用			
美雄烷	20 mg/d	绝经前/后	进展复发

注：*初次、第 2 次、第 3 次隔 2 周给药，以后每隔 4 周给药。

【标准规则】

1. 术前或术后辅助内分泌疗法

○因内分泌疗法副作用较少，对于 Luminal 型的乳腺癌应尽量使用。即使是非浸润性乳管癌（病期 0），在保乳术后为了预防乳房内复发或对侧乳房乳腺癌的发生，也应考虑使用。

○无论绝经前后，他莫昔芬 5 年内服是标准的内分泌治疗。和他莫昔芬 5 年内服法比较，等同或优于其效果的方案，按绝经前后分类，如表 2－3 所示。

表 2－3　乳腺癌术后辅助内分泌疗法方案

绝经前
●他莫昔芬 5 年＋促黄体生成素释放激素类 2～5 年 ●他莫昔芬 10 年＋/－促黄体生成素释放激素类 2～5 年 ●他莫昔芬 5～10 年＋/－促黄体生成素释放激素类 2～5 年 ⇒芳香酶抑制药 5 年（他莫昔芬治疗结束时确认为绝经的情况下） ●他莫昔芬 2～3 年⇒芳香酶抑制药 3～5 年（他莫昔芬治疗结束时确认为绝经的情况下）
绝经后
●他莫昔芬（或托瑞米芬*）10 年 ●他莫昔芬（或托瑞米芬*）5～10 年 ⇒芳香酶抑制药 5 年 ●他莫昔芬（或托瑞米芬）2～3 年 ⇒芳香酶抑制药 3～5 年 ●芳香酶抑制药 5 年 ●芳香酶抑制药 5 年 ⇒他莫昔芬（或托瑞米芬）5～10 年** ●芳香酶抑制药 6～10 年**

注：*尚无托瑞米芬 10 年内服有效的研究证据。

**尚无研究证据。

○关于和促黄体生成素释放激素类的联合使用，用于复发高危的病例，例如，化疗后年龄<40 岁的患者。推荐其给药期间为 5 年（有 5 年给药的临床试验证据）。

○即使在化疗后月经停止，如果在开始化疗前未绝经的话，可能并非真的绝经。由于芳香酶抑制药的促排卵作用，有月经恢复的可能性，推荐使用他莫昔芬。

2. 进展复发病例的内分泌疗法

○初诊时有远处转移的病例，不能手术的病例，术后复发的病例，如果是 Luminal 型的乳腺癌，没有生命危险的情况下，以维持和改善 QOL、延缓疾病进展、延长生存期为目的，内分泌疗法为第一选择。

○在前治疗耐药的情况下，应选择交叉耐药较少，即尽量选择作用机制不同的药物。绝经前（图 2-3）和绝经后（图 2-4）的给药顺序图示如下，只要没有危及生命的情况，内分泌疗法应尽可能按该流程进行。

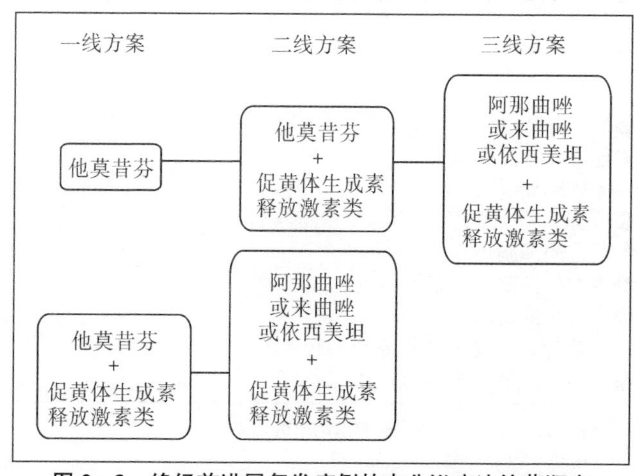

图 2-3　绝经前进展复发病例的内分泌疗法给药顺序

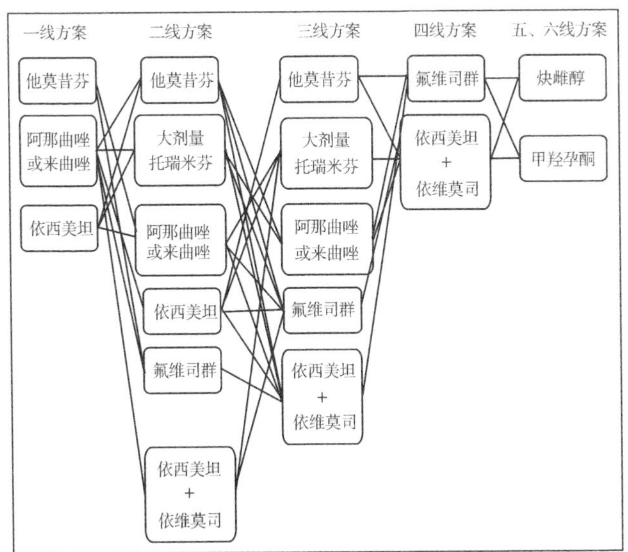

图 2-4　绝经后进展复发病例的内分泌疗法给药顺序

3. 术前或术后的辅助化疗

○以治愈为目的，推荐有较强效果的多种药物联合化疗。主要方案如表 2-4 所示。在日本，由于持续粒细胞集落刺激因子（G-CSF）药非格司亭已被承认，剂量密集（dose dense）方案（表 2-4 的 ddAC-T 等）已应用于临床。

○关于抗 HER2 疗法，只有曲妥珠单抗被承认，和紫杉醇类联合使用，紫杉醇类使用结束后，ER 阴性时单独使用，ER 阳性时和内分泌疗法合用，给药期间为术后 1 年。

4. 进展复发病例的化疗

○对于无远处转移的局部晚期乳腺癌，以治愈为目标的情况下，使用 FEC（AC，EC）-T 或 ddAC-T 方案

（表 2－4）。

○有远处转移或复发的病例，作为一线治疗，考虑使用蒽环类药及紫杉醇类药。如这些药物已被使用的情况下，可以考虑艾日布林、长春瑞滨、吉西他滨、白蛋白结合型紫杉醇、依林肯特。还有口服药卡培他滨、S-1。原则上应单独给药。也可随病情变化更换药物。

表 2－4　术后的辅助化疗方案

单位：mg/m²

药名	CMF	AC	FAC	AC-T EC-T	FEC-T （T-FE C）	TC	ddAC-T
CPA	100（a）	600（b）	500（b）	600（b）	500（b）	600（b）	600（b）
DXR		60（b）	50（b）	60（b）*			60（b）
EPI				90～100（b）*	100（b）		
5-FU	600（c）		500（c）		500（b）		
MTX	40（c）						
	每 4 周 1 次，6 次	每 3 周 1 次，4 次	每 3 周 1 次，6 次	每 3 周 1 次，4 次	每 3 周 1 次，4 次		每 2 周 1 次，4 次**
PTX				80（b）*	80（b）*		80（b）*
				每周 1 次，12 次	每周 1 次，12 次		每周 1 次，12 次
PTX							175（b）*
							每 2 周 1 次，4 次**
DTX				75～100（b）*	75～100（b）*	75（b）	
				每 3 周 1 次，4 次	每 3 周 1 次，4 次	每 3 周 1 次，4 次	

注：DXR：多柔比星（阿霉素），EPI：表柔比星（表阿霉素），PTX：紫杉醇，DTX：多西他赛，5-FU：氟尿嘧啶，MTX：甲氨蝶呤。

（a）口服 day 1～14；（b）静脉注射 day 1；（c）静脉注射 day 1 及 day 8。

＊选择其中一种药物，＊＊使用非格司亭。

○紫杉醇和贝伐珠单抗合用特别对胸腔积液和腹水有效。

○对于 HER2 阳性病例的一线治疗，选择紫杉醇类、曲妥珠单抗、帕妥珠单抗联合用药的方案有效。

○曲妥珠单抗治疗中或治疗后出现病情进展时，可从曲妥珠单抗+帕妥珠单抗+化疗、T-DM1、曲妥珠单抗+化疗、拉帕替尼+卡培他滨等方案当中择一。有报道认为 T-DM1 优于拉帕替尼+卡培他滨。

【现场规则】

1. 病期Ⅰ～Ⅱ、Luminal A 或 Luminal B［HER2(－)］乳腺癌

○绝经后不管是否是乳房切除术适用证，若希望保乳手术，作为术前内分泌疗法，可选择芳香化酶抑制药或他莫昔芬。术前内分泌疗法的时间以肿瘤进一步缩小为止。术前内分泌疗法如果有效，术后辅助治疗则延续其方案。

○Luminal A 型患者即使单独使用内分泌疗法，复发的风险也不高，从表 2－3 的方案中选择。Luminal B 有化疗适应证，从表 2－4 的所示的方案中选择，后续进行内分泌疗法（表 2－3）。

2. 病期Ⅲ、Luminal A 或 Luminal B［HER2（－)］乳腺癌

○一般为术前及术后化疗的适应证。术前化疗选择容易取得完全病理学缓解的 FEC/EC/AC-T 方案。术后辅助内分泌疗法，从表 2－3 的方案择一而行。即使在化疗后月经停止，如果在开始化疗前未绝经的话，可能并非真的绝经。由于芳香化酶抑制药的促排卵作用，有月经恢复的可能性，推荐使用他莫昔芬。

3. 病期Ⅰ～Ⅲ、HER2 基因高表达或 Luminal B［HER2（＋）］乳腺癌

○无论术前术后，选择 FEC/EC/AC-T 方案，曲妥珠单抗和紫杉醇类药物联合使用，术后持续给药 1 年。如果初诊时判断不能手术，进行多西他赛、曲妥珠单抗和帕妥珠单抗三联方案治疗。

○对于 Luminal B［HER2（＋）］病例，化疗结束后，从表 2－3 的方案选择一种内分泌疗法。开始化疗时未绝经的话，选择他莫昔芬。若开始时年龄不满 40 岁，他莫昔芬与促黄体生成素释放激素类合用。

○对于 HER2 基因高表达病例，如果是根据病理学诊断，浸润直径在 5 mm 以下，淋巴结转移阴性的情况下，也可不选择术后辅助化疗。

4. 病期Ⅰ～Ⅲ，三阴性乳腺癌

○推荐使用含有蒽环类药和紫杉醇类药这两种药物的 FEC/EC/AC-T 方案。该类型的乳腺癌有时对紫杉醇类耐药，如在术前治疗中出现耐药，则变更为蒽环类药。笔者的经验是首先使用紫杉醇类药的 T-FEC/EC/AC 方案。特殊的组织类型，例如，髓样癌、腺样囊性癌的预后良好，也可选择单纯手术治疗。

5. 病期Ⅳ或复发，Luminal A 或 Luminal B［HER2（－）］乳腺癌

○如无生命危险，内分泌疗法从表 2－3 的方案中择一。在绝经前，推荐他莫昔芬和促黄体生成素释放激素类联合应用。如果病情进展，则按图 2－3 或图 2－4 所示流程更换药物。如有生命危险或内分泌疗法无效，则改用化疗。

6. 病期Ⅳ或复发，HER2 基因高表达或 Luminal B［HER2（+）］乳腺癌

○对于 HER2 基因高表达病例，一线治疗推荐曲妥珠单抗、帕妥珠单抗和多西他赛联合用药。持续使用多西他赛发生严重副作用时，多西他赛减量或终止。作为术后辅助疗法，曲妥珠单抗在使用中或使用后复发时，可从曲妥珠单抗+帕妥珠单抗+化疗、T-DM1、曲妥珠单抗+化疗、拉帕替尼+卡培他滨等方案当中择一。有报道认为，T-DM1 比拉帕替尼+卡培他滨方案有效。

○对于 Luminal B［HER2（+）］乳腺癌的一线治疗，如果无生命危险。则按图 2-3 或图 2-4 所示流程的内分泌疗法或联合曲妥珠单抗。随着病情进展，参照上述 HER2 基因高表达乳腺癌治疗方针变更治疗。

7. 病期Ⅳ或复发，三阴性乳腺癌

○蒽环类药、紫杉醇类药为首选。已经行蒽环类药、紫杉醇类药治疗，有生命危险的情况下，考虑紫杉醇和贝伐珠单抗联合用药，有望早期取得疗效。随着病情进展，考虑未使用过的药物。使用 AC、EC、FEC 等联合方案时，和辅助疗法相比，应减少用量。

8. 病期 0

○在施行乳房切除术的病例，为了预防对侧乳腺癌发生，考虑辅助内分泌疗法。对于施行保乳手术的病例，如 ER 阳性，推荐使用他莫昔芬或芳香酶抑制药。

9. 有骨转移的乳腺癌

○狄诺塞麦和/或双磷酸盐类的唑来膦酸联合用药。

【推荐化疗方案】

1. 术后辅助内分泌疗法（表 2－2，表 2－3）。

2. 对于进展复发病例的内分泌疗法（表 2－2，图 2－3，图 2－4）　对于使用过非类固醇类的芳香酶抑制药的复发病例，mTOR 抑制药的依维莫司和依西美坦（类固醇芳香酶抑制药、译者注）联合使用。

依西美坦 25 mg/片，1 片/次，1 日 1 次＋依维莫司 5 mg/片，2 片/次，1 日 1 次

3. 术前或术后辅助化疗（表 2－4）　对于 HER2 阳性病例，不含蒽环类药物的方案如下。

多西他赛 75 mg/m^2；每 3 周 1 次 卡铂 AUC=6；每 3 周 1 次 曲妥珠单抗 初次 8 mg/kg，第 2 次以后 6 mg/kg，每 3 周 1 次

4. 癌性胸膜炎、腹膜炎　以下的联合方案有效：

贝伐珠单抗 10 mg/kg，每 2 周 1 次＋紫杉醇 80～90 mg/m^2，每周 1 次，3 次，休息 1 次

5. 骨转移

狄诺塞麦 120 mg，皮下注射，4 周 1 次 或唑来膦酸 4 mg，15 分钟以上静脉滴注，3～4 周 1 次

【重点和注意事项】

1. 术后辅助内分泌疗法

〇对于绝经后患者，如表 2－3 所示，有很多方案。首次用药参照表 2－5 所示药物的优缺点，从他莫昔芬或芳香酶抑制药中择一而行。

表 2-5　芳香酶抑制剂和他莫昔芬的比较

比较	芳香酶抑制剂	他莫昔芬
复发率	○	
生存率	变更（switching）疗法（共 5 年）效果相同	
子宫肌瘤	○	
子宫内膜癌、息肉	○	
白带	○	
胆固醇值		○
心肌保护		○
骨密度		○
关节痛		○
手指关节僵硬		○
QOL（根据日本人的临床试验）		○
潮热，出汗	效果相同	
脱发	效果相同	
血栓栓塞	效果相同	

注：○为效果较好。

○对于绝经后复发高危患者，推荐使用芳香酶抑制药。

○使用芳香酶抑制药时，推荐给予每日 1 g 钙制剂及活化维生素 D_3 800~2000 IU。如有可能，应用双能 X 线吸收法仪（DXA）测定骨密度，如诊断为骨质疏松[T-0.25 以下，或与年轻人平均值（YAM）比较不满

80%并有病理性骨折既往史，或与 YAM 比较不满 70%]，则使用双磷酸盐或狄诺塞麦。根据服用药的顺从性及骨密度变化在上述两种药物中变更。如仍然骨密度低下，则需要在检查排除其他疾病的同时，考虑将芳香酶抑制药变更为选择性雌激素受体调节药。

○由于缺乏关于芳香酶抑制药 5 年以上使用有效性的研究证据，所以现在除临床试验以外，应慎重考虑 5 年以上的使用。

○绝经前化疗后不满 40 岁的患者，在他莫昔芬的基础上，追加促黄体生成素释放激素类被证实有效。只是，有报道认为，他莫昔芬的有效性因药物代谢酶 CYP2D6 基因多态性而异，追加促黄体生成素释放激素类则有可能阻止这些差异发生。但是，是否应将 CYP2D6 基因检查用于诊断和治疗，专家意见尚不统一（日本也正在进行临床试验）。

○他莫昔芬+/-促黄体生成素释放激素类似物引起的燥热、出汗等副作用，可能对其服药顺从性有影响。在减轻副作用方面，中药（桂枝茯苓丸等）可能有效。

○他莫昔芬如前所述，因药物代谢酶 CYP2D6 代谢而发挥其疗效，抗 CYP2D6 药物或成为其代谢底物的药物可减弱其效果。主要的药物如表 2-6 所示。

表 2-6　对他莫昔芬疗效有减弱作用的药物

类别	药物名称
三环类抗抑郁药	丙米嗪，阿米替林，氯米帕明等
SSRI 类抗抑郁药	帕罗西汀，舍曲林，氟伏沙明等
SNRI 类抗抑郁药	度洛西汀，文拉法辛等

续表

类别	药物名称
阿片类药物	可待因，曲马多，羟考酮等
抗多巴胺药	氟哌啶醇，利培酮，氯丙嗪，甲氧氯普胺
β受体阻滞药	美托洛尔，噻吗洛尔，普萘洛尔（心得安）等
Ⅰ类抗心律失常药	氟卡胺，美西律，利多卡因等
组胺 H_1 受体阻滞药	异丙嗪，氯苯那敏（扑尔敏），苯海拉明等

2. 进展复发病例的内分泌疗法

○注意依西美坦和依维莫司联合用药引起的口腔炎及间质性肺炎。其对症处理方法如下。

（1）口腔炎：高发，注意口腔护理。（适当地刷牙，用生理盐水或呱仑酸钠每日漱口 3～8 次。口腔用 1%地塞米松软膏每日数次涂抹溃疡面，内服非激素类消炎镇痛药及胃黏膜保护剂（瑞巴派特，Rebamipide）等。

（2）关于间质性肺炎，与呼吸内科合作进行诊疗。首先，治疗开始前全部病例进行胸部 CT 检查，测定Ⅱ型肺泡细胞表面抗原（KL-6）、肺泡表面活性蛋白 D（SP-D），让其到呼吸内科就诊，如未发现异常则治疗开始，如出现疑似间质性肺炎的症状（咳嗽、发热、呼吸困难等），先拍胸片，怀疑间质性肺炎时进行 CT 检查，有异常时请呼吸内科诊疗。以后的治疗和呼吸内科协同进行。

○依维莫司经 CYP3A4 代谢，有 CYP3A4 诱导生成作用的药物（利福平、抗癫痫药等）会使其浓度低下，对 CYP3A4 有抑制或竞争作用的药物（唑类抗真菌药、大环内酯类抗生素、钙拮抗药、葡萄柚汁、环孢素等）使其浓度上升。同时使用减毒活疫苗易发生并发症，应禁用。

3. 术前化疗

○术前 FEC、AC、EC 方案有效的情况下，术后在术前方案的基础上，加上多西他赛能提高无病生存率。

○术前化疗的目的之一是缩小肿瘤以便进行保乳手术。对于三阴性乳腺癌，在 FEC/EC/AC-T 方案中，即使蒽环类药物缩小了肿瘤，紫杉醇类无效而有使肿瘤增大的可能，所以为了筛选这些病例，推荐先用紫杉醇类的 T-FEC/EC/AC 方案。

4. 肾功能不全病例

○慎用或禁用的药物：卡培他滨（禁用）、甲氨蝶呤（禁用）、S-1（透析时禁用）、环磷酰胺（慎用）、优福定（慎用）、卡铂（根据肾功能计算给药量）。

5. 曲妥珠单抗的心脏毒性

○避免同时使用曲妥珠单抗和蒽环类药物。

○在使用中，除自觉症状以外，推荐进行血液检查（BNP）、心电图、心脏超声等检查以评价心脏功能。

○对于 Luminal B［HER2（+）］病例，联合使用曲妥珠单抗和内分泌治疗时，如心脏功能低下或有心脏功能不全既往史，和芳香酶抑制药相比，推荐使用对心脏影响较少的雌激素受体调节药。

○和保乳手术后的放射线疗法联合使用时，如心脏不在照射野之内即可。

（武井宽幸）

第三节　食管癌

【药物使用策略】

○食管癌的化疗分为术前辅助化疗、放化疗及姑息化疗。

○化疗方案以 FP（5-FU+CDDP）为首选。

○紫杉醇类药物［多西他赛（DTX）及紫杉醇（PTX）］多作为二线药物单独使用。

【标准规则】

○适合于标准治疗方案的病例为脏器功能正常（骨髓、肝、肾、心、肺），75 岁以下，PS 2 以下的患者，并征得其同意。

1. 病期Ⅱ、Ⅲ（T4 除外）（根据日本食管癌诊疗规范第 11 版）

○对于可以切除的Ⅱ、Ⅲ食管癌，推荐使用二周期 FP（5-FU + CDDP）术前辅助化疗［5 年生存率 60.1%；日本临床肿瘤学研究组（JCOG）9907］。

○化疗一周期后进行影像学评价，若为部分缓解，则进行第二周期治疗。

2. 病期Ⅰ、Ⅱ、Ⅲ、ⅣA（根据日本食管癌诊疗规范第 11 版）

○除了适用内镜治疗的早期癌（0 期）和远处转移病例（ⅣB 期），全部病例都可能适用于根治性放化疗（CCRT）。但在日本的标准治疗是：Ⅰ期为外科手术，Ⅱ、Ⅲ期食管癌为术前辅助化疗+外科手术。如不符合手术适用证或患者拒绝手术时，则推荐 CCRT，放化疗使用的化疗方案为二周期的FP方案。

（1）Ⅰ期：CCRT的疗效评价为完全缓解率（CR）87.5%，5年生存率75.5%，复发率22.2%（JCOG 9708）。这和作为标准治疗的外科手术（5年生存率78%）相比并不逊色。现在，正在进行和外科手术相比较的Ⅲ期临床试验（JCOG 0502）。不进行CCRT以后的追加化疗。

（2）Ⅱ、Ⅲ期（T4除外）：CCRT的疗效评价为CR率68%，5年生存率36.8%，复发率约50%（JCOG 9906）。CCRT治疗后的追加化疗多为二周期的FP方案。

（3）Ⅲ期（T4）、ⅣA期：CCRT的疗效评价为CR率33%，3年生存率23%，中位生存期9个月（*J clin Oncol*，17：2915，1999）。CCRT治疗后的追加化疗多为二周期的FP方案。

3. 病期 Ⅳb（根据日本食管癌诊疗规范第11版）

○对于远处转移及复发的病例，首选化疗方案为FP，但其没有延长生存期的研究证据，仅能姑息治疗。

○FP方案的有效率35.9%，中位生存期9.5个月（JCOG 8807）。

○FP方案的使用期限：只要有疗效或不出现妨碍治疗的毒副作用，就可以一直使用。

○二线治疗多为紫杉醇类药物（DTX，PTX）单独使用。但二线治疗以后的生存期能否延长尚不明确。

【现场规则】

1. 高龄患者及PS评分低下的病例

○如果是全身状况良好，脏器功能正常的高龄患者，多能接受标准治疗，但需要特别注意毒副作用的发生。

○对于伴有 PS 评分低下的老年患者，有使其全身状况恶化的可能，不要勉强使用化疗，可以缓和症状为主，针对各个病例制订合适的治疗方案。

2. 肾功能不全的病例

○5-FU、紫杉醇类药物的用量不需要调节。

○CDDP 的用量需要调节。一般说来，24 小时肌酐清除率为 30～60 mL/min 时，使用 50%的量，不满 30 mL/min 则终止使用。

○作为 CDDP 的替代药物，对肾功能影响较轻的铂金制剂奈达铂（Nedaplatin）可以使用。但是，奈达铂用于肾功能不全者时，很可能出现中性白细胞减少及血小板减少，和 CDDP 一样，需要慎重考虑包括减量等具体使用方法。

3. 肝功能不全的病例

○经由肝脏代谢的 5-FU 和紫杉醇类药物（DTX，PTX）应根据肝功能不全的程度减量或终止（具体的减量标准尚不明确）。

○CDDP 的用量不需要调节。

4. 伴有高度狭窄的食管癌

○即使有远处转移也可考虑对原发病灶进行 CCRT 治疗。

○为了保持营养通道的通畅，可以考虑进行食管旁路手术、食管留置支架、中心静脉营养、胃肠造瘘等处置措施。

○如果在 CCRT 前后行食管留置支架的话，会增加穿孔的危险，需要慎重考虑适应证。

5. 鳞状上皮癌以外的病例

○尚无标准治疗方案。多参照类似其他肿瘤的治疗（如神经内分泌肿瘤参照小细胞肺癌治疗）。

6. 高度疑似大动脉或气管浸润的病例

○预计放化疗过度有效而导致大动脉破裂或气管食管瘘等的可能性增高，可考虑单独使用化疗或放疗，并观察其病情变化。

7. 早期就发现气管食管瘘的病例

○在通过胃瘘或中心静脉营养而维持营养状态的情况下，可行化疗或放化疗。

○警惕肺炎发生（由化疗引起骨髓抑制时尤其要注意）。

8. 在进行 CCRT 过程中并发气管食管瘘的病例

○有报道认为，在进行 CCRT 过程中并发气管食管瘘时，在完成 CCRT 治疗后，其瘘孔有 70% 自然闭锁（*Cancer*，86：1418，1999）。

○预计瘘孔不能闭锁时，可以考虑胃瘘、肠瘘、食管旁路手术、中心静脉营养、食管覆膜支架等对症处理措施。

9. 放化疗中骨髓抑制迁延时

○化疗及放疗两者都有可能引起骨髓抑制。

○停止放疗在多数临床试验中，规定以 Grade 4 的血液毒性为停止放疗标准，放疗再开始的标准为 Grade 3 以下。

○关于和放疗合用的化疗的第二周期开始的标准，多数临床试验规定血液毒性在 Grade 1 以下，如前一个周期出现 Grade 4 的血液毒性及第二周期开始延迟的情况下，可考虑抗肿瘤药的减量。

【推荐化疗方案】

1. 术前辅助化疗　5-FU+CDDP（FP 方案）。

5-FU 800 mg/m^2，day 1～5+CDDP　80 mg/m^2　day 1；3 周为 1 个疗程

2. 放化疗　5-FU+CDDP（FP 方案）。

5-FU 700 mg/m^2，day 1～4+CDDP　70 mg/m^2　day 1；4 周为 1 个疗程

3. 姑息化疗（一线治疗）　5-FU+CDDP（FP 方案）。

5-FU 800 mg/m^2，day 1～5+CDDP　80 mg/m^2　day 1；4 周为 1 个疗程

4. 姑息化疗（二线治疗）

（1）DTX：

60～70 mg/m^2　day 1；3～4 周为 1 个疗程

（2）PTX：

100 mg/m^2　day 1、8、15、22、29、36；8 周为 1 个疗程

5. 肾功能不全病例的化疗

（1）5-FU+奈达铂（nedaplatin）：

5-FU 800 mg/m^2，day 1～5+奈达铂 90 mg/m^2　day 1；4 周为 1 个疗程

（2）DTX。

（3）PTX。

【重点和注意事项】

1. 食管癌治疗的思路

○虽在“食管癌诊疗指南（修订第 3 版）”（日本食

管学会）中，提示了各个阶段的标准治疗，但由于该疾病的特征（高龄，嗜酒所致肝功能不全等），无法适用标准治疗的病例并不少见。实际上，有必要从内镜治疗、外科手术、放化疗、放疗、化疗、姑息疗法当中选择最佳治疗方案。

2. 实行放化疗时的放射剂量

○根据 RTOG94-05 试验结果，50.4 Gy 以上的照射未能取得更佳疗效。

○现在日本广泛使用的是从 60 Gy 减为 50.4 Gy，以便减少挽救性治疗（放射线 50.4 Gy 以上照射后的手术等）的风险。

3. 5-FU 的主要副作用

○注意骨髓抑制、口腔炎及腹泻。

○在预防口腔炎方面，有报道认为，给药期间予以别嘌醇漱口药，冷冻疗法（cryotherapy，即在使用 5-FU 等抗肿瘤药快速静脉注射 5 分钟前开始口中含小冰块 30 分钟，使口腔内降温，局部末梢血管收缩，减少口腔黏膜细胞的药物吸收，译者注）等有效。另外，利多卡因、去炎松软膏、甘菊环（Azulene）漱口剂有助于减轻口腔炎的症状。

○对于腹泻，其严重程度在 Grade 3 以上时，考虑使用洛哌丁胺（Loperamide）或阿片酊。视情况予以补液，避免脱水。

（河越哲郎）

第四节 胃癌

【药物使用策略】

○不能切除或复发性胃癌的初次标准治疗，如果HER2阴性，为S-1+CDDP。如HER2阳性，为5-FU或卡培他滨+CDDP+曲妥珠单抗（抗HER2抗体）。

○对于HER2阴性胃癌，初次也可考虑S-1或卡培他滨+草酸铂（L-OHP），卡培他滨+CDDP，S-1+多西他赛（DTX）。

○不能切除或复发性胃癌的二线治疗，推荐使用紫杉醇（PTX）+雷莫芦单抗（抗VEGF受体2抗体）。另外，紫杉醇单药、多西他赛单药、伊立替康（CPT-11）单药、雷莫芦单抗单药也可考虑。

○不能切除或复发性胃癌的三线治疗，使用二线治疗中未使用过的药物。

○术后辅助化疗为S-1一年口服。也可考虑予以卡培他滨+草酸铂6个月。

【标准规则】

○不能切除或复发性胃癌，最佳支持治疗（BSC）组和化疗组的随机双盲试验证明：化疗组（中位生存期6~13个月）和BSC组（中位生存期3~4个月）相比，生存期的延长有显著意义。化疗的目的为改善症状及延长生存期。

○适合于标准治疗的病例为脏器功能正常（骨髓、肝、肾、心、肺），75岁以下，PS 2以下的患者，并征得其同意。

1. HER2 阳性不能切除或复发性胃癌的一线治疗

○HER2 阳性的定义为免疫组化法（+++），或免疫组化法（++）且荧光原位杂交法（FISH）阳性。

○推荐方案为 5-FU 或卡培他滨+CDDP+曲妥珠单抗（ToGA 试验）。

○S-1+CDDP+曲妥珠单抗（3 周为 1 个疗程）也是可选择的方案，但其有效性和安全性的研究数据尚不充分。

2. HER2 阴性不能切除或复发性胃癌的一线治疗

○推荐 S-1+CDDP 方案（SPIRITS 试验）。

○卡培他滨+CDDP 为海外的标准治疗之一，也可选择。

○关于卡培他滨+ L-OHP 方案，和 CDDP 相比，草酸铂的非劣效性得到了证明，也可作为选择方案之一（REAL-2 试验）。

○对于大量输液困难的患者，可以选择 S-1+ DTX 方案（START 试验）。

○S-1+ L-OHP 方案和 S-1+CDDP 方案相比，在临床上显示出几近同等的有效性，因此可供选择（G-SOX 试验）。

3. 不能切除或复发性胃癌的二线以后的治疗

○全身状况良好的患者，推荐进行二线化疗。

○二线化疗推荐使用 PTX + 雷莫芦单抗方案（RAINBOW 试验）。

○因病例不同二线化疗也可以考虑 CPT-11 单药、紫杉醇单药（每周 1 次给药法）、多西他赛单药、雷莫芦单抗单药。

〇三线治疗使用二线治疗为止未使用过的药物。

〇二线至三线治疗中，也可考虑使用紫杉醇类的新药：人血清白蛋白结合紫杉醇（nab-PTX）。

4. 术后辅助化疗

〇除了 T_3N_0 和 T_1，Ⅱ、Ⅲ［日本胃癌诊疗规范（修订第 13 版）］的术后辅助化疗方案为 S-1 一年口服（ACTS-GC 试验）。

〇Ⅱ、ⅢA、ⅢB 期（AJCC/UICC，6th ed）的术后辅助化疗考虑为卡培他滨＋ L-OHP 6 个月给药方案（CLASSIC 试验）。

【现场的规则】

1. 高龄患者

〇如全身状况良好，考虑标准治疗，但需要特别注意毒副作用。根据情况也可考虑 S-1 单药治疗。

2. 由于高度腹膜转移所致不能口服或大量腹水

〇如有化疗适应证，可以选择 5-FU 单独疗法或 PTX、DTX。

3. 原发灶切除后腹腔冲洗液癌细胞阳性（CY1）病例

〇推荐 S-1 单药治疗。

4. 术后辅助化疗中或结束后 6 个月以内复发病例

〇推荐方案未定，但多选择 S-1 以外的治疗。

5. HER2 阳性胃癌的二线治疗

〇一线治疗中未使用曲妥珠单抗的病例，PTX 和曲妥珠单抗联合应用可能有效。

6. 肾功能不全病例

〇5-FU、PTX、DTX 没有必要减量。

○CPT-11 的用量如果 24 小时肌酐清除率（24CCR）<30 mL/min，用 30%剂量。24CCR≥30 mL/min 则没有必要减量。

○CDDP 的用量需要调节。一般来说，24CCR 为 30～60 mL/min 时，使用 50%的量，不满 30 mL/min 应终止使用。

○对于 S-1，24CCR>80 mL/min 时，使用 100%的剂量，50～80 mL/min 时，减量一个等级，30～50 mL/min 时，减量一个等级以上，不满 30 mL/min 则应终止使用。

7. 肝功能不全病例

○CDDP 没有必要减量。

○经肝脏代谢的 5-FU、紫杉醇类药物（PTX，DTX）、CPT-11 视肝功能不全的程度考虑减量或终止（具体的减量标准尚不明确）。

8. 因心功能不全等原因导致不能大量输液的病例

○不能使用 CDDP。

○一线治疗考虑使用 S-1 或卡培他滨＋ L-OHP 或 S-1+DTX。

9. 原发灶正在出血的病例

○可以进行化疗以缩小肿瘤而止血。

○保守治疗止血困难时，可以手术切除原发灶或进行胃/空肠旁路手术将出血部位切除或使其保持静止，可期待止血。或者进行原发灶放疗，也可期待止血。

10. 腺癌以外的胃癌

○尚无标准治疗方案。多参照类似其他肿瘤的治疗（如神经内分泌肿瘤参照小细胞肺癌治疗）。

11. 并发骨髓播散性癌引起的弥散性血管内凝血（DIC）的胃癌

○虽然预后极端不良，但有不少报道显示 MTX+5-FU治疗有效。

○散见含 S-1 治疗有效的报道。

【推荐化疗方案】

1. HER2 阳性不能切除、复发性胃癌的一线治疗

（1）卡培他滨+CDDP+曲妥珠单抗：

卡培他滨［体表面积（BSA）＜1.36 m^2，1200 mg/次；1.36 m^2≤BSA＜1.66 m^2，1500 mg/次；1.66 m^2≤BSA＜1.96 m^2，1800 mg/次；1.96 m^2≤BSA，2100 mg/次］，1 日 2 次，day 1～14+CDDP 80 mg/m^2，day 1+曲妥珠单抗 初次 8 mg/kg，第 2 次以后 6 mg/m^2，day 1；3 周为 1 个疗程

（2）5-FU+ CDDP+曲妥珠单抗。

（3）S-1+ CDDP+曲妥珠单抗。

2. HER2 阴性不能切除、复发性胃癌的一线治疗

（1）S-1+ CDDP

S-1　每次 40 mg/ m^2，1 日 2 次，day 1～21+CDDP 60 mg/m^2，day 1；5 周为 1 个疗程

（2）卡培他滨+CDDP。

（3）卡培他滨+L-OHP。

（4）S-1+DTX。

（5）S-1+ L-OHP：

S-1　每次 40 mg/ m^2，1 日 2 次，day 1～14+ L-OHP 100～130 mg/ m^2，day 1；3 周为 1 个疗程

3. 不能切除或复发性胃癌的二线治疗

（1）PTX+雷莫芦单抗：

PTX 每次 80 mg/ m^2，day 1、8、15+雷莫芦单抗 8 mg/kg day 1、15；4 周为 1 个疗程

（2）CPT-11：

150 mg/ m^2，day 1；2 周为 1 个疗程

（3）PTX（每周 1 次给药法）：

每次 80 mg/ m^2，day 1、8、15；4 周为 1 个疗程

（4）DTX。

（5）nab-PTX。

4. 术后辅助化疗

（1）S-1：

每次 40 mg/ m^2，1 日 2 次，day 1～28；6 周为 1 个疗程（1 年）

（2）卡培他滨+L-OHP。

5. 由于高度腹膜转移所致不能口服或大量腹水

（1）5-FU：

每次 800 mg/ m^2，day 1～5；4 周为 1 个疗程

（2）PTX。

（3）DTX：

60 mg/ m^2，day 1；3 周为 1 个疗程

6. 24CCR≤30 mL/min 的肾功能不全病例

（1）5-FU。

（2）PTX。

（3）DTX。

7. 大量输液困难的病例

（1）S-1+DTX：

S-1　每次 40 mg/ m^2，1 日 2 次，day 1～14+ DTX　40 mg/ m^2，day 1；3 周为 1 个疗程

（2）S-1+L-OHP。

8. 神经内分泌肿瘤

（1）CPT-11+CDDP：

CPT-11　70 mg/ m^2，day 1、15+ CDDP 80 mg/ m^2，day 1；4 周为 1 个疗程

9. 并发骨髓播散性癌引起 DIC 的胃癌 MTX+5-FU

MTX　100 mg/ m^2，day 1+5-FU　600 mg/ m^2，day 1+亚叶酸钙（LV）10 mg/ m^2，从给予 MTX 24 小时后每 6 小时 1 次，6 次；每周实施

【重点和注意事项】

〇主要药物（5-FU、紫杉醇类药物、CPT-11、CDDP、L-OHP、曲妥珠单抗、雷莫芦单抗）应尽量充分使用。

〇有报道认为 CDDP 和 L-OHP 之间没有交叉耐药性。

〇不能切除或复发性胃癌的化疗，最多是延长寿命的姑息治疗，不要勉强进行。

（河越哲郎）

第五节　大肠癌

【药物使用策略】

○大肠癌的化疗，分为以抑制术后复发为目的的辅助化疗和以不能手术的进展期复发性大肠癌为对象的全身化疗。对于复发性大肠癌，化疗已被证明在延长生存期方面有显著意义，成为标准治疗。（*Lancet*，352：1413，1998）

○大肠癌的主要药物有 5-FU 类、L-OHP、CPT-11 这 3 种和增强 5-FU 作用的亚叶酸钙（LV）。在靶向药物方面，有血管新生阻滞药贝伐珠单抗（BEV）、EGFR 阻滞药帕尼单抗、西妥昔单抗。根据不同患者个体选择以上不同药物便组成大肠癌化疗方案。还有报道提示，作为二线治疗以后的药物瑞格菲尼被证明有效。

【标准规则】

可以实行标准疗法的进展期复发性大肠癌的一线治疗

○不满 75 岁、PS 0～2、无主要脏器功能障碍：从 L-OHP 或 CPT-11 中择一，或在这两种药物的基础上，加上 5-FU 类+LV 联合应用。

○在评估出血及高血压风险的基础上，考虑联合使用 BEV。

○对于 KRAS 野生型的患者，考虑使用 EGFR 阻滞药西妥昔单抗和帕尼单抗。

○关于靶向药物的选择尚无明确共识，但发现同时合用出现毒性增强和效果减弱，不应使用。（*Proc Am Soc*

Clin Oncol，26：AbstrLB4011，2008）

【现场规则】

1. 高龄患者

○如何判断高龄患者是否适用化疗，不应仅根据实际年龄。重要的是，从一开始制订计划就应考虑包括二线以后的方案在内，以什么形式使用主要的 3 种药物。老年患者没有症状而且肿瘤进展缓慢的情况下，不用 L-OHP及 CPT-11，选择由替加氟和尿嘧啶组成的优福定（UFT）+LV 或卡培他滨+BEV 治疗，根据情况二线以后的治疗也可使用 L-OHP 及 CPT-11。

○对于老年患者，也可考虑使用 BEV。

2. PS 2 进展期的一线治疗

○即使是 PS 2 进展期，化疗也有延长生存期的效果。

○PS 低下的原因为肝功能不全或肾功能不全时，有必要采取化疗药物减量等措施。

○有希望通过化疗改善 PS 状况时，应积极地进行化疗。

○对于 PS 2 的患者，L-OHP 和 CPT-11 的联合方案（FOLFOXIRI 等）的风险较大，应根据情况选择相应方案。

3. 合并肾功能不全患者的进展期一线化疗

○5-FU 类药物及 CPT-11 因肾功能不全可引起副作用增强，应根据肾功能不全的程度进行减量。

○与其他铂金制剂不同，L-OHP 在轻度肾功能不全的情况下，不需要调整用量，但也有引起重度肾功能不全的报道，应严密观察其病情变化。

4. 合并肝功能异常患者的进展期一线化疗

○5-FU 类药物及 CPT-11 对于合并肝功能异常患者，可增强其副作用，应根据肝功能异常的程度进行减量。

5. 影响药物代谢的因素

○偶尔有 5-FU 限速酶二氢嘧啶脱氢酶（dihydropyrimidine dehydrogenase，DPD）先天异常的病例。和 S-1 等对 DPD 抑制作用的药物联合使用时会引起严重副作用，禁忌使用。

○CPT-11 结合酶 UGT1A1 的变异对药物代谢有影响，可能出现严重副作用。

【推荐化疗方案】

大肠癌化疗方案由以下药物组成：

●口服药：5-FU、UFT、LV、卡培他滨、瑞格菲尼。

●注射用药：5-FU、LV、CPT-11、L-OHP、BEV、西妥昔单抗、帕尼单抗。

1. 可以进行标准治疗的一线治疗方案

（1）FOLFOX±BEV：

BEV 5 mg/kg，day 1＋ L-OHP 85 mg/m^2，day 1＋LV 400 mg/m^2，day 1＋5-FU 400 mg/m^2，缓慢静脉注射，day 1＋5-FU 2400 mg/（m^2 · 48h）；2 周为 1 个疗程

（2）CapeOX（卡培他滨＋ L-OHP）±BEV。

（3）FOLFIRI±BEV：静脉注射，5-FU ＋ LV＋CPT-11 ±BEV

BEV 5 mg/kg，day 1＋ CPT-11 150 mg/m^2，day 1＋LV 200 mg/m^2 ＋5-FU 400 mg/m^2，缓慢静脉推注 day 1＋5-FU 2400 mg/（m^2 · 48h）；2 周为 1 个疗程

（4）FOLFOX±西妥昔单抗/帕尼单抗：静脉注射，5-FU + LV+ L-OHP±西妥昔单抗/帕尼单抗。

（5）FOLFIRI ±西妥昔单抗/帕尼单抗：静脉注射，5-FU + LV+ CPT-11±西妥昔单抗/帕尼单抗。

（6）FOLFOXIRI±西妥昔单抗/帕尼单抗：静脉注射，5-FU + LV+ CPT-11+ L-OHP±西妥昔单抗/帕尼单抗。

注：*用于PS良好的病例（*J Clin Oncol*，5：1670，2007）。

2. 老年患者的一线治疗方案

（1）静脉注射，5-FU + LV±BEV。

（2）卡培他滨+ BEV。

（3）UFT+LV（口服）。

3. PS 2 病例的一线治疗方案

对于不能耐受 CPT-11 及 L-OHP 治疗的病例及 PS2 病例，可选择下列方案：

（1）静脉注射，5-FU + LV±BEV。

（2）卡培他滨+ BEV。

（3）UFT+LV（口服）。

4. 并发肾功能不全的病例

○大肠癌患者化疗的适应证为肾功能正常。目前缺乏对于肾功能不全的病例进行化疗的研究。在实际工作中，当判断治疗受益（生存期延长、QOL 改善）大于毒副作用等的危害时，应使用化疗。

○轻度肾功能不全时，不用调整 L-OHP 的用量。

○EBV 有蛋白尿等的肾毒性，在肾功能不全的病例中的使用受限。

（1）FOLFOX ± BEV：静脉注射 5-FU + LV+

L-OHP+BEV。

(2) CapeOX+ BEV。

5. 合并肝功能不全的病例

大肠癌经常发生肝转移，合并肝功能不全的病例较多。如AST、ALT 100 IU以下，总胆红素2.0 mg/dL以下时，有可能通过化疗改善全身状况及肝功能的情况下，适用化疗。

6. 和放疗的合用

欧美在实行对于直肠癌术前或术后使用5-FU或卡培他滨的辅助放化疗。

7. 术后辅助化疗

○进行了R_0手术的Ⅲ期及高复发风险的Ⅱ期大肠癌为辅助化疗的适应证。

○辅助化疗于术后8周内开始。

○在辅助化疗中，CPT-11及靶向药物的治疗效果未能得到证明（*J Clin Oncol*，25：3456，2007）。

(1) 5-FU + LV。

(2) UFT+ LV。

(3) 卡培他滨：口服抗肿瘤药（UFT+ LV，卡培他滨）和静脉注射的5-FU + LV显示出同等的疗效。

(4) FOLFOX：对于Ⅲ期的病例，联用L-OHP疗效更显著。

(5) CapeOX。

8. 二线以后的治疗

参考已形成耐药性的一线方案。考虑以下方案。

(1) 对含有L-OHP的方案形成耐药性时：

1) FOLFIRI±BEV。

2）FOLFIRI（或IRI）±西妥昔单抗/帕尼单抗。

3）IRIS：

●CPT-11　125 mg/m^2；2周为1个疗程 ●S-1按体表面积每次40～60 mg/m^2，1日2次，口服2周，休息2周；4周为1个疗程

4）FOLFIRI+雷莫芦单抗：作为二线治疗，FOLFIRI方案加上雷莫芦单抗（8 mg/kg），可延长生存期（*Lancet Oncol*，16：499，2015）。

（2）对含有CPT-11的方案形成耐药性时：

1）FOLFOX±BEV。

2）CapeOX±BEV。

（3）对含有5-FU、L-OHP、CPT-11的方案形成耐药性时：IRI+西妥昔单抗/帕尼单抗。

对含有CPT-11的方案形成耐药性后，CPT-11+西妥昔单抗/帕尼单抗方案显示有效（*N Engl J Med*，351：337，2004）。

9. 三线以后的治疗

在PS良好的情况下，三线治疗显示有疗效。

（1）IRI+西妥昔单抗/帕尼单抗。

（2）西妥昔单抗/帕尼单抗。

（3）瑞格菲尼：瑞格菲尼为口服多激酶抑制药。在一线和二线治疗中尚未能确定其有效性和安全性（*Lancet*，381：303，2013）。

【重点和注意事项】

○L-OHP的神经毒性为蓄积性，蓄积量为750 mg/m^2时有10%的患者出现症状，蓄积量为1200 mg/m^2时有50%的患者会出现症状。如果停药则会逐渐改善，所以在权衡疗效和毒副作用的基础上，可以采用暂时变更为5-FU + LV 等措施。

○L-OHP 的神经功能障碍因寒冷而恶化，要注意空调的冷气和冷饮的影响。

○L-OHP 使用时，会出现咽喉部痉挛感及口唇周围的麻木感觉等独特的副作用，在开始治疗前，应向患者说明并得到其同意。

○大肠癌常有肝转移、腹泻、便秘、肠梗阻等消化道系统并发症。当出现消化道症状时应避免使用CPT-11。

○在一线治疗的 FOLFOX 方案及 FOLFIRI 方案中，联用 EBV 显示有效。

○EBV 在 PD 后续维持治疗，可延长生存期（beyond PD）（*J Clin Oncol*，26：5326，2008）。

○近期有手术或有血栓症既往史的情况下，避免使用 EBV。

○EGFR 抑制药适用于 *KRAS* 野生型的病例。即使二线治疗以后也可考虑使用。还有，对其特征性皮肤损害的处理也很重要。

○对于大肠癌肝转移的肝动脉插管化疗，虽然肿瘤缩小率高但其生存期并未明显优于全身用药。

（宫敏路）

第六节　肝细胞癌

【药物使用策略】

○以肝癌切除术及射频消融为中心的局部治疗，以肝动脉插管化疗栓塞（TACE）、肝动脉灌注化疗（HAIC），当这些标准治疗难以进行或者产生耐药性的时候，另外，出现远处转移时，可选择以索拉非尼（*N Engl J Med*，369：378，2008/*Lancet Oncol*，10：25，2009）为主的药物疗法。

○日本肝脏学会提倡的根据专家共识形成的肝细胞癌治疗规范如图 2－5 所示。根据有无肝外病变及 Child－Pugh 分类（表 2－7）评价肝脏储备功能。还有考虑血管侵犯情况及测定肿瘤个数和肿瘤直径大小的米兰标准（单个肿瘤直径不超过 5 cm 或多发的肿瘤＜3 个且最大直径不超过 3 cm），决定治疗方针。

○在索拉非尼之外，尚无证明有效的全身化疗随机对照试验结果。对于不能使用索拉非尼的患者，可使用 UFT 或十全大补汤。

表 2－7　Child-Pugh 肝功能分级

	1 分	2 分	3 分
肝性脑病	无	轻度（Ⅰ、Ⅱ级）	昏迷（Ⅲ级以上）
腹水	无	轻度	中度以上
血清白蛋白数值	＞3.5 g/dL	2.8～3.5 g/dL	＜2.8 g/dL
凝血酶原时间	＞70％	40％～70％	＜40％
血清总胆红素	＜2.0 mg/dL	2.0～3.0 mg/dL	＞3.0 mg/dL

将各个指标计分进行相加，以总分分类。

Child-Pugh 分级：A 级 5～6 分；B 级 7～9 分；C 级 10～15 分。

凝血酶原时间的分数，也可以用国际标准化比值（INR）代替计算。①INR<1.7 为 1 分；②INR 1.7～2.3 为 2 分；③INR>2.3 为 3 分。

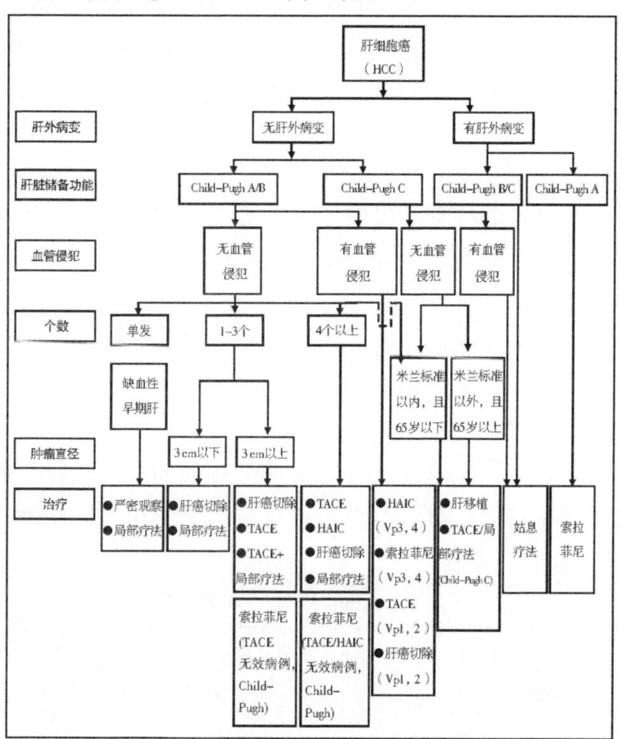

图 2-5　日本肝脏学会提倡的根据专家共识形成的肝细胞癌（HCC）治疗规范 2010

［引自：日本肝脏学会编．肝癌诊疗手册．修订第 3 版．东京：医学书院，2015：148］

【标准规则】

标准治疗　索拉非尼

○索拉非尼现在原则上单药使用。和 TACE 及 HAIC 等的联合治疗、和其他抗肿瘤药的联合用药未被认可。

○在以下情况选择索拉非尼：

（1）Child-Pugh 分级 A，有远处转移。

（2）Child-Pugh 分级 A，伴有血管侵犯（Vp3，Vp4）。

（3）Child-Pugh 分级 A，不能使用 TACE 或无效。

●对于 Child-Pugh 分级 B 未显示有效，不推荐使用（*J Clin Gastroenterol*，43：489，2009/*Oncologist*，14：70，2009/*J Clini Oncol*，27：1800，2009）。

【现场规则】

1. 索拉非尼

（1）远处转移病例：

1）肺转移病例：即使存在肺转移，但在肝内病变影响预后的情况下，也可以考虑优先使用 TACE 或 HAIC 或肝切除。

2）脑转移病例：有因肿瘤出血导致脑出血的危险，应避免使用。

（2）血管侵犯（Vp3，Vp4）病例：

○血管侵犯（Vp3，Vp4）病例因为也适用 HAIC，究竟应该先给使用索拉非尼还是 HAIC，尚未得到专家共识（消化内科，59：77，2014）。

○使用 HAIC 得到 PR 以上的效果时，可以期待长期预后。在一般情况下，一个周期（约 1 个月）后可以判断效果。先行 HAIC，在判断其效果后再使用索拉非尼为好（消化内科，59：61，2014）。

（3）不能使用 TACE 或无效的病例：

○准确判断 TACE 无效、开始使用索拉非尼的时间非常重要（肝癌诊疗手册，修订第 3 版，140，2015）。

○索拉非尼原则上在 Child-Pugh 分级 A 的情况下使用。到肝功能低下阶段，则为适应证之外，治疗手段选择范围变窄。所以，在 Child-Pugh 分级 B 到来之前，先从 TACE 变为索拉非尼，若索拉非尼无效，还有机会再更换为 TACE。

（4）高血压病例：对于索拉非尼引起的血压上升，轻度时多使用血管紧张素受体Ⅱ阻断药（ARB），需要快速降压时使用钙通道阻滞药。

（5）高龄患者：高龄患者多有发生副作用的危险因素，所以应观察血压及血液生化检查结果，慎重使用。

（6）肾功能不全病例：

○CCR 不满 40 mL/min 的病例，不推荐使用通常用量（*J Clin Oncol*，27：1800，2009）。

○有肾功能不全、间质性肾炎、尿蛋白超过 1 g/d 则停药。

（7）关于肝功能障碍的注意事项：若 AST、ALT 超过 200 IU/L，或总胆红素超过 3.0 mg/dL，要停药或减量。

（8）有血栓栓塞症既往史的病例：有发生心肌缺血、心肌梗死的风险。

（9）有心脏病既往史的病例：有充血性心力衰竭的风险。

（10）消化道出血病例：因肝细胞癌多在肝硬化的基础上发生，食管胃底静脉曲张、胃溃疡等可能引起出血。因此，消化道出血时应停药。再次使用前，必须确认治疗部位的上皮再生情况。

2. UFT

有报道称，使用UFT后转移灶消失（癌和化疗，37：1139，2010）。虽然少见，但有取得显著效果的病例。对于不适合外科治疗的患者，有试用一次的意义。

3. 十全大补汤

有使用十全大补汤后肺转移灶缩小、消失的报道（肝脏，49：320，2008/汉方医，29：216，2005）。在治疗方面，值得研究。

【推荐化疗方案】

1. 索拉非尼

（1）可以实行标准治疗的病例：400 mg/次，1日2次，口服。高脂肪饮食会妨碍药物吸收，需要注意。

200 mg/片，2片/次，1日2次

※门诊间隔时间，开始1个月每周1次，第2个月2周1次，第3个月以后3～4周1次。

（2）治疗开始时，因高龄、肝功能障碍而担心副作用的病例：

从200 mg/片，1片/次，1日2次开始。2～4周如未见副作用发生，增加部分用量，改为早晨2片/晚上1片，1日2次。再过2～4周如仍然未见副作用发生，则进一步增加剂量，改为2片/次，1日2次

2. UFT

给予 UFT 200 mg/d 或 UFT 300 mg/d。

100 mg/次，1 日 3 次，口服

3. 十全大补汤

1 包/次，1 日 3 次，口服

【重点和注意事项】

索拉非尼是以长期 SD 为目标的药物，需要长期服用。所以其副作用对症处理是其治疗成功与否的关键。

1. 手足皮肤反应

○通过保湿，去除角质，避免刺激等皮肤护理，大部分病例可以继续治疗。

○即使症状严重，通过停药或减量也可迅速改善，改善后可以再次用药。

○预防对策：含有尿素的洗剂或软膏外用等。

○充血及疼痛部位的对策：丁二氟龙膏等皮质激素类药物外用。

2. 多形红斑

○可见于使用早期，及时停用索拉非尼，请皮肤科医师会诊。轻度的情况下用抗组胺药可以缓解，多数需要使用皮质激素，重症患者可能危及生命。

○考虑其发病机制为变态反应，原则上禁止再次使用索拉非尼。

3. 间质性肺炎

有干咳、低热、呼吸困难症状时，应考虑到本病。KL-6 等的血清标记物也可作为诊断参考。请呼吸内科专科医师会诊，进行皮质激素等治疗，禁止再使用索拉非尼。

4. 腹泻

〇发生于 30%～40%的索拉非尼使用者。

〇鞣酸蛋白、乳酸菌制剂、洛派丁胺等多有效。

〇更严重的腹泻可使用可待因。

5. 声音嘶哑

在大多数情况下对日常生活没有影响。

6. 胰腺酶上升

淀粉酶、脂肪酶在使用初期上升，几乎没有症状，呈一过性。偶有并发胰腺炎。

7. 和华法林同时使用

出血风险上升，应监测凝血酶原时间或国际标准化比值（INR）。

（川本智章）

第七节　胰腺癌

【药物使用策略】

○对于胰腺癌的治疗，能够根治的仅限于手术切除，化疗以延长生存期为目的。

【标准规则】

○<75 岁，PS 良好，没有并发症者为治疗适应证。

○可能切除的情况下：推荐替吉奥（S-1）为术后辅助疗法。S-1 不能耐受的情况下，推荐使用吉西他滨（GEM）。

○局部晚期性胰腺癌：考虑使用 FOLFIRINOX 方案、GEM+nab-PTX（GNP 方案）。S-1+ GEM（SG 方案）也可供选择。

○有远处转移的情况下：首次化疗方案较多，结合全身状况、年龄、有无留置支架、有无慢性呼吸系统疾病而考虑决定。

首先考虑 FOLFIRINOX 方案，GEM + nab-PTX（GNP 方案）。其他，GEM+厄洛替尼（GE 方案）、S-1 单药方案，GEM 单药方案，S-1+ GEM（SG 方案）也可供选择。

【现场规则】

1. 75 岁以上的治疗

○选择 S-1 单药方案或 GEM 单药方案。

○不能只根据年龄决定化疗方案，还应结合 PS、肝功能、肾功能等考虑后决定。

2. PS 2 的治疗

〇GEM 单药方案，有时也用 S-1 单药方案。

〇寻找 PS 低下的原因，判断治疗适应证。

〇GEM 单独方案相对安全性较高，并且有良好的症状缓和效果。

3. 并发肾功能不全的初次治疗

〇选择以肝脏代谢为主，肾排泄率低的抗肿瘤药。肾排泄率比较高的药物有 GEM，S-1，奥沙利铂（L-OHP）。

〇使用 S-1 时，肾功能不全的患者有可能出现严重骨髓抑制等副作用。对于肾功能不全者，根据 CCR 数值减量，如 CCR 低于 30 mL/min 时，则应停药。

〇L-OHP 为含铂制剂，约 55%由肾排泄。但和顺铂不同，很少引起肾损害。

〇使用 S-1、伊立替康（CPT-11）出现腹泻时，由于脱水可能引起肾前性肾功能不全，需要注意。

4. 并发肝功能异常的治疗

〇胆胰部位的肿瘤引起梗阻性黄疸所致的肝功能异常很常见。应先停药，留置支架引流后，再行化疗。

〇疑似药物性肝功能异常者，应停药。

〇乙型肝炎病毒（HBV）阳性者，在化疗中 HBV 有可能再激活，可预防性地给予抗病毒药，或定期检测 HBV-DNA，在其上升时即给予抗病毒药物治疗。

5. 并发间质性肺炎的治疗

〇虽然并不多见，但用于胰腺癌的 GEM、S-1、厄洛替尼、5-FU、CPT-11、L-OHP 等药物均可能引起间质性肺炎。

〇特别是使用 GEM＋厄洛替尼时，要注意及早发现。

〇如间质性肺炎急剧加重，建议在有迅速诊断和治疗能力的医院治疗。

6. 放化疗

〇适用于局部晚期胰腺癌。

〇日本在放化疗中多使用 S-1。

〇在放化疗中使用 GEM 时，多见消化道等副作用。

【推荐化疗方案】

1. 可能的切除病例（术后辅助化疗）

（1）S-1 单独方案：根据 JASPAC-01 试验结果，在术后辅助化疗中，S-1 单独方案优于 GEM。［*J Clin Oncol*，31（Suppl）：abstr 4008，2013］

按体表面积决定初次给药量，1 日 2 次，连续口服 28 日，休息 14 日，重复给药

（2）GEM 单独方案：在 S-1 不能耐受时推荐使用。

GEM 1000 mg/m^2＋生理盐水 100 mL，静脉滴注 30 分钟，每周 1 次，连续用药 3 周，休息 1 周

※止呕药的使用参照低致吐性。

（3）GEM＋ S-1（GS 方案）：目前，S-1 单独方案和 GEM＋ S-1 方案的比较试验正在进行。

GEM day 1、8 给药，S-1，14 日连续口服，休息 7 日。GEM 1000 mg/m^2＋生理盐水 100 mL，静脉滴注 30 分钟

※S-1 按体表面积决定给药量。

※止呕药的使用参照低致吐性。

2. 局部晚期性病例

（1）GEM+ S-1（GS 方案）：虽然在 GEST 试验中未能证实优于 GEM 单独方案。但在其他随机对照试验中，和 GEM 单药方案相比，取得了抗肿瘤和延长生存期的良好效果。可用于处在边缘可切除的（borderline resectable，BR）病例，以提高切除的可能性。

（2）S-1 单药方案：因为在 GEST 试验中被证实为非劣效性，故可作为备选方案（*J Clin Oncol*，31：1640，2013）。

（3）GEM 单药方案：曾推荐过使用 5-FU 的放化疗，因放疗的效果不明确，故 GEM 单独方案暂定为标准疗法。

3. 远处转移的病例

（1）FOLFIRINOX 方案（包括 mFOLFIRINOX 方案）：这是作用非常强的方案，有强烈的毒副作用，适用于全身状态很好的年轻患者。根据和 GEM 单药方案比较的 ACCORD11 试验，FOLFIRINOX 方案组的中位生存期（MST）11.1 个月，缓解率 31.6%；GEM 单独方案组 MST 6.8 个月，缓解率 9.4%，FOLFIRINOX 方案组效果良好，有统计学意义。

●L-OHP 85 mg/m^2+5%葡萄糖 250 mL，静脉滴注 2 小时
●左亚叶酸钙（L-LV）200 mg/m^2+生理盐水 250 mL，静脉滴注 2 小时
●CPT-11　180 mg/m^2+5%葡萄糖 250 mL，静脉滴注 90 分钟
●5-FU 400 mg/m^2+生理盐水 50 mL，快速静脉滴注
●5-FU（持续静脉滴注）2400 mg/m^2+葡萄糖 250 mL，静脉滴注 46 小时；每 2 周 1 次

※止呕药的使用参照中、高致吐性。

(2) GEM+nab-PTX（纳米白蛋白结合型紫杉醇）（GNP 方案）：

○据 MPACT 试验，和 GEM 单独方案比较，在生存期延长上有统计学意义（*N Eng J Med*，369：1691，2013）。

○虽然和 FOLFIRINOX 方案相比较弱，但血液毒性仍较强，此外，需注意末梢神经损害、疲劳、脑神经麻痹、黄斑水肿等副作用。

nab-PTX　125 mg/m²，静脉滴注 30 分钟后，GEM 1000 mg/m²＋生理盐水 100 mL，静脉滴注 30 分钟。每周 1 次，连续 3 周，休息 1 周（day 1、8、15，静脉滴注）

※止呕药的使用参照低致吐性。

(3) GEM+厄洛替尼（GE 方案）：GE 方案虽然是最早显示出生存期优于 GEM 单药方案的，但其治疗效果的差异不大，再加上需要警惕间质性肺炎等副作用的发生，能够使用的医院有限，因此，作为一线治疗药物未能普及。

GEM 1000 mg/m²＋生理盐水 100 mL，静脉滴注 30 分钟。day 1、day 8、day 15，每周 1 次，连续 3 周，休息 1 周 厄洛替尼　100 mg　连续口服 28 日

※止呕药的使用参照低致吐性。

(4) S-1 单药方案：GEST 试验证明效果不低于 GEM 单药方案，故为可行方案。

(5) GEM 单药方案：比较安全且有症状缓和效果的可行方案。

【重点和注意事项】

○GEM 单独方案的生存期延长效果不优于其他方

案，但有缓和症状的效果，能较好地适应高危病例。当其副作用即使减量也难以耐受时，可用80%的剂量，连续给药2周，休息1周。或隔周给药。

○S-1给药开始2周内发生副作用时，优先考虑减量1个等级后给药。另外，给药开始2周后发生副作用时，给药程序可考虑变更为给药2周，休息1周。

○FOLFIRINOX方案是效果和副作用都很强烈的方案，适用于全身状况及脏器功能良好的年轻患者。现在，有一种被称为modified FOLFIRINOX的减量方案，即不用5-FU快速静脉滴注、CPT-11减量的方案，但效果是否等同FOLFIRINOX方案尚未得到证实。

○GNP方案虽然没有FOLFIRINOX方案强烈，但毒性也强。适用于全身状况及脏器功能良好的患者。末梢神经损害的副作用严重时，仅考虑nab-PTX减量或停药。

○对于远处转移有效的FOLFIRINOX方案及GNP方案，对局部晚期病例是否有效有待于今后研究。

（胜野晓　内田英二）

第八节　胆管癌

【药物使用策略】

○在胆管癌当中，对于肝内胆管癌、肝外胆管癌、胆囊癌、乳头部癌，CDDP 和 GEM 联合方案（GC 方案）治疗效果都优于 GEM 单独方案，因此，经临床研究证实成为标准疗法（*N Eng J Med*，362：1273，2010/*Br J Cancer*，103：469，2010）。

○二线治疗有使用 S-1 的病例，但其疗效尚未能确定。

○GEM+S-1 联合方案（GS 方案）和 S-1 单药方案的比较试验结果显示，GS 方案有更好的疗效。

○作为标准方案的 GC 方案和 GS 方案到底该如何选择，日本正在进行大规模临床试验。

○对于胆管癌切除术后以防止复发为目的的辅助化疗方案尚未确定。

○对于进展、复发性胆管癌的化疗，其目的并非根治，因此不要勉强进行。

【标准规则】

1. GEM+CDDP 方案（GC 方案）

为胆管癌的首选方案。原则上 GC 方案的使用上限为 8 个周期（16 次给药）。

2. GEM 单药方案

GC 方案以后转换为 GEM 单药方案，在有效期间内维持治疗。

3. GEM+S-1 方案（GS 方案）

○GS 方案主要目的是抑制病情进展，只要病情没有恶化就是有效，继续治疗。

○有严重副作用时暂时停药，以后根据个体状况减量后再次使用。

4. S-1 单药方案

GC 方案及 GEM 单药方案不能使用时可作为二线方案使用，但其疗效尚未确定。

【现场规则】

1. 高龄病例

○即使是高龄，如果全身状态良好的话，也可以使用标准治疗的 GEM+CDDP 联合方案。但应慎重考虑高龄患者的并发症。

○一般来说，高龄患者易出现 CDDP 的副作用，推荐 GEM 单独方案。

2. PS 评分不佳病例

对于 PS 2～4 的病例应寻找其原因并进行处理，后续再判断是否可行化疗。例如，肝功能异常由胆道原因引起时，应进行胆汁引流等适当处置。

3. 肾功能不全的病例

（1）基本对策：并发肾功能不全的病例，因抗肿瘤药及其代谢产物的排泄延迟而导致毒性增强，因此，有可能加重肾功能障碍及骨髓抑制。特别要注意 GC 方案中 CDDP 的副作用。

（2）各个药物的注意点：

1）GEM：

○经肾脏排泄的量不满 10%（*J Clin Oncol*，9：491，

1991)，是不易受肾功能影响用量的抗肿瘤药。

○血清肌酐 1.6 mg/dL 以上时，对 GEM 的敏感性上升，有易发生皮肤毒性及肾损害等副作用的倾向，但药量和出现副作用的相关性未得到证实（*J Clin Oncol*，8：2708，2000）。

2）CDDP：使用 CDDP 要根据 CCR 调整给药量（表 2－8）。

表 2－8　根据 CCR 使用 CDDP 的适合药量

CCR（mL/min）	＞60	30＜CCR≤60	≤30
给药量	正常量	50%	不使用

［引自国立癌症研究中心内科住院医师培训组织编写，癌诊疗住院医师手册，修订第 5 版，2010：24］

3）S-1：参考 CCR 的数值按推荐用量使用（表 2－9）。

表 2－9　根据 CCR 使用 S-1 的适合药量

CCR（mL/min）	＞80	60＜CCR≤80	30≤ CCR＜60	＜30
开始给药量	初次标准量	慎重给予初次标准量，有必要时减少 1 级用量	慎重给予减少 1 级以上用量，特别是不满 40 时，推荐减少 2 级用量	不能给药

4. 阻塞性黄疸的病例

○在高度黄疸的情况下，抗肿瘤药不能安全使用。应首先消除黄疸（内镜胆管引流或经皮经肝胆管引流），总胆红素 3.0 mg/dL 以下时可以使用。

【推荐化疗方案】

1. 可以进行标准治疗的一线方案

（1）GEM+CDDP 方案（GC 方案）：

○静脉滴注 day 1、8，连续 2 周，day 15 休息，至 day 21，1 周期结束。每 3 周 1 次重复（表 2－10）。

表 2－10　GC 方案

		day 1	day 8	day 15	day 21
GEM	1000 mg/m^2 静脉滴注 30 分钟	↓	↓		
CDDP	25 mg/m^2 静脉滴注 120 分钟	↓	↓		

○给药前给予含镁的制剂可预防肾功能恶化。

（2）GEM 单药方案：

○GC 方案以后转换为 GEM 单药方案，GEM 单药方案主要目的是抑制肿瘤进展，在有效期间内持续使用。

○每周 1 次静脉滴注（GEM 注射液，1000 mg/m^2），连续 3 周，第 4 周停药，作为 1 个周期。如此重复使用（表 2－11）。

表 2－11　GEM 单药方案

		day 1	day 8	day 15	day 22	day 28
GEM	1000 mg/m^2 静脉滴注 30 分钟	↓	↓	↓		

○出现严重副作用时暂时停药，以后根据个体情况通过减少 1 次给药量、变更给药间隔等重新开始给药。

○白细胞＜2.0×10^9/L，或血小板≤70×10^9/L 时停药，再使用时从减少 1 级用量（800 mg/m^2）开始。

2. GEM+S-1 方案（GS 方案）

（1）GEM 的滴注方法：每周 1 次静脉滴注（GEM 注射液，1000 mg/m^2），连续 2 周，第 3 周停药（表 2－12）。

表 2－12　GS 方案

		day 1　day 8　day 15　day 21
GEM	1000 mg/m^2 静脉滴注 30 分钟	↓（day 1）　↓（day 8）
S-1	60～100 mg/d	连续 2 周每日口服 ⟷　休息 1 周

（2）S-1 的内服方法：根据体表面积决定用量，1 日 2 次口服。连续 2 周口服后，休息 1 周。

○GEM 的滴注和 S-1 的内服以 21 日为 1 个周期，以此重复进行（表 2－12）。

3. 二线治疗，S-1 单药方案

○4 周连续内服，休息 2 周，6 周为 1 个周期，使用至 PD（疾病进展）为止（表 2－13）。

表 2－13　S-1 单药方案

		day 1　day 8　day 15　day 22　day 29　day 36　day 42
S-1	40～60 mg/次 1 日 2 次口服	4 周每日连续口服 ⟷　2 周休息

○根据 CCR 的数值决定的正确用量进行使用（表 2－9）。

○减量时应参考减量标准（表 2－9）。不仅可减少 1 次用量，根据病情还可进行用药周期的变更。

【重点和注意事项】

1. GEM

○GEM 的滴注时间如超过 30 分钟（特别是超过 1 小时），会出现强烈的骨髓抑制等副作用，必须遵守滴注时间。

○若与放疗同时进行，可能出现强烈的放疗副作用，对于正在进行胸部等处放疗的患者，列为禁忌。

○注意间质性肺炎的发生（1.4%）。

2. S-1

（1）内服的时间：

○因 S-1 空腹服用疗效减弱，在饭后 30 分钟以内服用更易吸收。

○S-1 的服用间隔必须在 8 小时以上。

○不能正常口服时停药。

（2）和其他药物的相互作用：

○在使用下列药物时，必须至少间隔 7 日以上再使用 S-1（联合用药禁忌）。①氟嘧啶类抗肿瘤药 5-FU、UFT、替加氟、去氧氟尿苷、卡培他滨等。②抗真菌药，和氟嘧啶有类似构造的氟胞嘧啶。

○苯妥英和华法林可能因 S-1 而作用增强，应予注意（联合用药注意）。

（3）黏膜损害（腹泻、口腔炎）：水样便 1 日 5 次以上时停药。

（川本智章　金子惠子）

第九节　胰腺神经内分泌肿瘤

【药物使用策略】

○关于胰腺神经内分泌肿瘤（PNET）的治疗，有可能根治的方法仅限于手术切除。在不能切除的病例，除减瘤手术之外，还有经导管动脉栓塞化疗（TACE）、射频消融、化疗等综合治疗。

○PNET 诊断在选择 PNET 治疗方法时非常重要。应确认功能性和非功能性以及是否为多发性内分泌腺肿瘤综合征 1 型（MEN1）。对于功能性肿瘤，联合使用针对其过多分泌的激素的对症治疗。此外，进行局部诊断，如发现肝转移也考虑予以切除。

○在临床上，还根据年龄、PS、并发症再进一步细分，决定治疗方针。

【标准规则】

○适用于不满 75 岁，PS 良好，没有其他并发症的患者。

○可以切除的情况下，切除为基本治疗。

○高分化型 PNET（G1、G2）不能切除或有远处转移者：有舒尼替尼或依维莫司单药方案。欧美主要使用链脲菌素治疗。

○产生消化道激素的肿瘤：为了缓和症状，可以追加给予奥曲肽。

○胰腺神经内分泌癌（PNEC）：参照小细胞肺癌治疗方案。推荐联合化疗方案 CDDP＋VP 16 或 CDDP＋CPT-11。

【现场规则】

1. 75 岁以上的一线治疗

○一般选择依维莫司单药方案。对于老年患者不能只根据实际年龄决定化疗的适应证，而应考虑 PS 等因素。

2. PS 2 病例的一线治疗

○基本上为依维莫司单药方案的适应证。检查 PS 不佳的原因，判断治疗适应证。

3. 并发肾功能不全病例的一线治疗

○选择以肝脏代谢为主，肾排泄率低的抗肿瘤药。

○舒尼替尼单药方案及依维莫司单药方案一般不引起肾功能不全。

○链脲菌素有肾毒性，必须积极补充液体。和两性霉素 B、氨基糖苷类抗生素同时使用时，可增加其肾毒性，必须注意。

4. 并发肝功能异常病例的一线治疗

○基本上是舒尼替尼单药方案的适应证。

○乙型肝炎病毒（HBV）阳性患者，在化疗中可能引起 HBV 再激活，应予抗病毒药的预防使用及定期监测 HBV-DNA，采取适当的预防措施。使用依维莫司时尤其要注意。

○因胆胰部位的肿瘤引起胆汁淤积所致肝功能异常时，应先停药，胆道留置支架引流后，再进行化疗。

○疑似药物性肝损害时，应停药。

5. 并发间质性肺炎病例的一线治疗

○基本上是舒尼替尼单药方案的适应证。

○间质性肺炎比较少见，当使用依维莫司时有患间质性肺炎的风险。

○间质性肺炎急性加重时，应迅速在具备诊断和治疗条件的医院接受治疗。

6. 心功能不全病例的一线治疗

○基本上选择依维莫司单药方案。

○使用舒尼替尼时，可发生高血压、QT 间期延长，要注意。

○心功能不全急性加重时，应迅速在具备诊断和治疗条件的医院接受治疗。

【推荐化疗方案】

1. PNET　G1/G2（高分化型）：

（1）舒尼替尼单药方案：

37.5 mg/次，1 日 1 次，连续每日口服，4 周为 1 个周期

（*N Eng J Med*，364：501，2011/*Invest New Grugs*，31：1265，2013）

（2）依维莫司单药方案：

10 mg，1 日 1 次，连续每日口服，4 周为 1 个周期

（*N Eng J Med*，364：514，2011/*Jpn J Clin Oncol*，42：903-911，2012）

（3）链脲菌素单药方案；

○在欧美为标准治疗。

○链脲菌素有肾毒性，必须积极补充水分。此外，恶心、呕吐也需要对症处理。

○和两性霉素 B、皮质激素、氨基糖苷类抗生素、苯妥英同时使用时，必须注意。

●每日给药：链脲佐菌素 500 mg/m² +生理盐水 100 mL，静脉滴注 30 分钟。day 1、2、3、4、5 连续给药。第 2～6 周休息；6 周为 1 个周期
●每周给药：链脲佐菌素 1000～1500 mg/m² +生理盐水 100 mL，静脉滴注 30 分钟。初次必须从 1000 mg/m² 开始。day 1、8、15、22、29、36，每周 1 次，连续 6 周给药；6 周为 1 个周期

2. PNEC

〇对于 PNEC 的化疗，目前尚无被证明有效的方案。

〇美国国家综合癌症网络（NCCN）的临床指南推荐参照小细胞肺癌的方案。

（1）CDDP+CPT-11 联合方案：

CDDP 60 mg/m² +生理盐水 250 mL，静脉滴注 60 分钟，day 1 + CPT-11　60 mg/m² +5%葡萄糖 250 mL，静脉滴注 90 分钟，day 1、8、15；每 4 周重复

〇为了预防肾功能损伤，积极补充水分，可预防性地使用利尿药、硫酸镁。

〇CPT-11 经胆汁排泄，在有胆道梗阻风险时要特别予以注意。

（2）CDDP+VP-16 联合方案：

CDDP 80 mg/m² +生理盐水 500 mL，静脉滴注 120 分钟，day 1+ VP-16　100 mg/m² +5%葡萄糖 500 mL，静脉滴注 120 分钟，day 1、2、3；每 3～4 周重复

3. 功能性神经内分泌肿瘤（NET）的消化道激素分泌肿瘤（分泌血管活性肠肽、分泌胃泌素的肿瘤）

〇使用奥曲肽可改善分泌消化道激素的神经内分泌肿瘤的诸多症状。

○对治疗反应如何，可根据症状和血中激素水平判断。

○用活检标本测定生长抑素受体的有无，以及实行国外已被许可的生长抑素受体扫描，可事先预测奥曲肽效果，这将成为今后的研究课题。（*J Gastroenterol* 47：941，2012/*J Clin Oncol* 27：4656，2009）

奥曲肽 从 100～150 μg/d 开始，皮下注射，效果不满意时可加量至 300 μg/d。症状稳定以后，使用长效奥曲肽 20 mg 4 周 1 次，共 3 个月臀部肌内注射，以后根据症状 10～30 mg 4 周 1 次肌内注射。由于长效奥曲肽初次注射血中浓度不够，和事先注射的奥曲肽联合应用 2 周。一直用到不能耐受为止。即使病情进展，但如果症状稳定仍然继续使用

4. 老年患者的一线方案

依维莫司单药方案。

5. PS 2 患者的一线方案

依维莫司单药方案。

6. 肾功能不全病例的一线方案

（1）依维莫司单药方案。

（2）舒尼替尼单药方案。

7. 肝功能异常病例的一线方案

舒尼替尼单药方案：

○胆汁淤积时，进行胆道留置支架引流后，再进行化疗。

○有乙型病毒性肝炎（简称乙肝）既往史的患者，应予抗病毒药的预防使用及频繁监测 HBV-DNA。

8. 并发间质性肺炎病例的一线治疗

以舒尼替尼单药方案为主。

【重点和注意事项】

○根据各个医院的具体情况和各种药物的毒副作用，从上述方案中选择。

○因为使用依维莫司和舒尼替尼有长期 SD 的可能，为了能够长期使用，必要时考虑暂停用药或减量。

○使用 CDDP+ CPT-11 联合方案或 CDDP+ VP-16 联合方案时，对于老年患者或 PS 不佳的患者，可以考虑 CDDP 分次给药或变更为卡铂。

○对于胰岛细胞瘤所致的低血糖，发作时予以补充葡萄糖，另外使用抑制发作的二氮嗪、依维莫司也有效（*N Eng J Med*，360：195，2009）。

（胜野晓　内田英二）

第十节　前列腺癌

【药物使用策略】

○对于前列腺癌的治疗，主要有手术、放疗和药物疗法。手术和放疗作为局部疗法有根治的可能，药物疗法不能根治。

○药物疗法主要是抗雄激素疗法。以促黄体生成素释放激素类似物（LH-RH agonist）或受体拮抗药+抗雄激素药为主，抗雄激素药随病情变化而改变。

○手术前或放疗前为了缩小前列腺的目的而进行内分泌疗法。因为期待前列腺缩小需要 6 个月，一般给予 6 个月 LH-RH 类似物或受体拮抗药+抗雄激素药治疗。

○对于不能切除或复发的前列腺癌的标准治疗，以药物疗法为主。以 LH-RH 类似物或受体拮抗药+抗雄激素药开始治疗。

○对于去势抵抗性前列腺癌，进行以多西他赛（DTX）及卡巴他赛（Cabazitaxel）为主的化疗。抗雄激素交替疗法之后，首先考虑使用 DTX。在考虑其毒副作用的基础上决定用量及周期。

○对于去势抵抗性前列腺癌，新药抗雄激素药恩杂鲁胺（Enzalutamide）及阿比特龙（Abiraterone）有效。新药面世初期仅限于既往接受含多西他赛化疗者，现在只要是去势抵抗性前列腺癌就可以使用。

【标准规则】

○对于前列腺癌，内分泌疗法不是根治疗法。在使用之前，必须向患者说明，一般需要持续治疗，征得患者知情同意。

○对于不能切除的前列腺癌，作为联合雄激素阻断（complete androgen blockade，CAB），使用 LH-RH 类似物或受体拮抗药加上抗雄激素药治疗。CAB 和 LH-RH 类似物及单药受体拮抗药相比，能延长其缓解期。

○LH-RH 类似物可引起雄激素的一过性升高，故可先予抗雄激素药。

○LH-RH 受体拮抗药不会引起雄激素的一过性升高，所以，不需要先予抗雄激素药。

○施行 CAB 疗法致前列腺特异抗原（PSA）上升时，应中止抗雄激素药物，确认 PSA 的变化情况（抗雄激素戒断综合征，anti-androgen withdrawal syndrome，AWS）。

○抗雄激素戒断综合征长时间持续的病例，二线抗雄激素药物以后的缓解期间也延长（*J Clin Oncol*，11：1566，1993）。

○对于抗雄激素药物无效病例（去势抵抗性癌），雌激素中的炔雌醇有效。在炔雌醇给药过程中，LH-RH 类似物或受体拮抗药继续给药。

○对于去势抵抗性癌，给予 DTX。在考虑骨髓功能的基础上，决定给药量及给药期间。若少于 3 周期，往往不能判断其疗效。

○从 2014 年开始，对于去势抵抗性癌，恩杂鲁胺、阿比特龙及卡巴他赛用于临床。恩杂鲁胺初期仅限于既往接受过含多西他赛化疗者，现在不限定是否接受过含多西他赛化疗者，其他患者也可以使用。阿比特龙可引起皮质醇低下，应和泼尼松合用。

〇因卡巴他赛骨髓毒性强，故应预防性地使用 G-CSF 制剂。应警惕多发骨髓转移及贫血的病例。

〇对于骨转移病例，给予抗 RANKL 抗体、双磷酸盐制剂。

【现场规则】

1. 给药顺序

在首先使用 CAB 给药顺序方面有研究证据可证明，其他药物的给药顺序方面尚未有研究证据，根据患者的状态选择药物。

2. 给药期间

基本上如 PSA 3 次连续上升或症状恶化以及可能评价的病变恶化的情况下，认为无效，更换其他药物。

3. 由椎骨转移所致的神经麻痹

这是急症，首先考虑是否能手术。不能手术的情况下，予以雌激素静脉滴注及紧急放疗，以缓解神经麻痹。

4. 肾功能不全

在前列腺癌治疗中，引起肾功能不全的药物不多。疾病的进展，淋巴结肿大及直接浸润引起尿路梗阻，可导致肾功能不全。在肾功能不全时，参考影像学诊断，必要时留置支架以缓解尿路梗阻。

5. 肝功能异常

氟他胺、比卡鲁胺给药中，必须观察肝功能状况，肝功能异常时予以终止或改用其他药物（*J Hepatol*，10：346，1990）。

6. 骨质疏松症的预防

有报道抗雄激素治疗引起骨密度低下，使用双磷酸盐制剂及抗 RANKL 抗体对于骨质疏松症的预防及生存时间延长有益（*Eur Urol*，19：114，1991）。

7. 代谢综合征

有报道抗雄激素治疗引起代谢综合征增加。进行血糖及血脂检查，注意糖尿病及高脂血症的发生（*J Clin Oncol*，24：3979，2006）。

8. 神经内分泌癌

对于神经内分泌癌，内分泌治疗无效，参照小细胞肺癌的 VP-16+CDDP 等方案化疗。另外，在内分泌治疗中，发现不伴有 PSA 上升的症状恶化或病变恶化时，应怀疑神经内分泌癌而行活组织检查。

【推荐化疗方案】

1. CAB 方案

在 LH-RH 类似物中，使用亮丙瑞林（1 个月制剂 3.75 mg，3 个月制剂 11.25 mg）及戈舍瑞林（1 个月制剂 3.6 mg，3 个月制剂 10.8 mg）。在 LH-RH 受体拮抗剂中，使用地加瑞克（仅限于 1 个月制剂 120 mg，2 个部位皮下注射，第 2 次以后 80 mg，1 个部位皮下注射）。

2. 抗雄激素药物

比卡鲁胺　成人 80 mg（1 片）/次，1 日 1 次，口服
氟他胺　成人 125 mg（1 片）/次，1 日 3 次，口服
氯化孕酮　50 mg（2 片）/次，1 日 2 次，口服

3. 炔雌醇

成人 1～2 片（0.5～1.0 mg）/次，1 日 3 次，口服

4. 多西他赛（DTX）

给药量为每 3 周 75 mg/m^2（和泼尼松合用）是初次有研究证据的投药量，正研究将 DTX 用量减为每 3 周 60～70 mg/m^2，以期长期给药

5. 雌二醇氮芥（Estramustine）

成人 2 粒胶囊/次（雌二醇氮芥磷酸酯钠水合物 313.4 mg），1 日 2 次，口服

6. 恩杂鲁胺

（160 mg）4 粒/次，1 日 1 次

7. 阿比特龙

和泼尼松合用，成人 1 日 1 次，1000 mg，空腹口服

※注意低钾血症。

8. 卡巴他赛

和泼尼松合用，一般成人 1 日 1 次，25 mg/m^2，静脉滴注 1 小时，隔 3 周 1 次

※考虑骨髓功能适当减量，上市当初曾报道有因骨髓功能不全致死的病例，应使用 G-CSF 制剂。

9. 骨转移对策

迪诺塞麦（抗 RANKL 抗体）120 mg/次，1 个月 1 次，皮下给药 唑来膦酸 4 mg/100 ml，1 个月 1 次。

【重点和注意事项】

○根据病情变更药剂种类，坚持使用。总之，抗雄激素药不要停，积极地交替使用。

○根据患者的状态，抗肿瘤药参考欧美的剂量，从低剂量开始。

○从使用化疗药及唑来膦酸、抗 RANKL 抗体前开始做好口腔保健。

○抗 RANKL 抗体使用中，给予钙剂及维生素 D，注意低钙血症。

○对于肾功能不全者唑来膦酸减量。

（近藤幸寻）

第十一节　肾　癌

【药物使用策略】

○在日本，被用于肾癌的适用于医疗保险的药物中，属于细胞因子的有 IFNα、IL-2，属于靶向药物的有酪氨酸激酶抑制药（TKI）索拉非尼、舒尼替尼、阿昔替尼、帕唑帕尼。有 mTOR 抑制药（mTORI）依维莫司、替西罗莫司。

○根据 2014 年欧洲临床肿瘤学会（ESMO）关于进展性肾癌药物治疗指南，按组织学分为肾透明细胞癌和非透明细胞癌。再细分为透明细胞癌的一线治疗的预后良好组、中间组和预后不良组。二线治疗的细胞因子无效组、TKI 无效组。三线治疗的 TKI 无效组、TKI+mTORI 无效组。

○在日本，贝伐珠单抗（BEV）及高剂量 IL-2 尚未进入医保，所以和欧洲不同，以 IFNα、低剂量 IL-2 单独或联合使用方案，用于预后良好组并且仅有肺转移的病例。

○在临床实际中，在考虑年龄、PS、转移脏器、并发疾病、社会背景的基础上，选择最适合的药物。

【标准规则】

1. 进展性肾透明细胞癌

（1）一线治疗：

○预后良好、中间组，仅有肺转移：IFNα、IL-2，也可选择 IFNα+低剂量 IL-2。

○预后良好、中间组：舒尼替尼、帕唑帕尼。

○预后不良组：替西罗莫司。

（2）二线治疗：

○细胞因子无效：阿昔替尼、索拉非尼、帕唑帕尼。

○TKI 无效：阿昔替尼、依维莫司。

（3）三线治疗：

○两种 TKI 无效：依维莫司。

○TKI+ mTORI 无效：索拉非尼。

2. 进展性非透明细胞癌

尚无标准治疗。

【现场规则】

○无论是何种脏器转移，只要可能完全外科切除而且全身状态允许，与其进行药物疗法，应优先选择切除转移灶。

○预计如果肿瘤缩小、可能完全外科切除时，可先予肿瘤缩小效果较好的舒尼替尼，再等待转移灶完全切除的时机。

○参考临床指南，在考虑年龄、转移脏器、PS、并发症等的基础上，个体化地选择适合的药物。

○如原发灶不能切除，则通过活检确定组织类型。对于非透明细胞癌，目前尚无标准治疗方案。

○对于预后不良组，如全身状况良好，可选择替西罗莫司或舒尼替尼等 TKI 药物。

1. 高龄病例

○不仅是年龄，在考虑 PS、并发症、本人及家属的意愿等的基础上，决定进行积极的药物疗法还是最佳的支持性护理。

○关于一线治疗，对于超过 65 岁的老年人，索拉非尼和舒尼替尼比较，显示了良好的治疗效果（*Eur Urol*，2015. http：dx. doi. org/10. 1016/j. eururo. 2015. 04. 017）。但 65 岁以下的情况下其结果则相反。

2. 并发肾功能不全的病例

○在 TKI 药物中，舒尼替尼和其他药物相比，发生肾毒性的频率较高［GFR＜30 mL/（min · 1. 73m^2）］的情况下，有减量的必要。另外，索拉非尼和帕唑帕尼即使有肾功能不全也可使用。

○mTORI 也容易引起肾损伤，在使用中应予注意。

3. 并发肝功能异常的病例

帕唑帕尼和索拉非尼肝功能异常的发生率较高，应予注意。如果存在肝功能异常的并发症，考虑使用其他药物。

4. 对于不能切除的局部晚期肿瘤的术前辅助疗法

○作为术前辅助疗法，舒尼替尼、索拉非尼等 TKI、mTORI 曾经使用过，但未能获得满意疗效。所以，对于可能切除的病灶，首先考虑切除。

○显示出良好的治疗效果的是阿昔替尼（*J Urol*，66：874，2014）和帕唑帕尼（*J Urol*，194：297，2015）。在日本阿昔替尼目前作为一线治疗尚未进入医保，现在多考虑使用帕唑帕尼。

5. 对高术后复发风险患者的术后辅助疗法

对于预防复发，目前没有被证明有效的药物。

【推荐化疗方案】

1. 一线治疗

（1）预后良好中间组，仅有肺转移：

1）IFNα（300 万 U，600 万 U）：

300～600 万 U/次，1 周 3 次，皮下注射

2）IL-2（35 万 U）：

1 日 70～210 万 U，1 周 3 次～每天连续，静脉滴注

3）IL-2＋IFNα 联合方案：

IL-2　1 日 70 万 U，1 周 5 日，静脉滴注＋IFNα 1 日 600 万 U，1 周 3 次，皮下注射。最初的 8 周 IL-2、IFNα 1 周 2～3 日。以后 16 周用法如上述（*Jap J Clin Oncol*，40：684，2010）。

（2）预后良好中间组：

1）舒尼替尼（12.5mg/粒）：经一线治疗的Ⅲ期临床试验证明，和 IFNα 比较，显示出无进展生存期（PFS）延长，有统计学差异。也显示出良好的肿瘤缩小效果。

1 日 1 次，4 粒，饭后或空腹口服，使用 2 周，休息 1 周

2）帕唑帕尼（200mg/1 片）：经一线治疗的Ⅲ期临床试验（COMPARZ）证明，和舒尼替尼比较，显示出 PFS 的非劣性，而且 QOL 良好，有显著差异。经以患者意愿为一线评价项目的一线治疗Ⅲ期临床试验（PISCES）证明，优于舒尼替尼。

1 日 1 次，4 片，空腹（饭前 1 小时或饭后 2 小时以上）口服，每日使用

（3）预后不良组：替西罗莫司：以预后不良组为对象的一线治疗Ⅲ期临床试验（ARCC）证明，和 IFNα 比较，总生存期（OS）得到了有显著统计学意义的延长。

1 日 1 次，25 mg＋生理盐水 250 mL，每周 1 次，静脉滴注 30～60 分钟

2. 二线治疗

○细胞因子无效者，所有的 TKI 有效。

○如一线治疗使用过 TKI，二线治疗时，与其使用 mTORI，不如选择其他 TKI 按照顺序使用的顺次疗法（sequential therapy）效果好。但有例外，在对 TKI 耐受性低（因共同的副作用而终止）的时候，使用 mTORI。

（1）索拉非尼（200 mg/片）：对细胞因子无效者以安慰剂为对象的Ⅲ期临床试验（TARGET）结果显示，PFS 的延长有统计学意义。对舒尼替尼无效者以替西罗莫司为比较对象的Ⅲ期临床试验（TARGET）结果显示，OS 的延长有统计学意义。

2 片/次，1 日 2 次，饭后或空腹口服，每日连续

（2）阿西替尼（5 mg/片，1 mg/片）：对细胞因子、舒尼替尼等的无效者进行的二线治疗Ⅲ期临床试验（AXIS）表明，和索拉非尼相比，PFS 的延长有统计学意义。但 OS 没有差异。

5 mg/次，1 日 2 次，饭后或空腹口服。可以增加到 10 mg/次，1 日 2 次，每日连续

（3）依维莫司（5 mg/片）：对 TKI 无效者以安慰剂为对象的Ⅲ期临床试验（RECORD-1）结果显示，PFS 的延长有统计学意义。

1 日 1 次，2 片，空腹（饭前 1 小时或饭后 2 小时以上）口服，每日使用

（4）舒尼替尼、替西罗莫司也可使用。

3. 三线治疗

○依维莫司、索拉非尼作为标准治疗，使用方法同二线治疗。

○索拉非尼对 TKI+mTORI 无效者的Ⅲ期临床试验（GOLD）结果显示，和对 VEGFR、FGFR 有较强阻滞作用的多韦替尼比较，PFS、OS 同等。

【重点和注意事项】

1. 副作用

○在治疗开始之前，关于治疗效果及毒副作用（Adverse Event，AE）的教育不仅仅对患者，而且对医务人员也应充分进行。出现毒副作用时，为了避免患者过度紧张，医师、护士、药剂师等共同构筑便于患者咨询、能够迅速对应处理的环境，给患者以支持。

○务必将内服情况、血压、毒副作用等记入日报，便于确认。

○靶向药物的副作用几乎都是可逆的，只要停止用药即可改善。

○和心血管内科、皮肤科、呼吸内科的协同治疗非常重要。

（1）TKI 的副作用：

○对高血压副作用的治疗，首选氨氯地平等钙通道阻滞药，次选 α_1 受体阻断药、噻嗪类利尿药，第三选择为血管紧张素Ⅱ受体拮抗药（ARB）或血管紧张素转换酶抑制药（ACEI）。

○在预防手足皮肤反应方面，避免对手足的物理刺激及皮肤的保湿非常重要。

○舒尼替尼多见甲状腺功能减退的副作用，TSH≥10 μU/mL，或未达到此标准但有疲劳等症状时，开始激素补充疗法。

○舒尼替尼发生粒细胞减少、血小板减少等血液毒性的频度较高，必须加强血常规监测。

○使用舒尼替尼时，应注意心功能异常（左心室射血分数低下、QT 间期延长、心力衰竭）。如果见到心功能异常，与使用前比较，出现气喘或原有气喘恶化，应进行胸片、心电图、心脏超声波检查，以评价心功能，射血分数不满 50%或比治疗前降低 20%时，应考虑暂时停药或减量。

○使用帕唑帕尼时应注意肝损害的发生，特别要注意总胆红素的上升。如果总胆红素上升但胆系酶谱不见上升，间接胆红素较高，考虑有潜在吉尔伯特综合征的可能，可以继续治疗。

○TKI 联合使用放射线外照射时，如照射野里包括有肠管，则穿孔的风险增加，应予避免。

○有消化道浸润的患者，使用 TKI 时，可能引起消化道穿孔，要谨慎考虑适应证。

○脑转移病例使用 TKI 时，要想到脑出血的危险，妥善进行血压管理。

○即使淀粉酶和脂肪酶等胰腺酶上升，几乎为一过性，如无症状，可以继续治疗。

（2）mTORI 的副作用：

○间质性肺疾病往往无症状，包括被影像学检查诊断的病例在内其发生率约 50%。根据症状和体征的有无、听诊双肺底闻及的细小表浅的细湿啰音、氧饱和度，必要时进行胸部 X 线检查、胸部 CT、包括肺弥散量的肺功能检查、血常规、血清 CRP、KL-6、SP-D 等监测。

○如见到肺部疾病，应想到巨细胞病毒（CMV）感染、真菌感染等机会感染。如果疑似，应进行一般细菌检查、β-D 葡聚糖、巨细胞病毒抗原、衣原体抗体、支原体抗体等检查。

○因为 mTORI 具有免疫抑制作用，禁止和活疫苗同用，同用死疫苗时也应注意，有引起肝炎病毒或结核分枝杆菌再活化的风险，应慎重使用。特别是有乙肝既往史的病例，可因免疫抑制或化疗引起复发（参照“乙型肝炎治疗指南”）。

○可降低糖耐量，糖尿病前期或糖尿病患者，应特别注意控制血糖。

○使用替西罗莫司时，为了预防重度输液反应，在使用前给予抗组胺药（氯苯那敏、苯海拉明）。

○使用替西罗莫司时，输液袋及输液器所用塑化剂应不含邻苯二甲酸二（2－乙基）己酯（DEHP）。使用孔径 5 μm 以下的药液过滤器，药物配制后应在 6 小时内使用完毕。

（3）TKI 和 mTORI 共同的副作用：

○关于口腔炎，在治疗前由口腔科医师进行口腔护理指导。在口腔炎的预防方面，使用 A-AG 液（别嘌呤醇-海藻酸钠漱口液）及 P-AG 液（聚普瑞锌-海藻酸钠漱口液）漱口预防。在止痛、收敛方面，使用呱仑酸钠水合物・利多卡因 C 漱口，复发性口腔溃疡则使用激素软膏。

○关于低磷血症，0.645 mmol/L 以下且无症状时，加强牛奶、奶酪等奶制品的摄取。症状性低磷血症（＜0.323 mmol/L）的情况下，静脉滴注磷酸钠制剂。

2. 治疗效果

○剂量强度和疗效及副作用的发生有关。应控制副作用，至少保持相对剂量强度在50%以上。

〇高血压、手足皮肤反应等毒副作用发生和OS相关。所以，如何一边控制副作用，一边继续进行治疗很重要。

〇舒尼替尼的给药计划，以前是使用4周，休息2周（4 on 2 off）。现在是一般使用2周，休息1周（2 on 1 off）。其效果在同等以上，还可能减轻毒副作用。

〇为了最大限度发挥阿昔替尼的作用，从10 mg开始使用，逐渐加量（剂量调整）至高血压出现为止。因为制剂有5 mg和1 mg两种，所以可以微调剂量。

（木村刚）

第十二节 膀胱癌、尿路上皮癌

【药物使用策略】

○膀胱癌、尿路上皮癌的治疗，有手术疗法，放射疗法和药物疗法。

○药物疗法有膀胱灌注疗法和全身化疗。

○对于非肌层浸润性膀胱癌及膀胱上皮内癌，可行卡介苗（BCG）及蒽环类抗肿瘤药膀胱灌注疗法。

○对于非肌层浸润性膀胱癌高危病例，可行 BCG 维持疗法。

○对于肌层浸润性膀胱癌及上尿路（肾盂、输尿管）上皮癌，行 MVAC 方案及 GC 方案化疗。

○不能切除或复发性膀胱癌以及上尿路上皮癌的标准治疗是 MVAC 方案及 GC 方案化疗。

○作为放疗增敏剂，使用低浓度 5-FU 或 CDDP。

【标准规则】

○对于非肌层浸润性膀胱癌，BCG 及蒽环类抗肿瘤药膀胱灌注疗法的目的仅为预防复发。

○对于膀胱上皮内癌，BCG 膀胱灌注疗法以治疗为目的（*J Urol*，134：36，1985）。

○MVAC 方案及 GC 方案的疗效一样，但 MVAC 方案的副作用较强，因此，更倾向于使用 GC 方案（*J Clin Oncol*，18：3068，2000）。

○在实行 MVAC 方案及 GC 方案之前，应评价肾功能，并在此基础上决定药物用量。

○对于 MVAC 方案及 GC 方案无效病例，使用

GEM+PTX（*Eur J Cancer*，36：17，2000）或 CBDCA+PTX（*J Clin Oncol*，19：2527，2001）。虽然没有纳入日本医疗保险，但从 2015 年开始，若详细记述使用理由，可以使用。

〇对于骨转移病例，使用抗 RANKL 抗体或双膦酸盐制剂。

〇口服药 UFT 的治疗效果不大。

【现场规则】

1. 膀胱灌注疗法的残余尿

在膀胱灌注疗法中，特别是男性病例，如果残余尿多，其副作用发生频率会增加，可以考虑在使用前进行残余尿测定及给予 α 受体阻断药。

2. 高龄患者

高龄者多骨髓功能下降，使用时不仅仅要考虑体表面积，如有贫血，应考虑减量。

3. 肾功能不全的病例

对于肾功能不全的病例，应减少用量或将 CDDP 变更为 CBDCA。

4. 肝能异常的病例

应考虑减少用量。

【推荐化疗方案】

1. 卡介苗（BCG）注入疗法

于 BCG 80 mg 中加入生理盐水 2 mL，制成 40 mg/mL 的混悬液，再加入 39 mL 生理盐水，调为均匀的 BCG 稀释液，将其注入膀胱，保留 2 小时

2. 多柔比星注入疗法

作为1日用量，将多柔比星30～60 mg加入20～40 mL生理盐水，制成1～2 mg/mL溶液，每日1次连续使用或每周2～3次注入膀胱，按照年龄和症状适当增减

3. 吡柔比星注入疗法

15～30 mg，加入20 mL生理盐水溶解，1日1次，连续3日注入膀胱，然后休息4日。以此为1个周期，反复进行2～3周期。按照年龄和症状适当增减

4. 丝裂霉素

1日1次或隔日1次，将10～40 mg注射用水溶解后注入膀胱

5. 表柔比星

表柔比星60 mg加入生理盐水30 mL溶解，1日1次，连续3日注入膀胱，休息4日

6. MVAC方案

day 1 MTX，day 2 VLB、ADM、CDDP，day 15、22 MTX、VLB静脉滴注。以此为1个周期，28日重复，进行2～4周期（表2-14）。

预计副作用：

●骨髓抑制：20%～100%（中性粒细胞减少症，血小板减少）。

●感染：10%～40%（发热性中性粒细胞减少症，败血症等）。

●黏膜炎：10%～20%（口腔炎，胃溃疡）。

●恶心、呕吐：5%～10%。

●脱发：10%～60%。

表 2-14　MVAC 方案

药物	标准用量	day 1	day 2	day 15	day 22
MTX	30 mg/m²	○		○	○
VLB	3 mg/m²		○	○	○
ADM	30 mg/m²		○		
CDDP	70 mg/m²		○		

注：实际用药量根据肾功能、肝功能、骨髓功能及年龄考虑，若出现副作用也可在疗程中终止。

7. GC 方案

day 1、8、15　GEM，day 2　CDDP 静脉滴注。以此为 1 个周期，28 日重复，进行 2～4 周期（表 2-15）。

预计副作用同 MVAC 方案，但发生频率及严重程度较低。

表 2-15　GC 方案

药物	标准用量	day 1	day 2	day 8	day 15
GEM	1000 mg/m²	○		○	○
CDDP	70 mg/m²		○		

注：实际用药量根据肾功能、肝功能、骨髓功能及年龄考虑，若出现副作用也可在疗程中终止。

8. CBDCA+PTX 方案

1 周 1 次，CBDCA 和 PTX 静脉滴注（约 3 小时），如此持续 6 周，休息 1 周。7 周为 1 个周期，根据治疗效果和副作用决定下一个周期。

9. GEM+PTX 方案

day 1　GEM 和 PTX 静脉滴注（约 4 小时）。治疗一般 2 周重复，根据治疗效果和副作用决定下一个周期。

○CBDCA+PTX 方案及 GEM+PTX 方案都有以骨髓毒性为中心的副作用，特别是有长期化疗史者需要注意。

【重点和注意事项】

1. 手术中的膀胱内单次灌注疗法

经尿道膀胱肿瘤切除术或上尿路的肾输尿管全切除术中，为了减少膀胱内肿瘤复发，进行抗肿瘤药膀胱内单次灌注疗法。

2. 根治还是延长寿命

当肿瘤进展至全身时，单纯化疗不能根治。必须考虑包括放疗和手术在内的综合治疗。此外，还必须考虑强烈化疗方案的优缺点。

3. 抗 PD-1 抗体，抗 PD-L1 抗体

目前尚在临床试验阶段，因为最近 10 年对于尿路上皮癌缺乏新的治疗法，抗 PD-1 抗体及抗 PD-L1 抗体疗法非常值得期待。

（近藤幸寻）

第十三节　睾丸、腹膜后、纵隔胚细胞肿瘤

【药物使用策略】

〇对于进展性胚细胞肿瘤，治疗的目的是根治，实际上80%的病例有可能根治。

〇原则上化疗不减量，按计划3周1次进行。

〇不仅是化疗，联合运用手术切除及放疗等综合治疗方针很重要。

〇在进展性睾丸、后腹膜、纵隔胚细胞肿瘤的共同化疗方案中，包括诱导化疗方案及对于诱导化疗方案无效病例、诱导化疗方案后复发病例的挽救化疗方案。

〇诱导化疗的方案，根据预后分类的国际生殖细胞癌协作组（IGCCCG）分类（表2－16）决定。

〇挽救化疗方案，根据诱导化疗已经使用过的方案，另外选择两种不同药物的方案。

〇自体末梢血干细胞移植（PBSCT）联合超大剂量化疗（HDCT）试用于预后不良组的诱导化疗或挽救化疗。

〇关于睾丸胚细胞肿瘤的化疗，在上述进展病例之外，对于高复发风险的临床病期1（CS1）病例，为了预防复发，还应加用辅助化疗。

表 2-16　IGCCCG 分类

预后	非精原细胞瘤	精原细胞瘤
良好	●原发于睾丸/腹膜后 ●无肺外血行转移 ●AFP<1000 ng/mL ●hCG<5000 IU/L ●LDH<1.5×正常上限 满足以上所有条件 ●56%的病例 ●5 年无进展生存率 89% ●5 年总生存率 92%	●原发于任何部位 ●无肺外血行转移 ●AFP 正常 ●任何 hCG 及 LDH 满足以上所有条件 ●90%的病例 ●5 年无进展生存率 82% ●5 年总生存率 86%
中间	●原发于睾丸/腹膜后 ●无肺外血行转移 ●1000 ng/mL≤AFP≤10000 ng/mL 或 5000 IU/L≤hCG≤50000 IU/L 或 1.5×正常上限≤LDH≤10×正常上限 ●28%的病例 ●5 年无进展生存率 67% ●5 年总生存率 72%	●原发部位不限 ●有肺外血行转移 ●AFP 正常 ●任何 hCG 及 LDH ●10%的病例 ●5 年无进展生存率 67% ●5 年总生存率 72%
不良	●原发于纵隔或有肺外血行转移或 AFP>10000 ng/mL 或 hCG>50000 IU/L 或 LDH>10×正常上限 ●16%的病例 ●5 年无进展生存率 41% ●5 年总生存率 48%	无患者属于此类

（修改，引自 *J Clin Oncol*，15：594，1997）

【标准规则和推荐化疗方案（表 2－17）】

1. 对于高复发风险的 CS1 睾丸胚细胞肿瘤的辅助化疗方案

（1）精原细胞瘤：

○CBDCA AUC 7，1～2 周期。

○预后不良因子：肿瘤直径＞4 cm，有睾丸网浸润。5 年复发率：0 因子 12％，1 因子 16％，2 因子 32％。

○对于预后不良因子 2 个的病例为其选择之一。在其他选择方案中，有观察病情变化，预防性放疗。

（2）非精原细胞瘤：

○BEP 方案 1～2 周期。

○预后不良因子：有淋巴管或血管浸润。复发率：0 因子 15％～20％，1 因子 50％～75％。

○对于有淋巴管或血管浸润的病例为其选择之一。在其他选择方案中，有观察病情变化，腹膜后淋巴结清扫术。

2. 胚细胞肿瘤 CS 2 以上的诱导化疗方案

（1）预后良好组：

○BEP 方案 3 周期，或 EP 方案 4 周期。

○标准治疗为 BEP 方案 3 周期。

○对于 BLM 所致肺毒性高风险的病例（后述），进行 EP 方案 4 周期。

（2）预后中间、不良组：

○BEP 方案 4 周期，或 VIP 方案 4 周期。

○标准治疗为 BEP 方案 4 周期。

○对于 BLM 所致肺毒性高风险的病例（后述），进行 VIP 方案 4 周期。

3. 挽救化疗方案

○诱导化疗方案为 BEP 方案 4 周期：TIP 方案为最常用的有效方案，但尚未进行前瞻性比较试验。

○诱导化疗方案为 VIP 方案：尚无标准治疗方案。

表 2－17　代表性化疗方案

方案	药物	用量	给药日	给药间隔
BEP	CDDP	20 mg/m^2	day 1～5	3 周
	VP-16	100 mg/m^2	day 1～5	
	BLM	30 mg	day 1、8、15	
EP	CDDP	20 mg/m^2	day 1～5	3 周
	VP-16	100 mg/m^2	day 1～5	
VIP	CDDP	20 mg/m^2	day 1～5	3 周
	VP-16	75 mg/m^2	day 1～5	
	IFM	1.2 g/ m^2	day 1～5	
VeIP	CDDP	20 mg/m^2	day 1～5	3 周
	IFM	1.2 g/ m^2	day 1～5	
	VLB	0.11 mg/kg	day 1、2	
TIP	CDDP	20 mg/m^2	day 2～6	3 周
	IFM	1.2 g/ m^2	day 2～6	
	PTX	175 mg/m^2	day 1，24 小时持续静脉滴注	
TIN	NDP	100 mg/m^2	day 2	3 周
	IFM	1.2 g/ m^2	day 2～6	
	PTX	200 mg/m^2	day 1，24 小时持续静脉滴注	

续表

方案	药物	用量	给药日	给药间隔
GEMOX	GEM	1000 mg/m^2	day 1、8	3 周
	L-OHP	130 mg/m^2	day 1	
TGN	PTX	200 mg/m^2	day 1	3 周
	GEM	1000 mg/m^2	day 1	
	NDP	100 mg/m^2	day 2	
CPT-P	CDDP	20 mg/m^2	day 1～5	4 周
	CPT-11	100～150 mg/m^2	day 1、15	
PVB	CDDP	20 mg/m^2	day 1～5	3 周
	VLB	0.15 mg/kg	day 1、2	
	BLM	30 mg	day 2、9、16	

注：CDDP，顺铂；VP-16，依托泊苷；BLM，博来霉素；IFM，异环磷酰胺；VLB，长春碱；PTX，紫杉醇；GEM，吉西他滨；L-OHP，草酸铂；NDP，奈达铂；CPT-11，伊立替康。

【现场规则】

1. 诱导化疗后肿瘤标志物转为正常后的治疗方针

若影像学检查无残留肿瘤则临床观察，若影像学检查有残留肿瘤则切除转移灶。

腹膜后淋巴结清扫术（RPLND）：

1）精原细胞瘤：腹膜后淋巴结（RPLN）≤3 cm，RPLND 或临床观察；RPLN>3 cm，RPLND。

2）非精原细胞瘤：RPLN≤1 cm，RPLND 或临床观察；RPLN>1 cm，RPLND。

2. 挽救化疗方案

○对于 BEP 方案无效病例，一般使用 TIP 方案

（*Jpn J Clin Oncol*，33：127，2003）。TIN 方案（*Int J Urol*，14：527，2007）也有效果良好的报道。另外，还有古典的 VeIP 方案。

○对于 VIP 方案无效病例，使用 TGN 方案（*Int J Clin Oncol*，14：436，2009）或 GEMOX 方案（*Int J Clin Oncol*，19：1112，2014）或 CPT-P 方案（*Cancer*，95：1879，2002）。有的医院也使用 PVB 方案（印第安纳大学）。

○到 2016 年 4 月为止，TGN 方案和 GEMOX 方案已进入日本医保，但 CPT-P 方案的 CPT-11 尚未进入日本医保。

3. 外周血干细胞移植（PBSCT）联合超大剂量化疗（HDCT）

○在诱导化疗方案中，以预后不良组为对象，以 BEP 方案作为对照组的两个第Ⅲ期试验，未能显示出其优越性。

●BEP 4 周期 vs BEP 2 周期＋HDCT 2 周期（*J Clin Oncol*，25：247，2007）

●BEP 4 周期 vs VIP 1 周期＋HDCT 3 周期（*Ann Oncol*，22：1054，2011）

○一线挽救方案，根据多病例的回顾性分析，和标准数据比较，HDCT 的 2 年无病生存率，5 年生存率都取得了良好成绩（*J Clin Oncol*，29：2178，2011）。

○HDCT 的代表性方案如下：

●CBDCA 700 mg/m^2+VP-16 750 mg/m^2，PBSCT 的 5、4、3 天前；2 个周期（*N Engl J Med*，357：340，2007）

●PTX 200 mg/m^2 day 1，IFM 2000 mg/m^2+美司钠 day 2～4，14 日 1 个周期；2 个周期。之后，CBDCA AUC＝7～8＋VP-16 400 mg/m^2，day 1～3，和 PBSCT 联合使用，14～21 日 1 个周期，3 周期（*J Clin Oncol*，28：1706，2010）

【重点和注意事项】

○日本社会保险诊疗报酬支付基金 2015 年 2 月 23 日明确表示："吉西他滨对于发生转移的生殖细胞肿瘤、睾丸癌，作为二线化疗方案和草酸铂或紫杉醇的联合应用，予以承认。"

应注意的副作用：

1. BLM 导致的间质性肺炎

○BEP 方案为大剂量使用 BLM 的方案，有必要注意间质性肺炎的发生。

○间质性肺炎危险因子有：总给药量大（超过 300 mg）、高龄（40 岁以上）、肾功能不全（GFR＜80 mL/min）、进展性肺转移、吸烟、并发呼吸系统疾病、高浓度吸氧、胸部及其周围放射线照射等。

○定期检查确认有无间质性肺炎的症状，可行听诊、氧饱和度、胸部 X 线、胸部 CT、血常规、血清 CRP、KL-6 等检查。

○对于高危险因子的预后良好组，用 EP 方案 4 周期替换 BEP 方案 3 周期。对于预后、中间不良组，用 VIP 方案 4 周期替换 BEP 方案 4 周期。

2. 诱发第二肿瘤

○增加 VP-16 的总给药量，会提高白血病的发病风险。

〇多见使用 2～3 年后发病，伴有 11q23 染色体异位。

〇随访时注意确认白细胞分类。

3. 生育能力

〇含有 CDDP 的方案，化疗后有百分之几至百分之五十遗留永久精子产生障碍。

〇治疗前进行精液检查，确有精子的情况下，不管将来是否希望生育，推荐精液冷冻保存。

4. 绒毛癌综合征

〇hCG 明显增高的病例，诱导化疗初期可引起转移灶出血，导致病情加重。多见于肺转移灶出血引起的急性呼吸衰竭。

〇有上述危险因子的病例，在诱导化疗时，采取使用 EP 方案替换 BEP 方案，或减少药量等的温和化疗方案，观察其状态变化，争取在下一个周期更换为标准方案（*Ann Oncol*，21：1585，2010）。

（木村刚）

第十四节 子宫癌

宫颈癌

【药物使用策略】

○对于宫颈癌的化疗适应证，主要是从Ⅰ期到ⅣA期的放化疗（CCRT）、ⅣB期及复发性癌的全身化疗。

○转移复发性宫颈癌的治疗，大体分为宫颈小细胞癌或小细胞癌以外的癌。宫颈小细胞癌少见，参照小细胞肺癌的化疗方案。

【标准规则】

1. ⅠB～ⅣA期的一线治疗

选择每周CDDP给药并联合应用盆腔放疗的CCRT（*Lancet*，358：781，2001）。

2. 术后辅助化疗

○对于高危stageⅠB，术后辅助疗法选择CCRT。对于中危的疗效目前正在验证中（表2－18）。

○作为术后辅助CCRT的化疗方案，虽然有FP（CDDP＋5-FU）方案，但几乎都在使用被广泛应用的CDDP单独方案（*Int J Gynecol Cancer*，23：567，2013）。

3. 术前辅助化疗

其有效性尚未得到证明。

表 2-18　Ⅰ期Ⅱ期的危险度分类

危险度	项目
低	全部满足以下项目：肿瘤直径小，盆腔淋巴结转移阴性，子宫部结缔组织浸润阴性，颈部间质浸润浅，无淋巴管及血管侵犯
中	肿瘤直径大（4 cm 以上 B 期），颈部间质浸润深，有淋巴管或血管侵犯
高	盆腔淋巴结转移阳性，子宫旁结缔组织浸润阳性（手术断端阳性）

4. 可以进行标准治疗的ⅣB 期一线治疗方案

○CBDCA+PTX（TC 方案）和目前的标准方案的 CDDP+PTX 方案相比较，其有效性得到了证明。所以，在日本，首选 3 周为 1 个周期的 TC 方案（*J Clin Oncol*，30：Abstr 5006，2012）。

○根据组织类型（鳞状上皮癌、腺癌及其他）变更治疗方案有无意义尚未能得到证明。

○仅仅是腹腔淋巴结转移阳性的情况下，也可选择包括转移淋巴结在内扩大照射野的 CCRT（*Int J Radiat Oncol Biol Phys*，42：1015，1998）。

5. 复发性宫颈癌的治疗

○从复发的方式分为局部复发和全身复发。局部复发又可以分为放疗照射野内复发和照射野外复发。

○放疗照射野内复发的治疗尚不明确。化疗有效率低但为选择之一。盆腔廓清术或广泛性子宫切除等外科治疗也可考虑，但围手术期并发症及死亡率高，希望慎重考虑，姑息疗法也是重要的选择。

○对于未经放疗的盆腔内或主动脉旁淋巴结局部复发，考虑 CCRT 或放射性外照射。

○全身复发原则上为化疗的适应证。即使过去使用过铂类制剂，如用铂类制剂的最终使用时间距现在有相当长的间隔，再次使用铂类制剂也是选择之一（*Cancer Chemother Pharmacol*，68：337，2011）。

○复发时间距铂类制剂的最终使用时间短的情况下，基本采取姑息疗法，非铂类制剂的单药使用也成为选择之一。只是相关研究证据不足。

【现场规则】

1. 老年人的用药

PS良好且有一定脏器功能的情况下，可以实施标准方案。

2. 肝功能异常者的用药

原则上不需要铂类制剂减量。PTX根据总胆红素及AST、ALT的数值，推荐顺次减量为135 mg/m²，90 mg/m²。

3. 肾功能不全者的用药

○虽然没有基于研究证据的CDDP停药标准，但根据临床试验报道，若CCR＜50 mL/min，CCRT中的CDDP暂停使用，直到恢复到50 mL/min以上为止。

○CBDCA的用量根据Calvert公式计算。

4. 关于PS不良病例

尚缺乏明确的化疗意义的证明，PS3以上，一般不适用积极治疗。

【推荐化疗方案】

1. CCRT

●CDDP　40 mg/m²，day 1、8、15、22、29、36（6次给药）
●放疗：全盆腔照射45～50.4 Gy（1.8～2 Gy/次）
●高剂量率腔内照射12～24 Gy（分为2～4次）

2. TC 方案

●21 日为 1 个周期，6 周期（*J Clin Oncol*，30：Abstr 5006，2012）
●PTX 175 mg/m^2，持续静脉滴注 3 小时，day 1
●CBDCA AUC=5，静脉滴注 1 小时，day 1

3. TP 方案

●21 日为 1 个周期，6 周期（*J Clin Oncol*，23：4626，2005）
●PTX 135 mg/m^2，持续静脉滴注 24 小时，day 1
●CDDP 50 mg/m^2，静脉滴注 1～2 小时，day 2

4. 二线单药方案

●CPT-11 100 mg/m^2，day 1、8、15；28 日为 1 个周期，6 周期
●VP-16 50 mg/(m^2·d)，day 1～21；28 日为 1 个周期，6 周期

【重点和注意事项】

1. TC 方案不能实行时

因某种原因 TC 方案不能实行时，和欧美标准治疗方案 CDDP+PTX 或 CDDP 单药方案相比较，唯一得到总生存期延长的 CDDP+拓扑替康方案等不失为适合的选择。

2. CBDCA 的用量

对于宫颈癌，CBDCA 的用量为 AUC 5，过量的风险低于肺癌和卵巢癌。美国国家癌症研究所（NCI）推荐将肌酐（Cre）的下限值设定为 0.7 mg/dL，最大肾小球滤过率（GFR）设定为 125 mL/min。即使 Cre 不满 0.7 mg/dL，也一律以 0.7 mg/dL 计算。骨骼肌量较少的高龄女性的 Cre 值容易偏低，特别要注意。

（门仓玄武　胜俣范之）

子宫内膜癌

【药物使用策略】

○国际妇产科联合会（FIGO）按病期分类的治疗方针如表 2－19 所示。对于早期的子宫内膜癌（Ⅰ～Ⅱ期）根据其危险因素决定术后辅助治疗。Ⅲ期以手术及化疗为主。Ⅳ期及复发患者进行化疗或内分泌治疗或放疗。

○根据复发危险因素的术后辅助治疗方针如表 2－20 所示。

○在进展、复发子宫内膜癌中，对于无症状或 Grade 1 的病例，选择内分泌治疗（表 2－21）。据报道，ER 及 PgR 阳性者可能对治疗敏感性高。

○对于进展、复发子宫内膜癌，药物疗法对生存期的延长尚不明确。无论选择何种治疗，姑息疗法都应同时进行。

【标准规则】

○术后辅助化疗的标准方案为 AP 方案（*Gynecologic Oncology*，112：543，2009/ *J Clin Oncol*，24：36，2006）。TC 方案为备选方案之一（*Gynecologic Oncology*，125：771，2012）。

○铂类制剂、多柔比星（ADM）或紫杉醇类药物耐药之后的化疗方案尚未确立。

表 2－19　FIGO 按病期分类的标准治疗

病期	标准治疗
Ⅰ	手术（全子宫切除＋两侧附件切除）
Ⅱ	手术→±化疗±放疗

续表

病期	标准治疗
Ⅲ	手术→化疗±放疗
Ⅳ	化疗或内分泌治疗或放疗
复发	无标准治疗（化疗或内分泌治疗或放疗）

表 2-20　复发危险因素和术后辅助疗法

危险因素分类［病期、组织学分化程度(Grade)、组织类型］		术后辅助疗法
低危	ⅠA 期 G1 或 G2	无
中危	ⅠA 期，G3 ⅠB、ⅠC 期 任何 Grade ⅡB、ⅡC 期 任何 Grade ⅢA 期 非子宫内膜样结构	尚无共识
高危	ⅢA、ⅢB、ⅢC 期　任何 Grade ⅣA、ⅣB 期　任何 Grade	化疗±放疗

表 2-21　进展（ⅣB 期）、复发子宫内膜癌的治疗

症状、组织学分化程度	治疗
无症状或 G1	内分泌治疗→化疗
有症状或 G2、G3	化疗

【现场规则】

1. 肾功能不全的病例

关于不能使用 CDDP 的肾功能阈值尚无规定。根据临床试验多以 1.5～2.0 mg/dL 为界，可以此为准（*Gynecologic Oncology*，112：543，2009/ *J Clin Oncol*，24：36，2006）。CCR 30～60 mL/min 则 CDDP 减量，减量程度为 50％。如肾功能不全加重，则可选用 CBDCA。

2. 心功能不全的病例

○根据过去的临床试验报道，ADM 的累积用量超过 550 mg/m^{2}时，心功能不全的发生率为 26%（*Cancer* 97：2869，2003）。所以，推荐累积用量控制在 450～500 mg/m^{2}以下。合并心脏疾病者可能为高危因素。

○使用 CDDP 时应充分水化，但对于合并心脏疾病的患者可能有影响。

3. 肝功能异常的病例

○总胆红素（T-Bil）1.2 mg/dL 以上时，推荐 ADM 减量，减量程度为 50%。

○对于肝功能异常病例，推荐 PTX 减量使用。具体数值如下：

若 AST＜10×正常值上限（ULN）且 T-Bil≤1.25×ULN，则仍用 175 mg/m^2，不用减量。

若 AST＜10×ULN 且 T-Bil（1.26～2.0）×ULN，则减量为 135 mg/m^2。

若 AST＜10×ULN 且 T-Bil（2.01～5.0）×ULN，则减量为 90 mg/m^2。

若 AST＞10×ULN 且 T-Bil＞5.0×ULN，则不推荐使用。

4. 高龄者、PS 不佳者

特别是对于进展、复发性癌，应慎重考虑化疗实施的必要性，和患者本人及家属商量后决定。

5. 高度肥胖者

推荐抗肿瘤药的用量，不是根据标准体重，而是根据实测体重决定（*J Clin Oncol*，30：1553，2012）。

6. 对铂类过敏者

因为铂类制剂是治疗子宫内膜癌的关键药物，必须进行脱敏治疗。

【推荐化疗方案】

1. 术后化疗

AP 方案（*J Clin Oncol*，24：36，2006）：

ADM 60 mg/m^2，day 1+CDDP 50 mg/ m^2，day 1；3 周为 1 个周期，6~8 周期

2. 复发病例的治疗

（1） （C）AP 方案（*Gynecologic Oncology*，41：113，1991/*Ann Oncol*，14：441，2003）：

CPA 500 mg/ m^2，day 1+ ADM 40~ 60 mg/m^2，day 1+ CDDP 50 mg/ m^2，day 1；3 周为 1 个周期，6 周期

（2）TAP 方案（*J Clin Oncol*，22：2159，2004）：

ADM 45 mg/m^2，day 1+CDDP 50 mg/ m^2，day 1+PTX 160 mg/ m^2，day 2；3 周为 1 个周期，7 周期。 G-CSF 制剂 5μg/kg，皮下注射，day 3~12 联合使用

（3）TC 方案（*J Clin Oncol* 19：4048，2001）：

PTX 175 mg/m^2，day 1+CBDCA AUC=5~7，day 1；4 周为 1 个周期，4 周期

（4）MPA 方案（*J Clin Oncol*，17：1736，1999）：

甲羟孕酮（MPA）200 mg/d

【重点和注意事项】

○术后辅助疗法的标准方案是 AP 方案。在 GOG209 试验中，TC 方案对 TAP 方案的优劣性试验正在进行，据中间报道，显示了其优势。试验已结束，正在进行最终数据分析（*Gynecologic Oncology*，125：771，2012）。

○以上方案都可以门诊用药。CDDP 用药前后应给予 2000 mL 的生理盐水水化。

○TAP 方案有粒细胞减少性发热的高风险，应预防联合应用粒细胞集落刺激因子（G-CSF），标准用药量为 5 μg/kg，在日本适用保险治疗的用量不够。

（酒井瞳　胜俣范之）

第十五节　卵巢癌

【药物使用策略】

○对于卵巢癌的治疗，一般是根据手术确定病期、减灭肿瘤细胞，然后继续进行化疗。化疗方案推荐使用铂类制剂（CBDCA，CDDP）药物和紫杉醇类（PTX，DTX）药物联合应用。

【标准规则】

1. 能够进行标准治疗的一线治疗

○临床上常用 CBDCA 和 PTX 的联合（TC 方案）。

○CBDCA 和 CDDP 相比较，具有几乎同样的治疗效果，但其毒性较小，使用也简便（*J Clin Oncol*，21：3194，2003）。

○和 CBDCA 联合使用时，PTX 和 DTX 的效果一样，但毒性不同。PTX 有末梢神经障碍、肌肉及关节疼痛等，而 DTX 则容易发生恶心、呕吐、骨髓抑制（*J Natl Cancer Inst*，96：1682，2004）。

○一线治疗用药期间推荐为 6 个周期（*Gynecol Oncol*，100：417，2006）。

○有报道认为，腹腔内化疗与通常的静脉化疗相比较，总生存期延长，但插管感染，腹腔粘连、恶心、呕吐、腹痛等毒副作用较多，应慎重考虑其适应证（*J Clin Oncol*，19：1001，2001）。

2. 能够进行标准治疗的二线治疗

○已知作为二线治疗最重要的疗效预测因子和预后预测因子是从铂类制剂用药结束到复发的期间（无铂间

隔，platinum free interval，PFI）。PFI 6 个月以上为铂类药物敏感复发（platinum-sensitive relapse）。而 PFI 6 个月以下为铂类药物耐药复发（platinum-refractory relapse）。若是铂类药物敏感复发，则再度使用铂类药物的效果较好。

（1）铂类药物敏感复发：推荐再度使用铂类药物（*Lancet*，361：2099，2003）。

（2）铂类药物耐药复发：因为考虑对铂类药物耐药，改用铂类药物以外的单药方案。

【现场规则】

1. 高龄病例

○判断是否为化疗适应证，不应仅仅根据实际年龄，还应考虑有无脏器功能低下及治疗毒副作用。

○但是，卵巢癌对抗肿瘤药比较敏感，若治疗有效，提示有延长生存期间的可能性（*Gynecol Oncol*，94：540，2004）。

○经Ⅲ期随机比较试验证明，每周用药的 Weekly TC 方案和每 3 周进行的传统方案（conventional TC 方案）比较，无进展生存期（PFS）无差异，在毒性方面，Weekly TC 方案较轻（*Lancet Oncol*，15：396，2014），故适用于高龄患者。

2. PS 不佳的病例

要慎重判断化疗适应证，但卵巢癌经抗肿瘤药治疗而延长生存期，改善 QOL 的可能性较高，考虑使用毒性较低的 Weekly TC 方案或单药方案等。

3. 肾功能不全的病例

CBDCA 使用剂量大小根据肾功能调整有明确的

规定。

4. 肝功能异常的病例

因 PTX 的代谢降低，毒副作用加大的可能性增加，使用时应予注意。作为每 3 周使用 PTX 的减量标准，推荐参考美国食品药品监督管理局（FDA）的用量调节（参见第 130 页）。

【推荐化疗方案】

1. 能够进行标准治疗的一线方案

（1）剂量密集（dose-dense ）TC 方案：在日本进行的随机比较试验证明，通过减少 PTX 的 1 次用量，增加其使用次数提高治疗强度的方法（dose-dense TC 方案）和传统（conventional）TC 方案比较，dose-dense TC 方案组的 PFS、总生存期得到了有意义的延长，dose-dense TC 方案组的贫血副作用有统计学意义增加，其他未见差异。为卵巢癌的标准治疗（*Lancet*，374：1331，2009）。

CBDCA　AUC=6，day 1+PTX　80 mg/m²，day 1、8、15；3 周重复

（2）conventional TC 方案：

CBDCA　AUC=5～6，day 1+PTX　175 mg/m²，day 1；3 周重复

（3）Weekly TC 方案：

CBDCA　AUC=2 +PTX　60 mg/m²；每周给药，共 18 周

（4）DC 方案：

CBDCA　AUC=5～6，day 1+DTX　75 mg/m²，day 1；3 周重复

（5）腹腔内化疗：

●PTX 135 mg/m^2，day 1（静脉给药） ●CDDP 100 mg/m^2，day 2（腹腔内给药）+PTX 60 mg/m^2，day 8（腹腔内给药）；3 周重复

2. 二线方案

（1）对铂类药物敏感复发：

1）conventional TC 方案。

2）CBDCA+吉西他滨（GEM）：

CBDCA　AUC=4，day 1+GEM　1000 mg/m^2，day 1、8

3）CBDCA+盐酸多柔比星脂质体（PLD，楷莱）：

CBDCA　AUC=5，day 1+ PLD 30 mg/m^2，day 1

（2）铂金类药物耐药复发：

1）PLD：

40～45 mg/m^2，day 1；4 周重复

2）GEM：

1000 mg/m^2，day 1、8、15；4 周重复

3）拓扑替康：

1.5 mg/m^2，day 1～5；3 周重复

4）伊立替康（CPT-11）：

100 mg/m^2，day 1、8、15；4 周重复

5）DTX：

75～100 mg/m^2，day 1；3 周重复

3. 高龄者，PS 不佳病例

考虑 Weekly TC 方案、单药方案。

4. 肾功能不全病例

基本上避免使用 CDDP。

5. 肝功能异常病例

使用 PTX 时要注意。

【重点和注意事项】

○如上所述，在卵巢癌化疗方案当中，常用 TC 方案，有可能发生过敏反应及末梢神经病变。

○过敏反应常发生于 CBDCA 长期使用后（中间值为第 8 次）。PTX 初次或第 2 次使用时多见。CBDCA 在铂金类药物敏感的复发时为主要药物，若暂时停止则可能对生存期有影响，在充分考虑对患者是否有利的基础上，采取从小剂量开始逐步增加的脱敏疗法或变更为 CDDP。在日本医科大学武藏小杉病院肿瘤内科，积极地采用脱敏疗法取得了较高的成功率。如发生 PTX 严重过敏反应，则基本上应避免再次使用同样药物。如有其他可能代替的药物，则予以考虑。

○PTX 引起的末梢神经病变是显著降低患者 QOL 的毒副反应，治疗困难。可用 GEM 或盐酸多柔比星脂质体代替。

○联合应用贝伐珠单抗，经一线、二线方案（铂类药物敏感/铂类药物耐药）的比较试验，证明了贝伐珠单抗的有效率提高及 PFS 延长，但在总生存期延长方面未见到有意义的差异。在计划使用贝伐珠单抗时，应考虑风险和受益，在患者知情同意的基础上进行。

（菅野哲平　胜俣范之）

第十六节 血液系统肿瘤

白血病

【药物使用策略】

○白血病分为急性白血病和慢性白血病，还可分为髓细胞白血病和淋巴细胞白血病。

○对于急性白血病，以杀灭白血病细胞、治愈白血病的治疗为标准治疗。

○急性白血病的标准药物疗法分为诱导缓解治疗和缓解后治疗。

○为了预防急性白血病中枢神经浸润，缓解后治疗时进行甲氨蝶呤（MTX）及阿糖胞苷（Ara-C）鞘内注射。

○在急性髓细胞白血病（AML）中，急性早幼粒细胞白血病（APL）和其他类型药物疗法不同。

○在急性淋巴细胞白血病（ALL）中，费城染色体［*t*（*9*；*22*）（*q34*；*q11*）］阳性（Ph+）急性淋巴细胞白血病和其他类型药物疗法不同。

○慢性淋巴细胞白血病初期即使进行药物疗法，能否够改善预后尚不明确，一般为病情进展以后开始治疗。

○在临床实际，根据年龄、脏器损害、有无合并感染等选择治疗方案。

【标准规则】

1. 急性髓细胞白血病（AML）

○诱导缓解治疗，采用 Ara-C 和蒽环类联合方案。在日本，蒽环类药物和伊达比星（IDR）为标准治疗

(*Blood*, 117: 2366, 2011)。

〇缓解后治疗，有大剂量 Ara-C 方案及标准剂量 Ara-C 和蒽环类药物联合方案。

〇有 *t*（*8*；*22*）（*q22*；*q22*）及 *inv*（*16*）（*p13*；*q22*）染色体易位的 AML，作为缓解后治疗，大剂量 Ara-C 方案显示有效（*J Clin Oncol*，26：4603，2008）。其他类型的 AML 缓解后治疗效果则无优劣之分。

〇关于根据染色体和基因变异分析预后，认为预后不良的 AML，一线治疗缓解期，若有合适的供体（HLA 一致同胞＞HLA 一致骨髓库供体＞脐血供体），进行异体造血干细胞移植（表 2－22）。

表 2－22　急性髓细胞白血病的预后分类

低危	*t*（*8*；*21*）（*q22*；*q22*）；RUNX-1-RUNX1T1 *inv*（*16*）（*p13.1*；*q22*）/*t*（*16*；*16*）（*p13.1*；*q22*）；CBFB-MYH11 NPM1 变异阳性 FI3ITD 阴性（正常核型） CEBPA 变异（正常核型）
中危Ⅰ	NPM1 变异阳性 FIt3ITD 阳性（正常核型） NPM1 变异阴性 Flt3ITD 阳性（正常核型） NPM1 变异阴性 Flt3ITD 阴性（正常核型）
中危Ⅱ	*t*（*9*；*11*）（*p22*；*q23*）；MLLT3-MLL 低危、中危Ⅰ、高危组以外的染色体异常
高危	*inv*（*3*）（*q21*；*q26.2*）/*t*（*3*；*3*）（*q 21*；*q26.2*）；RPN*1*-EVI*1* *t*（*6*；*9*）（*p23*；*q34*）；DEK-NUP214 *11q23* 易位 monosomy 5/del（5q） monosomy 7 *abn*（17p） 复杂核型

2. 急性早幼粒细胞白血病（APL）

○诱导缓解治疗为使用全反式维 A 酸（ATRA）的分化诱导疗法。

○和 ATRA 联合应用的化疗方案，单药蒽环类药物也有效，如追加 Ara-C，有可能改善预后（*Blood* 113，1875，2009）。

○缓解后治疗有单药蒽环类药物，蒽环类药物和正常量 Ara-C，蒽环类药物和中等量至大量 Ara-C，其效果优劣尚不清楚。

○在缓解后治疗中，化疗和 ATRA 联合应用的效果尚不明确。

○在缓解后治疗中，应用 real time PCR 监测 t（*15*；*17*）（*q22*；*q12*）微小残存病变（MRD）并决定治疗方针（*Blood*，113，1875，2009）。

○为了取得 MRD 阴性，有必要采取单药蒽环类药物或和 Ara-C 联合应用的缓解后治疗方案，进行 2～3 周期治疗。

○缓解后治疗后，ATRA 间断使用的维持疗法对降低复发率有效。

○和连续给药相比，ATRA 间断给药可能其副作用发生频率低，耐受性高。

○由 6-MP/MTX 组成的方案也有效，和 ATRA 联合应用可增强其效果（*Blood*，115，1690，2010）。

○对于 ATRA，治疗困难，耐受性差或复发时，可使用三氧化二砷（Trisenox®）及他米巴罗汀（Amnolake®）治疗。

3. 急性淋巴细胞白血病（ALL）（Ph+以外）

○诱导缓解治疗以CPA、VCR、蒽环类药物、泼尼松龙（PSL）等药物为中心的多种药物联合治疗。

○缓解后治疗也和诱导缓解治疗类似，反复进行多种药物联合治疗。

○关于缓解后治疗，多以多种药物联合方案进行2年左右的治疗。

○对于ALL，*t*（*4*；*11*）转座，*11q23*转座，初次发病时白细胞数超过30×10^9/L等为预后不良因素。一线治疗缓解期，若有合适的供体（HLA一致同胞>HLA一致骨髓库供体>脐血供体），进行异体造血干细胞移植。

○上述以外的成人ALL也和小儿ALL不同，预后不良者多见。一线治疗缓解期，若有HLA一致同胞供体时，考虑进行异体造血干细胞移植。

4. Ph+ALL

○诱导缓解治疗以CPA、VCR、蒽环类药物、PSL等药物为中心的多种药物联合治疗。

○根据染色体分析、FISH法、real time PCR法等确定Ph+或bcr-abl融合基因以后，和伊马替尼或达沙替尼联合应用。

○若初诊时很快确定Ph+或bcr-abl融合基因，也有使用伊马替尼或达沙替尼和PSL的诱导缓解方案的病例（高龄者或有并发症者）。

○缓解后治疗也和诱导缓解治疗一样，采取联合应用伊马替尼或达沙替尼的多药联合方案，反复使用。伊马替尼或达沙替尼的联合应用方案有多种，但尚未标准化。

○因Ph+ALL预后不良，一线治疗缓解期，若有合适的供体（HLA 一致同胞＞HLA 一致骨髓库供体＞脐血供体），进行异体造血干细胞移植。

5. 慢性髓细胞白血病（CML）

○CML 和急性白血病一样，以杀灭白血病细胞、治愈白血病的治疗为标准治疗。

○对于初次发病的 CML 病例，以伊马替尼为标准治疗，但和伊马替尼相比，bcr-abl 的 abl 酪氨酸激酶活性抑制能力更强的第二代尼洛替尼及达沙替尼也适用于初次发病的 CML 病例。

○在判定治疗效果上，有经血常规检查正常的血液学缓解、经染色体检查或 FISH 法检查 Ph＋消失的细胞遗传学缓解、经 real time PCR 检查未能检出 bcr-abl 融合基因的分子生物学缓解等方式。

○通过尼洛替尼及达沙替尼快速取得细胞遗传学缓解的诱导，可能关系到通过抑制耐药克隆的发生而改善预后（*N Engl J Med*，362：2251，2010/ *N Engl J Med*，362：2260，2010）。

○取得分子生物学缓解以后也继续给药。

○在未能取得缓解或因各个药物的副作用（参见第 3 章）而不能继续使用（不能耐受），则更换其他药物。

○效果不满意或失败时，检索 *abl* 基因的变异，如检出显示耐药性的 *T*3151 等基因变异，则考虑异体造血干细胞移植。

6. 慢性淋巴细胞白血病（CLL）

○仅进展期的病例为治疗适应证（表 2－23）。

○和其他白血病不同，不以杀灭白血病细胞为目标，而是改善以表 2－23 所示的症状和检查值为目标。

表 2-23 CLL 的治疗开始标准

1. 因 CLL 而引起以下任一症状时 过去 6 个月以内体重减少 10%以上 ECOG PS 2 以上的倦怠感 无感染证据的 38 ℃以上的发热并持续 2 周以上 无感染证据的盗汗
2. 进行性由骨髓功能低下导致的血小板减少或贫血加重
3. 激素抵抗性的自身免疫性溶血性贫血或血小板减少
4. 肋弓下超过 6 cm 的脾大或进行性脾大
5. 直径 10 cm 以上的淋巴结肿块或进行性淋巴结肿胀
6. 2 个月以内超过 50%或 6 个月以内超过 2 倍以上的淋巴细胞增加

【现场的规则】

1. 老年病例

○对于老年人急性白血病患者使用多种药物联合化疗方案时，按照惯例，将用量减少至 2/3，或将用药天数减少 1~2 日，但尚无明确的减量标准。

○对于老年人，APL 及 CML 的靶向治疗药物在不减量的情况下使用。

2. PS2 的病例

○急性白血病患者使用多种药物联合化疗方案时，中性粒细胞减少的程度极高，PS 不良的病例并发呼吸系统感染的风险高，虽然尚无明确的减量标准，但可以参照老年人减量标准。

○对于 Ph+ALL，进行伊马替尼或达沙替尼和 PSL 的诱导缓解治疗。

3. 肾功能不全的病例

○通过 CCR 评价肾功能，按照各药物的减量标准调节用量。

4. 肝功能异常的病例

○因为大多数药物经胆道排泄，按照总胆红素值的减量标准已有规定。部分药物以 AST 值作为减量标准。

【推荐化疗方案】

1. AML

（1）诱导缓解方案：3/7 方案。

Ara-C 100 mg/m^2，持续静脉滴注 24 小时，day 1～7（高龄者 day 1～5） ＋伊达比星（IDR）12 mg/ m^2，缓慢静脉注射，day 1～3（高龄者 day 1～2）

（2）缓解后治疗方案：大剂量 Ara-C 方案。

Ara-C　2000 mg/m^2，1 日 2 次，静脉滴注 3 小时，day 1～5（高龄者 1500 mg/m^2） ＋甲泼尼龙（mPSL）40 mg/次，每次 Ara-C 给药前 30 分钟静脉滴注（用于预防 Ara-C 引起的皮疹及发热）。0.01％倍他米松眼药水点双眼，1 日 4 次（用于预防 Ara-C 引起的角结膜炎）

（3）对于复发或诱导缓解困难病例的挽救方案：AEM 方案。

Ara-C 100 mg/m^2，持续静脉滴注 24 小时，day 1～7 ＋VP-16　80 mg/m^2，静脉滴注 2 小时，day 1～5 ＋米托蒽醌（MIT）5 mg/ m^2，缓慢静脉注射，day 1～3

2. APL

（1）诱导缓解方案：

ATRA 45 mg/m^2，分 3 次内服，day 1 至完全缓解为止 ＋柔红霉素（DNR）60 mg/ m^2，缓慢静脉注射，day 3～5

（2）缓解后治疗方案：和 AML 大剂量 Ara-C 方案相同。

（3）维持治疗方案：

6-MP 90 mg/m²，每日口服 +MTX 15 mg/m²每周 1 次口服 +每 3 个月 ATRA 45 mg/m²，分 3 次口服，持续 15 日

3. ALL

（1）hyper-CVAD/MA 方案：

●方案 1 CPA 300 mg/m²，1 日 2 次，静脉滴注 3 小时，day 1～3 +ADR 50 mg/m²，持续静脉滴注 24 小时，day 4 +VCR 2 mg/body，缓慢静脉注射，day 4、11 +地塞米松　40 mg/次，1 日 1 次内服，day 1～4、day 11～14 ●方案 2 MTX 1 g/ m²，持续静脉滴注 24 小时，day 1（2 小时给予 MTX 的 1/5 量，剩下的量静脉滴注 22 小时） + Ara-C　3 g/m²，1 日 2 次，静脉滴注 3 小时，day 2～3（60 岁以上减为 1 g/m²），0.01%倍他米松眼药水点双眼，1 日 4 次（用于预防 Ara-C 引起的角结膜炎） +mPSL 40 mg/次，1 日 2 次，静脉注射，day 1～3 +LV，于 MTX 给药开始 36 小时后，每 6 小时予以 15 mg/次静脉注射，反复使用至 MTX 血中浓度降至 0.1 μmol/L 为止 ●诱导缓解方案：使用方案 1 后，缓解后的治疗方案使用方案 2。以后，方案 1 和方案 2 反复使用 3 次

（2）L-AdVP 方案：

ADR 20 mg/m²，缓慢静脉注射，day 1～3 +VCR 1.4 mg/ m²，缓慢静脉注射，day 1、8、15、22、29 +PSL 40 mg/ m²，1 日分 2～3 次口服，day 1～29，以后每周逐渐减量 +门冬酰胺酶（L-ASP）4000 U/ m²，静脉滴注 2 小时，day 15～28

4. Ph+ALL

在 hyper-CVAD/MA 方案的基础上，联合应用伊马替尼 400 mg，day 1～14

＊高龄患者不能适应造血干细胞移植的情况下，在 hyper-CVAD/MA 方案实施以后，作为维持疗法，给予伊马替尼 400～600 mg/d，使用 2 年。

5. CML

●伊马替尼 400 mg，1 日 1 次口服，如效果不好，可增加剂量至 600 mg ●尼洛替尼 800 mg，1 日分 2 次，两餐之间口服 ●达沙替尼 100 mg，1 日 1 次口服

6. CLL

（1）氟达拉滨（FLU）单药方案：

20 mg/ m^2，静脉滴注 30 分钟，day 1～5

（2）FC 方案：

FLU　20～30 mg/ m^2，静脉滴注 30 分钟，day 1～3 +CPA　250～300 mg/ m^2，静脉滴注 1 小时，day 1～3

（3）口服 CPA 方案：

50～100 mg/次，1 日 1 次口服，连续给药

【重点和注意事项】

〇急性白血病的诱导缓解治疗存在并发真菌感染的高风险，有必要预防性地使用抗真菌药（氟康唑 200 mg，1 日 1 次，口服。伊曲康唑口服液，200 mg，1 日 1 次，口服）。另外，考虑进入无菌病房。

〇在白血病细胞数量增多的情况下，很可能并发肿瘤溶解综合征，应予充分补液（每日 2000 mL 以上），使用别嘌醇降低尿酸，使用碳酸氢钠碱化尿液。

○因 Ara-C 及 MTX 以外的抗肿瘤药（特别是蒽环药物）如漏出血管外，会引起组织坏死，尽量使用中心静脉导管或经外周静脉穿刺的中心静脉导管（PICC）给药。

○使用 ATRA 治疗 APL 发生维 A 酸综合征时，给予 mPSL 500 mg/d 或地塞米松 10 mg，1 日 2 次，持续使用至症状消失。

○急性白血病并发弥散性血管内凝血（DIC）较多见。通过新鲜冻干血浆补充纤维蛋白原，补充抗凝血酶，联合使用血栓调节蛋白 α 及甲磺酸加贝酯等治疗。

○L-ASP 初次给药时进行皮肤点刺试验，在使用中给予新鲜冻干血浆以维持纤维蛋白原为 100 mg/dL，使用 AT 制剂Ⅲ以维持抗凝血酶在 70%。发生 Grade 3 以上的肝功能异常或胰腺炎时停止使用。另外，和 VCR 联合使用时的给药时间应相隔 12 小时以上。

○FLU 用于 CLL 时，可导致已合并的自身免疫性贫血加重。

○对于 CLL，联合使用利妥昔单抗在欧美是标准治疗，但在日本尚未进入医保。

○通过输血维持血红蛋白在 70 g/L、血小板在（100～200）$\times 10^9$/L 以上。

○中性粒细胞减少且并发严重感染，要在注意白血病细胞增加的同时，使用 G-CSF 制剂以促进中性粒细胞恢复。

○绝经前的急性白血病女性患者，进行化疗时，为了防止月经时大出血，可按月经周期使用促性腺激素释放激素激动剂（GnRH-a）亮丙瑞林或雌激素和孕激素的合剂。

〇希望生育的男性，可在化疗前保存精子。

（山口博树）

恶性淋巴瘤

【药物使用策略】

〇恶性淋巴瘤的种类繁多，并不是所有的组织类型都能制定统一的标准治疗方案。首先，就临床常见的代表性恶性淋巴瘤，其标准治疗是什么？或者说没有确立标准治疗时可选择什么治疗方法进行概要说明。

〇即使现在已经制订出各种治疗方案，但对于恶性淋巴瘤，CHOP 方案的重要性仍不容忽视。

〇在考虑组织类型，霍奇金淋巴瘤或非霍奇金淋巴瘤、T 细胞或 B 细胞、CD20 阳性与否，侵袭性或惰性的基础上，加上患者的年龄、病期、PS、有无脏器功能不全等因素，决定治疗方针。还有对于移植适应证患者，有必要的话，考虑自体外周血造血干细胞移植（视不同情况也考虑异体造血干细胞移植）。

【标准规则】

代表性的恶性淋巴瘤治疗选择概要如下所示。详细内容可参考（日本）《造血系统肿瘤治疗指南 2013 年版》等。

1. 弥漫大 B 细胞淋巴瘤（DLBCL）

〇对于 stage Ⅲ以上的 DLBCL，推荐使用 R-CHOP 方案 6～8 周期。

〇对于 stage Ⅰ～Ⅱ的局限期患者，若无大肿块，推荐 R-CHOP 方案 3 周期±受累野放疗（Involved-field Radiotherapy，IFRT）。若有大肿块，推荐 R-CHOP 方案 6～8 周期±IFRT。

〇治疗后达到完全缓解（CR）的情况下，可临床观察，暂不进行治疗。部分缓解（PR）的情况下，根据残留病变的情况追加 IFRT 或试用挽救方案。

〇对于化疗缓解后的复发、65 岁以下的移植适应证患者，可选择大剂量化疗/自体外周血造血干细胞移植。

2. 滤泡性淋巴瘤

〇直到病情进行到一定程度为止，严密观察等待为选择方案之一。

〇Ⅰ期及相邻的Ⅱ期局限期患者，多选择 IFRT，有时可达到根治目的。

〇关于进展期的治疗法，根据进展速度、病期、患者意愿，可选择 R-CHOP 方案，不含多柔比星（DXR）的 R-CVP 方案、利妥昔单抗（R）单药方案等。也有选择自体外周血造血干细胞移植或异体造血干细胞移植的病例。

3. 外周 T 细胞淋巴瘤（PTCL）

〇关于非特定型 PTCL（PTCL-NOS）、血管免疫母细胞性 T 细胞淋巴瘤（AITL）及 *ALK* 阴性间变性大细胞淋巴瘤（ALCL ），通常选择 CHOP（类似）化疗方案，但其治疗效果并不显著。另外，对于再次恶化病例的病例，大剂量化疗/外周血造血干细胞移植、异体造血干细胞移植等正在试用之中，但尚未确立为标准治疗。

〇对于 *ALK* 阳性的 ALCL，CHOP（类似）化疗方案也取得了不亚于弥漫大B细胞淋巴瘤（DLBCL）的治疗成绩。

4. 霍奇金淋巴瘤（HL）

○对于经典型HL（CHL）局限期患者的初次治疗方案，采用化疗（ABVD 4周期）和IFRT联合应用。进展期推荐使用ABVD 6～8周期，若效果达到PR，则追加进行IFRT，SD或PD的情况下，如有移植适应证，则予以挽救化疗后，建议进行大剂量化疗/外周血造血干细胞移植。

○对于结节性淋巴细胞为主型HL（NLPHL）局限期患者，IFRT为标准治疗。进展期则选择ABVD、CHOP类似方案。

【现场规则】

1. 老年患者

老年患者因脏器功能低下，强烈的化疗方案大多难以进行，所以经常需减量。但目前尚无按年龄减量的标准，只能针对具体病例个别处理。

2. 并发肝功能异常或肾功能不全的病例

（1）并发肝功能异常时：环磷酰胺（CPA）、多柔比星、VP-16等有必要减量。

（2）并发肾功能不全时：CDDP、CBDCA、VP-16等有必要减量。

※减量的详细内容参考*Physicians' Cancer Chemotherapy Drug Manual*（《内科医生肿瘤化疗药物手册》）等。

【推荐化疗方案】

1. CHOP±R方案（*N Engl J Med*，346：235，2002）

R-CHOP方案是治疗DLBCL的首选方案。而且对于 PTCL 等 DLBCL 以外的组织类型也经常使用。一般给药间隔为 21 日。

利妥昔单抗 375 mg/m^2，静脉滴注，day 1＋ADR 50 mg/m^2，静脉滴注，day 1＋CPA 750 mg/m^2，静脉滴注，day 1＋VCR 1.4 mg/m^2（最大到 2 mg 为止），静脉滴注，day 1＋泼尼松龙（PSL）60 mg/m^2，1 日分 2 次口服，day 1～5

2. R-ESHAP 方案（*Haematologica*，93：1829，2008）

这是对于 DLBCL 的挽救方案之一。多用 CBDCA 置换 CDDP。

利妥昔单抗 375 mg/m^2，静脉滴注，day 1＋VP-16 40 mg/m^2，静脉滴注，day 1～4＋ CDDP 25 mg/m^2，持续静脉滴注，day 1～4＋Ara-C 2g/m^2，静脉滴注，day 5＋甲泼尼龙（mPSL）500 mg/次，静脉滴注，day 1～5

3. hyper-CVAD/MA ± R 方案（*J Clin Oncol*，16：3803，1998）

用于套细胞淋巴瘤及伯基特淋巴瘤，治疗强度较强，骨髓抑制副作用较重，以相对年轻的患者为对象。

●hyper-CVAD（前半）：CPA 300 mg/m^2，静脉滴注，1 日 2 次，day 1～3＋ADR 50 mg/m^2，静脉滴注，day 4＋ VCR 2 mg/body，静脉滴注，day 4、11＋地塞米松 40 mg/body，静脉滴注，day 1～4、day 11～14，为了预防中枢神经系统浸润，于 day 2 和 day 7 分别联合应用 MTX 12 mg、Ara-C 100 mg 鞘内注射 ●MA（后半）：MTX 1000 mg/m^2，持续静脉滴注，day 1（联合应用四氢叶酸解救）＋ Ara-C 3 g/m^2，静脉滴注，1 日 2 次，隔 12 小时 1 次，day 2～3（使用 Ara-C 前预先给予 mPSL 125～250 mg），为了预防中枢神经系统浸润，于 day 2 和 day 7 分别联合应用 MTX 12 mg、Ara-C 100 mg 鞘内注射

4. ABVD 方案

ABVD 方案方案是治疗经典型霍奇金淋巴瘤的首选

方案。以 28 日间隔进行。

ADR 25 mg/m^2，静脉滴注，day 1、15＋BLM 10 mg/m^2（最大到 15 mg 为止），静脉滴注，day 1、15＋VLB 6 mg/m^2（最大到 10 mg 为止），静脉滴注，day 1、15＋达卡巴嗪（DTIC）375 mg/m^2，静脉滴注，day 1、1 5（DTIC 溶解后应遮光使用）

【重点和注意事项】

○利妥昔单抗给药时应注意其特有的输液反应。预先使用抗组胺药，非甾体抗炎药（NSAIDs）及皮质激素等。

○对于肿瘤体积大的侵袭性淋巴瘤的初次治疗，要注意肿瘤的大量破坏引起的肿瘤溶解综合征。特别是治疗开始当天至次日，在进行充分的补液的同时，注意观察电解质及尿酸值的改变。

○在使用 MTX 大剂量方案时，为了减轻 MTX 的毒性，应监测 MTX 血中浓度及联合应用四氢叶酸解救。

○使用 ABVD 方案时，应注意 BLM 的肺毒性。定期进行胸部 X 线及血氧饱和度（SpO_2）监测。DTIC 溶解后应遮光使用。注意静脉炎及血管疼痛。对于血管疼痛联合应用皮质激素或有效。恶心呕吐严重时，必须联合应用 5-HT_3 受体拮抗药及地塞米松对症处理以缓解症状。

（中山一隆）

多发性骨髓瘤

【药物使用策略】

○对于出现 CRAB 症状（高钙血症、肾功能障碍、贫血、骨损伤）的症状性骨髓瘤进行化疗（*Lancet Oncol*，15：e538，2014）。

〇根据自体外周血造血干细胞移植适应证的有无选择治疗方案（图 2-6）。

〇对于孤立性骨浆细胞瘤及骨外浆细胞瘤，在行局部放疗后随访。

【标准规则】

1. 移植适应证患者（不满 65 岁，无严重并发症）

〇推荐诱导化疗方案为含新药的 2 种或 3 种药物联合化疗方案，进行 3～4 周期。3 种药物联合化疗方案可有较高的疗效，但毒性较强。

〇在进行了 2 周期化疗后未能取得满意疗效时，变更为 3 种药物联合及含有来那度胺（LEN）的化疗方案。

〇在诱导化疗后［期待达到最佳部分缓解（VGPR）以上的效果］，在使用大剂量环磷酰胺（CPA）方案后，使用 G-CSF 制剂（或仅用 G-CSF 制剂），采取自体外周血造血干细胞。

〇大剂量美法仑（L-PAM，100 mg/m^2，2 日），给药后第二日进行自体外周血造血干细胞移植

〇移植后 3 个月左右评价治疗效果，巩固及维持治疗虽然可以提高有效率、延长无进展生存期（PFS），但也要全面考虑残存病变、耐药风险、医疗经济等方面。

〇对于移植后未达到 VGPR 的病例，通过第二次大剂量 L-PAM+自体外周血造血干细胞移植（双次移植），可以期待 PFS 及 OS 得到延长，但第二次移植多在复发时进行。

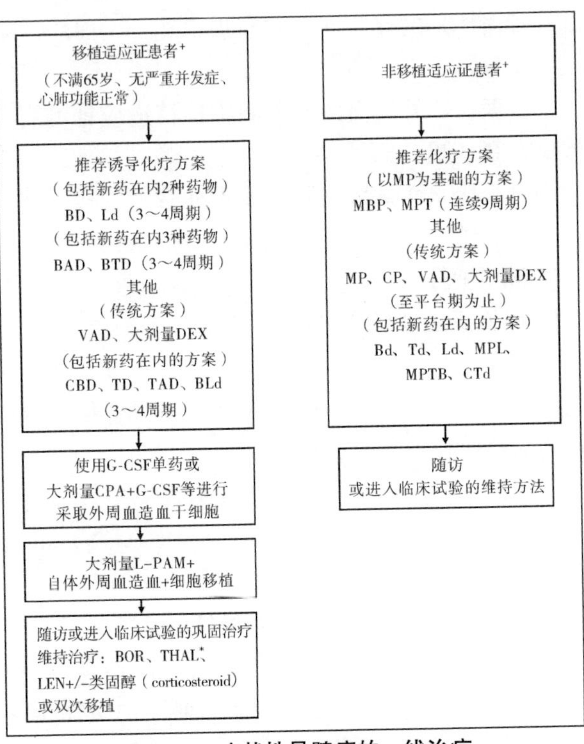

图 2－6　症状性骨髓瘤的一线治疗

根据日本血液学会“造血系统肿瘤诊疗指南 2013 年版”制作

*沙利度胺（THAL）对于初发患者尚未适用于日本医疗保险。

+肾功能不全的患者，以硼替佐米（BOR）为基础治疗。

DEX，地塞米松；CPA，环磷酰胺；L-PAM，美法仑；BOR，硼替佐米；THAL，沙利度胺（反应停）；LEN，来那度胺；BAD，BOR+DXR（多柔比星）+DEX；BTD，BOR+THAL+DEX；VAD，VCR（长春新碱）+DXR+DEX；TD，THAL+DEX；TAD，THAL + DXR+DEX；MPT，L-PAM+ PSL（泼尼松龙）+ THAL；MP，L-PAM+PSL；CP，CPA+PSL；MPL，L-PAM+ PSL+LEN；MPTB，L-PAM+PSL+THAL+BOR；CTd，CPA+THAL+小剂量 DEX。

2. 非移植适应证患者（65 岁以上，有并发症，或拒绝接受移植）

○推荐方案为 MPB 方案，若有效则持续进行 9 个周期。硼替佐米每周 1 次给药比每周 2 次给药，总有效率及 OS 良好，副作用也少。

○MP 方案至平台期（M 蛋白等的变动在 25%以内，持续 3 个月以上）为止持续使用，和新药并用的平台期研究尚未取得明显进展。

○Bd 方案或 MPT 方案、Ld 方案、MPL 方案也可以期待同等的疗效。>70 岁的高龄者，因 MPB 方案死亡风险有所增加，Ld 等方案也成为选择对象。

3. 支持疗法

○对于所有的症状性骨髓瘤，推荐使用双磷酸盐（BP）制剂，有减少骨痛和病理性骨折，延长总生存期的效果。

○因肾功能不全不能使用 BP 制剂的病例（CCR<30 mL/min），使用 NF-κB 受体激活蛋白配体（RANKL）单克隆抗体狄诺塞麦（需要预防低钙血症，OS 延长效果尚不明确）。和 BP 制剂一样，有颌骨坏死（ONJ）的风险，使用前应接受牙科检查。

○对于局限性溶骨病变及病理骨折部位的疼痛、椎体病变引起的脊髓及神经根压迫症状，局部放疗有效。

【现场规则】

1. 老年患者

○对于 65～70 岁的患者，在考虑生物学年龄的基础上，如有可能，选择移植疗法（*Acta Haematol*，132：211，2014）。

○由于年龄、并发症、虚弱等原因，减少抗肿瘤药的用量（表 2－24）。

2. 对于肾功能不全患者

BD 方案以正常剂量进行。LEN 根据肾功能减量。

表 2－24　药物使用量的简便减量法

<table>
<tr><th colspan="4">危险因子</th></tr>
<tr><td colspan="4">●年龄：超过 75 岁
●轻度～高度的虚弱（frailty）：家务事（购物、数分钟的步行，家庭生活安排及内服药的管理）及个人生活料理（个人整洁、洗澡、大小便、吃饭）需要帮助
●并发症：心脏、肺、肝脏或肾功能障碍＊</td></tr>
<tr><th colspan="2">剂量水平 0</th><th>剂量水平 1</th><th>剂量水平 2</th></tr>
<tr><td colspan="2">无危险因子</td><td>1 个以上危险因子</td><td>1 个以上危险因子＋有 Grade3、4 的非血液毒性</td></tr>
<tr><th>药物（给药方法）</th><th>剂量水平 0</th><th>剂量水平 1</th><th>剂量水平 2</th></tr>
<tr><td>BOR（皮下注射或静脉注射）</td><td>1.3 mg/m²
2 次/周</td><td>1.3 mg/m²
1 次/周</td><td>1.0 mg/m²
1 次/周</td></tr>
<tr><td>THAL（口服）</td><td>100［－200（TD）］mg/日</td><td>50［－100］mg/日</td><td>25［－50］mg/日</td></tr>
<tr><td>LEN＊（口服）</td><td>25 mg/日
（day 1～21/4 周）</td><td>15 mg/日
（day 1～21/4 周）</td><td>10 mg/日
（day 1～21/4 周）</td></tr>
<tr><td>DEX＊＊（口服）</td><td>40 mg/日
20 mg/日</td><td>10 mg/日</td><td></td></tr>
<tr><td>美法仑（MEL）（口服）</td><td>9 mg/日
（day 1～4/4～6 周）</td><td>7.5 mg/日
（day 1～4/4～6 周）</td><td>5 mg/日
（day 1～4/4～6 周）</td></tr>
<tr><td>PSL（口服）</td><td>60 mg/m²
（day 1～4）</td><td>30 mg/m²
（day 1～4）</td><td>15 mg/m²
（day 1～4）</td></tr>
</table>

＊肾功能不全时的 LEN 给药量：CCR≥60 mL/min，25 mg/d，30≤CCR<60，10（15）mg/d，CCR<30 mL/min（不需要透析）；15 mg/隔日；CCR<30 mL/min（透析），5 mg/d。

＊＊DEX 给药法：大剂量 DEX，day 1～4、day 9～12、day 17～20；每 4 周重复。VAD、BAD、LD 方案等。

D：day 1～4、15～18；每 4 周重复。TD 方案等。

d：day 1、8、15（、22）；每 4～5 周重复。Bd、Ld、Td、BLd、CBd、BRd 方案等。

［引用改编自 PALUMBO A，BRINGHE S，LUDWIG H，et al. Personalized therapy in multiple myeloma according to patient age and rulnerability：a report of the European Myeloma Network（EMN）［J］. Blood，2011，118：4526］

【推荐化疗方案】

1. 移植适应证患者的一线方案

（1）BD 方案：对于有高危染色体异常的患者也有效。

BOR 1.3 mg/m^2，day 1、4、8、11+DEX 20 mg，day 1、2、4、5、8、9、11、12；每 3 周重复

（2）CBD 方案：移植前最佳部分缓解（VGPR）以上达到率约 60%，显示出较高的疗效及对药物的耐受性（*Br J Haematol*，148：562，2009）。

CPA 300 mg/m^2，静脉滴注，day 1、8+BOR 1.3 mg/m^2，皮下注射，day 1、4、8、11+DEX 40 mg，day 1、2、4、5、8、9、11、12；每 3 周重复

（3）BAD 方案：取得了完全缓解（CR）/接近完全缓解（near CR）约 30%的较好疗效（*J Clin Oncol*，30：2946，2012）。NCCN 指南推荐作为首选之一。

（4）BLd 方案：几乎对于全部病例有效，对 LEN 及 BOR 无效病例也可能有效。

BOR 1.3 mg/m^2，day 1、4、8、11+ DEX 20 mg，day 1、2、4、5、8、9、11、12+LEN 15～25 mg，day 1～14；每 3 周重复

2. 高龄者（移植非适应证患者）的一线方案

（1）MPB 方案：有效率 70%，CR 率 30%左右，有改善骨损伤及肾功能不全的效果。

BOR 1.3 mg/m^2，day 1、4、8、11、22、25、29、32（第 1～4 周期），day 1、8、22、29（第 5～9 周期）+L-PAM 9 mg/m^2，day 1～4+泼尼松龙 60 mg/m^2，day 1～4；每 6 周重复，共 9 个周期

(2) Bd 方案：

BOR 1.3 mg/m²，day 1、8、15、22+ DEX 40 mg，day 1、8、15、22；每 5 周重复

(3) Ld 方案：和 LD 方案比较，OS 占优。

LEN 25 mg/d，day 1～21+ DEX 40 mg，day 1、8、15、22；每 4 周重复

(4) MPT 方案：根据荟萃分析，和 MP 方案比较，显示 PFS 及 OS 占优，但末梢神经障碍、血栓症及血细胞减少的毒副作用较多。

3. 复发、难治性骨髓瘤的治疗

○复发、再燃时选择和初次治疗方案不同的含有新药的方案（若复发时距初次治疗最终给药日相隔 6 个月以上时，也可使用同样方案）。

○若移植有效期间 1 年以上，考虑第 2 次移植治疗。

○对于治疗耐药者，使用采用新药泊马度胺（POM）及组蛋白去乙酰化酶（HDAC）阻滞药帕比司他（PANO）的 Pd 方案（POM，DEX），PCd 方案（POM，CPA，DEX），PANO-BD 方案（PANO，BOR，DEX）及多种药物联合方案［BLd 方案，DCEP 方案（DEX，CPA，VP-16，CDDP），DT-PACE 方案（DEX，THAL，CDDP，DXR，CPA，VP-16），BDT-PACE 方案（DT-PACE±BOR），VAO±CPA 方案等］，需注意感染等并发症。

【重点和注意事项】

○对于年轻人以 CR 为目标，对于高龄者要充分考虑维持 QOL，在这个基础上选择治疗方案。

○治疗前进行肺间质阴影的有无、心功能、HBs 抗原及抗体、HBc 抗体等的评估。

○THAL/LEN 使用中的血栓症在日本少见，但存在大剂量联合应用 DEX、血栓症既往史、肥胖、长期卧床、并发症（糖尿病等）的风险因子的情况下，予以预防性地使用阿司匹林等。

○要注意免疫球蛋白低下及抗肿瘤药所致免疫功能低下时并发感染的情况。BOR 使用中应预防带状疱疹（阿昔洛韦 200 mg/d 等）。

○对于 BOR 副作用引起的末梢神经障碍，早期发现并及时减量或停药是最有效的。对于既有末梢神经障碍的患者，使用 THAL、BOR、VCR 时应特别注意。

○移植后的 LEN 维持疗法增加诱发第二种肿瘤的风险，应向患者说明，提醒注意。

（田村秀人）

骨髓增生异常综合征

【药物使用策略】

○骨髓增生异常综合征（myelodysplastic syndromes，MDS）根据国际预后评分系统（International Prognostic Scoring System，IPSS；表 2－25）及修订版 IPSS（IPSS-R；表 2－26）选择治疗方案。

○MDS 的类型和临床表现各种各样，在掌握年龄及临床表现的基础上，根据其预后分类，决定治疗方针（图 2-7）。

表 2-25　IPSS

预后因子	评分				
	0	0.5	1	1.5	2
骨髓原粒细胞	<5%	5%~10%		11%~20%	21%~30%
核型	良好	中间	不良		
血细胞减少系统数	0~1	2~3			

血细胞减少：
中性粒细胞<1.8×10^9/L
血红蛋白<100 g/L
血小板减少<100×10^9/L

核型：
良好：正常，*20q*⁻，−Y，*5q*⁻
中间：除良好及不良以外
不良：复杂核型（3 个以上）
7 号染色体异常

风险评价	评分
低危	0 分
中危-1（Int-1）	0.5~1 分
中危-2（Int-2）	1.5~2 分
高危	2.5 分以上

［引自 GREENBERG P，et al. Blood，89：2079，1997］

表 2-26　IPSS-R

评分	0	0.5	1	1.5	2	3	4
核型	极好	—	好	—	中等	差	极差
骨髓原粒细胞比例（%）	≤2	—	2~5	—	5~10	>10	—
血红蛋白（g/L）	≥10	—	8~10	<8	—	—	—
血小板数（×10^9/L）	≥100	50~100	<50	—	—	—	—
中性粒细胞数（×10^9/L）	≥0.8	<0.8	—	—	—		

风险分组	评分	中位生存期（年）
极低	≤1.5	8.8
低	1.5~3	5.3
中等	3~4.5	3.0
高	4.5~6	1.6
极高	>6	0.8

预后分组	染色体核型
极好	-Y，*del*（*11q*）
好	正常，*del*（*5q*），*del*（*12p*），*del*（*20q*），double including *del*（*5q*）
中等	*del*（*7q*），+*8*+*19*，*i*（*17q*），any other single or double independent clones
差	-7 *inv*（3）/*t*（*3q*）/*del*（*3q*），double including-*7*/*del*（*7q*），复杂核型（3 个以上）
极差	复杂核型（多于 3 个以上）

［引自 GREENBERG P L，et al. Blood，120：2454，2012］

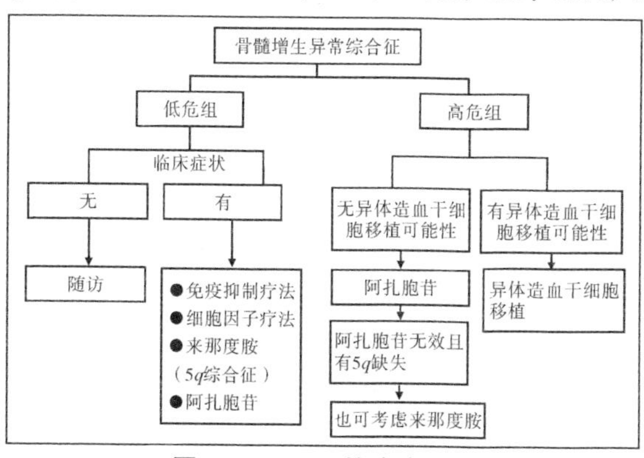

图 2-7 MDS 的治疗程序

［引自日本血液学会. 造血器官肿瘤诊疗指南 2013 年版［M］. 东京：金原出版，2013：117］

【标准规则】

◯根据 IPSS，将 MDS 大致分为低危和中危-1 等转化为白血病概率不高的低风险 MDS，及中危-2 和高危等转化为白血病的概率高、预后也不好的高风险 MDS。

【现场规则】

1. 低危组

○免疫抑制疗法对于无染色体异常的病例及阵发性睡眠性血红蛋白尿症（PNH）血细胞型病例，可能有效。

○使用的免疫抑制剂有环孢素及抗人胸腺免疫球蛋白（ATG）。对环孢素有效者多对环孢素形成依赖性，若减量或终止可引起再然。

○对于血清促红细胞生成素（EPO）浓度 500 mU/mL 以下的低值病例，使用 EPO（达贝泊汀 300 μg，每周 1 次），70％的病例可见到贫血改善（*Br Haematol*，133：513，2006）。

○来那度胺（LEN）为沙利度胺的衍生物，特别对具有 5 号染色体长臂的缺失（*del 5q*）的低危红细胞输血依赖性 MDS 病例，显示出促进造血的治疗效果（*N Engl J Med*，355：1456，2006）。

○对于低危组 MDS 虽然不推荐异体造血干细胞移植，但对于风险程度恶化或有恶性倾向的病例、高度依赖输血的病例及免疫抑制疗法等无效的病例，则成为适应证。

2. 高危组

○对于 MDS，有希望治愈的方法只有异体造血干细胞移植。

○对于高危组 MDS，仅用支持疗法预后不良，应予异体造血干细胞移植。

○对于因高龄等原因不能进行异体造血干细胞移植及强

力化疗的病例，给予阿扎胞苷（DNA 甲基化抑制剂）治疗。

【推荐化疗方案】

1. 低危组 MDS 病例的治疗

（1）达贝泊汀 α：根据贫血症状的轻重及年龄等适当调节用量。据认为和 G-CSF 联合应用可增加有效率，但在日本尚未成为医保适应证。本药仅限用于因贫血而影响日常生活的患者，以避免输血、脱离输血依赖及减少输血量为目的。

达贝泊汀 240 μg，每周 1 次，皮下注射

（2）环孢素：若能满足下列条件之一时使用。年轻患者、微量 PNH 血细胞克隆、HLA-DR1501 阳性、骨髓增生低下，且未显示预后不良的染色体异常。

环孢素 1 日 4 mg/kg，分 2 次给药，连续使用

（3）美替诺龙乙酸酯：根据贫血症状的轻重及年龄等适当调节用量。3～6 个月有效率为 30%～50%。

美替诺龙乙酸酯 5 mg/片，1 次 1 片，1 日 3 次，连续使用

（4）来那度胺（LEN）：

来那度胺 5 mg/粒，1 次 2 粒，1 日 1 次，连续服用 21 日后，休息 1 周。此为 1 个周期，反复使用

（5）阿扎胞苷：虽然有恢复造血功能的作用，但对于骨髓增生低下性 MDS 有可能引起广泛血细胞减少迁延副作用的危险，不应使用。

阿扎胞苷 1 日 75 mg/m²，1 日 1 次，皮下注射或静脉注射 10 分钟，连续使用 7 日，休息 21 日，此为 1 个周期，反复使用

2. 高危组 MDS 病例的治疗

（1）阿扎胞苷：对于高危组 MDS 病例的治疗目的

是延迟其向白血病转化、延长生存期。

阿扎胞苷 1 日 75 mg/m²，1 日 1 次，皮下注射或静脉注射 10 分钟，连续使用 7 日，休息 21 日，此为 1 个周期，反复使用

（2）造血干细胞移植：对于 55 岁以下、无脏器功能障碍、有合适 HLA 供体的情况下，进行异体造血干细胞移植。55～70 岁的患者，若无脏器功能障碍、具备移植条件的情况下，也可进行异体造血干细胞移植。

3. 支持疗法

地拉罗司：铁负荷过重患者的治疗效果以血清铁蛋白的数值为指标。初期给药量为 20 mg/kg，以血清铁蛋白 1000 ng/mL 以下为目标适当调节用量。但是，铁负荷过重对造血功能是否有直接的不良影响，目前尚无前瞻性临床试验及实验室试验证实。

地拉罗司 125/500 mg/片，1 日 20 mg/kg，起床时 1 次服用

【重点和注意事项】

应将 MDS 患者的 QOL 放在首位考虑。低风险组 MDS 和高风险组 MDS 病例的治疗基本上不同。若输血次数增多，对铁负荷过重患者使用地拉罗司，但是否对预后有影响，目前没有确实的研究数据证实。

（猪口孝一）

第十七节　脑肿瘤

【药物使用策略】

○用于脑肿瘤的必要药物疗法有多种，这里仅就发病率较高的神经胶质瘤作一说明。

○恶性神经胶质瘤［间变型星形细胞瘤（anaplastic astrocytoma），胶质母细胞瘤（glioblastoma）］：通过脑肿瘤切除术进行局部治疗及颅内减压以后，根据组织病理诊断决定术后疗法。多使用属于烷化剂的亚硝基脲类药物，因其可通过血-脑屏障。现在世界上的标准药物是替莫唑胺（TMZ）。在日本也被承认用于恶性神经胶质瘤，成为标准治疗。

【标准规则】

1. 恶性神经胶质瘤

（1）初次发病的情况下：和放疗联合应用，给予TMZ 1次75 mg/ m^2（体表面积），1日1次，连续服用42日。休息4周后，给予TMZ 1次150 mg/m^2，1日1次，连续服用5日，休息23日。28日为1个周期，下一个周期可以增加到1次200 mg/m^2。

（2）复发的情况下：TMZ 1次150 mg/m^2（体表面积），1日1次，连续服用5日，休息23日。28日为1个周期，下一个周期可以增加到1次200 mg/m^2。

2. 和贝伐珠单抗联合应用

○初次发病的神经胶质瘤术后，在联合应用TMZ和放疗的基础上，再加上贝伐珠单抗（BEV），有助于改善QOL和维持日常生活活动（ADL）（*N Engl J Med*,

370：709，2014）。

【现场规则】

1. 老年人的治疗

○70 岁以上的神经胶质瘤患者，有 *MGMT* 基因启动子甲基化的情况下仅用 TMZ，没有甲基化的情况下仅用放疗，这些病例取得了总生存期及无进展生存期的延长（*J Clin Oncol*，29：3050，2011）。但是，MGMT 甲基化的测定尚未进入日本医保，现在多采取作为标准治疗的放疗联合应用 TMZ 方案。

2. TMZ 开始及停药标准

（1）初发病例（和放疗联合应用时）：

○使用开始条件：中性粒细胞数 1.5×10^9/L 以上，血小板数 100×10^9/L 以上。

○持续使用标准：中性粒细胞数 1.5×10^9/L 以上，血小板数 100×10^9/L 以上，非血液学毒性 Grade 1 以下。

○暂时停药标准：中性粒细胞数 0.5×10^9/L 以上、不满 1.5×10^9/L，血小板数 10×10^9/L 以上、不满 100×10^9/L，中度非血液学毒性 Grade 2。

○停药标准：中性粒细胞数不满 0.5×10^9/L，血小板数不满 10×10^9/L，重度或威胁生命的非血液学毒性 Grade 3 或 Grade 4。非血液学毒性（NCI-CTC Grade）不包括脱发、恶心、呕吐。

（2）复发病例：

○使用开始条件：中性粒细胞数 1.5×10^9/L 以上，血小板数 100×10^9/L 以上。

○第 1 周期以后，如能全部满足以下条件，下一个周期的用量可以增加到 200 mg/（m^2 · d）：中性粒细胞数 1.5×10^9/L 以上，血小板数 100×10^9/L 以上。

○各个周期在开始时，必须达到中性粒细胞数 1.5×10^9/L 以上，血小板数 100×10^9/L 以上。

○减量条件（50 mg/m^2减量）：中性粒细胞最低数不满 1.0×10^9/L，血小板数最低数不满 50×10^9/L，出现除了脱发、恶心、呕吐以外的 Grade 3 非血液学毒性。

○停药标准：减量到不满 100 mg/（m^2·d）时则停药。

（3）淋巴细胞减少的病例：为了预防肺孢子虫病，预防性使用复方磺胺甲噁唑（复方新诺明）。

【推荐化疗方案】

1. 对于初发恶性神经胶质瘤的初期方案

（1）TMZ+放疗：Stupp 方案已成为公认的世界标准（*N Engl J Med*，352：987，2005）。

TMZ 75 mg/m^2，1 日 1 次口服（和放疗联合应用），42 日连续服用。如不能空腹服用则效果减弱。止吐药予以 5-HT_3受体拮抗剂奥坦西隆（枢复宁）同时口服

（2）和 BEV 联合应用：从 BEV 扩大适用于恶性神经胶质瘤以来，现已可以使用。在日本，从初期开始积极使用的医院在增加。

BEV 10 mg/kg，静脉滴注 30 分钟（仅初次为 90 分钟）。在上述给予 TMZ 的 42 日期间内 2 周 1 次使用

2. 对于初发恶性神经胶质瘤的维持方案

（1）TMZ 单药：初期治疗结束 4 周后开始。

TMZ 150 mg/m^2，1 日 1 次，连续 5 日内服，休息 23 日；每 4 周重复。同时内服止吐药（奥坦西隆 4 mg）。如无副作用，从第 2 次开始可将剂量增加到 200 mg/m^2

（2）和 BEV 联合应用：和上述 TWZ 维持方案同时给药。

BEV 10 mg/kg，静脉滴注 30 分钟，初期治疗后，休息 28 日，以后每 2 周 1 次

3. 复发恶性神经胶质瘤的方案

○目前尚无标准方案，但对于复发肿瘤的治疗，如所在部位能够切除则予以切除，如不能切除，但存在局限性肿瘤的情况下，考虑定位放疗。

○如初期治疗未使用过 BEV，则予以 BEV 治疗。

BEV 10 mg/kg 静脉滴注；每 2 周 1 次

【重点和注意事项】

1. 脑水肿、颅内压增高的治疗

由水肿及浸润引起的颅内压增高，给予皮质激素（倍他米松 4～16 mg/d），异山梨醇口服液 70～140 mL/d，分 2～3 次口服，或高渗甘油 200 mL/次，1 日 2 次口服，可缓解头痛、恶心、呕吐等症状。另外，通过以上处理，可改善神经症状及日常生活活动（ADL）。

2. 化疗引起的恶心的处理

在维持疗法中，TMZ 引起的恶心严重时，在奥坦西隆的基础上，加上阿瑞匹坦 day 1 125 mg、day 2、day 3 80 mg，1 日 1 次口服。

3. 复发肿瘤的化疗

在对于初期治疗使用的 TMZ 发生耐药性以后，因各个医院不同也有使用其他药物（亚硝基脲类的尼莫司汀、铂类制剂、拓扑异构酶抑制药等）治疗的情况。但其中有尚未进入日本医疗保险的药物，应予以注意。

（山口文雄）

第十八节 头颈部恶性肿瘤

【药物使用策略】

○头颈部恶性肿瘤占全部恶性肿瘤的5%。根据其原发部位及TNM分期选择药物疗法。

○约90%为鳞癌，对于放疗敏感。处于Ⅰ、Ⅱ期者大多仅使用手术及放疗局部控制良好，使用化疗的机会较少。同时，Ⅲ、Ⅳ期患者的化疗比重增加，联合手术及放疗有治愈或缓和病情的可能。铂类药物、紫杉醇类药物、氟尿嘧啶类药物、靶向药物的西妥昔单抗为主要药物。对于主要发生在唾液腺的腺癌的标准化疗方案尚未确立（*Lancet Oncol*，12：815，2011）。

○化疗的目的：①根治性放化疗。②术后辅助放化疗。③诱导化疗。④术后辅助化疗。⑤姑息化疗。

○化疗的适应证：①有切除可能。但由于根治手术会发生严重功能障碍时。②在技术上不能根治切除时。③术后复发风险高的情况下。④因复发及远处转移不适合局部治疗时。

※①～③和放疗同时合用。

○在考虑年龄、PS及并发症基础上，选择最适合的治疗。

【标准规则】

有可能进行标准治疗的进展期一线治疗

○不满75岁、PS良好、无脏器功能障碍：以铂类药物联合方案为基本。

○根治性放化疗：首先推荐CDDP联合方案（*N En-*

gl J Med，349：2091，2003/*J Clin Oncol*，31：845，2013/ *J Clin Oncol*，21：92，2003）。西妥昔单抗及 FP 方案（CDDP+5-FU）也很常用。

○术后辅助放化疗：首先推荐 CDDP 联合方案（*N Engl J Med*，350：1937，2004/ *N Engl J Med*，350：1945，2004）。

○诱导化疗：推荐 TPF 方案（DTX+CDDP+5-FU）。

○PS 3、4 的病例：不推荐使用细胞毒性药物。

【现场规则】

1. 高龄者的进展期一线治疗

○判断化疗适应证不能仅仅根据实际年龄。这里将 75 岁以上定义为高龄者。

○对于 PS 良好且无脏器功能障碍的不满 80 岁患者也可以使用 CDDP。

2. PS 2 的进展期一线治疗

PS 低下的原因并非都一样，PS 2 的病例也是多种多样，根据具体情况判断，给予适当治疗，尚无标准方案。

3. 并发肾功能不全病例的进展期一线治疗

○CDDP 的肾毒性强，CCR<60 mL/min 时不推荐使用。eGFR<60 mL/（min・1.73m^2）时也要慎重控制使用。

○CBDCA 的肾排泄高，在体内不代谢，肾毒性也低，经常使用。

○紫杉醇类药物在肝脏代谢，仅少量由肾排泄，不是必须减量。

○5-FU在肝脏代谢，由尿中排泄，至Cre 3.0 mg/dL为止可以使用。另外，S-1易受肾功能影响，应该减量。

4. 并发肝功能异常病例的进展期一线治疗

○因铂类药物不受肝功能障碍影响，不需减量，作为第一选择。

○紫杉醇类药物、氟尿嘧啶类药物主要在肝脏代谢，减量或避免使用。

5. 并发间质性肺炎病例的进展期一线治疗

○间质性肺炎并发病例和间质性肺炎非并发病例比较，药物性肺损伤高发，原则上控制使用。

○紫杉醇类药物及西妥昔单抗的致命性药物性肺毒性（间质性肺炎急性恶化）发生的风险高，特别要注意。

6. 对于不能切除的局部晚期，和放疗联合应用

○根治性外科切除的非适应证，具体为：①技术上切除困难。②虽然可能切除，但局部复发及远处转移发生率高，根治性低（特别是N2c或N3）。③吞咽及发声的功能预后显著不良（特别是中咽部T4）时进行的治疗。

○全身状态良好（PS 0、1）的不满75岁的患者，首先推荐CDDP联合放化疗。

○CDDP使用困难时，联合应用西妥昔单抗。

7. 术后辅助化疗

○局部晚期肿瘤术后复发高危（显微镜切缘阳性或淋巴结包膜外蔓延阳性）病例：推荐使用CDDP联合放化疗。

〇尚无单独化疗延长生存率的海外（日本以外）临床试验的报道。

〇虽然研究级别不高，根据日本国内临床试验，S-1和UFT相比较，总生存期得到了有意义的改善（*PLOS ONE*，10：e0116965，2015）。

8. 全身状态良好（PS 0～2）病例的二线治疗及以后的治疗

〇复发、远处转移病例：FP方案+西妥昔单抗为标准治疗。

【推荐化疗方案】

1. 有可能进行标准治疗的进展期一线治疗

（1）根治性放化疗（CCRT）：

1）CDDP［+放疗（RT）］：首先推荐在放化疗中使用。在日本CDDP 100 mg/m^2（世界标准用量）的承受性已被确认，但减量到80 mg/m^{2}的用法也不少。

CDDP 100 mg/m^2，day 1、22、43

2）西妥昔单抗（+RT）：和单独RT比较，生存期延长效果得到了证实（*N Engl J Med*，354：567，2006）。

西妥昔单抗 初次 400 mg/m^2，第2次以后 250 mg/m^2；每周（RT1周前至结束：共7～8周期）

3）weekly CDDP（+RT）：美国国立综合癌症网络（NCCN）临床实践指南推荐CDDP 40 mg/m^2。

4）CDDP+5-FU（+RT）：

CDDP 80 mg/m^2，day 1+5-FU 800 mg/m^2，day 1～5；每3～4周重复（2～3周期）

（2）术后辅助放化疗：CDDP（+RT）。

（3）诱导化疗：DTX+CDDP+5-FU（TPF方案）。根据海外临床试验，虽然TPF方案的生存期延长未得到证明，但和FP方案相比，喉保全率得到了提高（*J Natl Cancer Inst*，101：498，2009）。

DTX 60 mg/m²，day 1 + CDDP 70 mg/m²，day 1 + 5-FU 750 mg/m²，day 1～5；每3周重复（2～3周期）。预防性使用抗生素

※海外临床试验的设计用量“DTX 75 mg/m² + CDDP 75 mg/m² + 5-FU 750 mg/m²”在日本其承受性未得到充分肯定。

2. 高龄者的进展期一线治疗

（1）CCRT：

1）CDDP（+RT）：PS良好，无脏器功能障碍，不满80岁。

2）weekly CDDP（+RT）。

（2）术后辅助放化疗：实行统一的治疗困难，有根据不同病例分别处理的必要。

（3）诱导化疗：CDDP+5-FU。PS良好，无脏器功能障碍，不满80岁。

※前提为无老年痴呆。

3. PS 2的进展期一线治疗

（1）CCRT：weekly CBDCA（+RT），选择病例实行。

CBDCA　AUC=1.5；每周（放疗期间）

※术后辅助放化疗和诱导化疗，实行困难。

4. 并发肾功能不全病例的进展期一线治疗

CCRT，西妥昔单抗（+RT）。

※术后辅助放化疗和诱导化疗，实行困难。

5. 并发肝功能异常病例的进展期一线治疗

（1）CCRT：①CDDP（+RT）。②weekly CDDP（+RT）。

（2）术后辅助放化疗：CDDP（+RT）。

（3）诱导化疗：因5-FU（肝代谢）不能使用，实行困难。

6. 并发间质性肺炎病例

CCRT、术后辅助放化疗、诱导化疗。

可以进行和前述1同样的治疗，但用西妥昔单抗（+RT）及TPF方案时应注意间质性肺炎急性恶化。

7. 对于不能切除的局部晚期，和放疗联合应用

CCRT，和前述1同样。

8. 术后辅助化疗

CDDP+5-FU。对于上咽部癌，推荐在实行CCRT后使用（NCCN临床实践指南）。

9. 全身状态良好（PS 0～2）病例的二线治疗及以后姑息化疗

（1）CDDP或CBDCA+5-FU+西妥昔单抗：根据EXTREME试验，和CDDP+5-FU或CBDCA+5-FU单独比较，总生存期得到了有统计学意义的延长（*N Engl J Med*，359：1116，2008）。

CDDP 100 mg/m^{2}或CBDCA AUC=5，day 1+5-FU 1000 mg/m^2，day 1～4；每3周重复（最大6周期）+西妥昔单抗 初次400 mg/m^2，第2次以后250 mg/m^2；每周（到病情恶化或因毒性作用而终止为止持续使用）

（2）CDDO or CBDCA+5-FU。

（3）PTX+西妥昔单抗：

PTX 80 mg/m²，day 1+西妥昔单抗 400 mg/m²→ 250 mg/m²，day 1；每周

（4）weekly PTX。

（5）DTX。

（6）S-1。

【重点和注意事项】

1. 头颈部恶性肿瘤特有的重点

○因为吸烟和饮酒为诱发因子，所以确认有无阻塞性肺疾病、肝功能异常、重复食管癌及酒精依赖症非常重要。

○在口腔及咽喉部存在病变时，确认有无疼痛引起的进食困难或肿瘤引起的通过困难。另外，对于进展期的喉癌及中、下部咽癌，气管的状态及吞咽功能的评价非常重要。有气管狭窄及误吸入时，治疗前行气管切开。虽不常见但发现有肿瘤出血时，应及早住院，行气管切开。

○在 CCRT 治疗中，疼痛管理、营养管理及口腔护理极其重要。

2. 药物选择的重点

根据各个医院的条件及各个药物的毒副作用从前述化疗方案中选择。

（1）血糖控制不良：在使用 CDDP 方案时基本上应予住院，治疗前充分控制血糖。

（2）预测有重度腹泻发生：避免使用 5-FU 及 S-1。

（3）预测有重度便秘及麻痹性肠梗阻发生：避免使用 PTX。

（4）规避发生周围神经病变：避免使用 PTX。

3. 并发脏器功能异常的化疗

因为头颈部恶性肿瘤发生率较低，因原发部位不同其性质各异，已确立的标准方案不多，在并发脏器功能异常时，只有选择研究级别较低的治疗方案。

4. 其他

对于腺癌，一线治疗是手术或重粒子疗法。对于不能切除或转移、复发病例，有效方案较少，CAP 方案（CAP＋ADM＋CDDP）有效，其有效率为 27％～46％（*Ann Oncol*，7：640，1996/*Cancer*，60：2869，1987）。

（稻井俊太　中沟宗永）

第十九节　皮肤癌

皮肤癌大多为仅通过手术就能处理的肿瘤，但黑色素瘤容易发生转移，多有使用化疗的必要，在这里就黑色素瘤作一说明。

【药物使用策略】

1. 原发病灶的处理

○原位癌或肿瘤厚度<1 mm 者仅通过手术就能完成治疗。>1 mm 者则要经过前哨淋巴结活检确认有无淋巴结转移及全身转移以后，在考虑其年龄、PS 及合并症的基础上选择术后辅助疗法（图 2－8）。

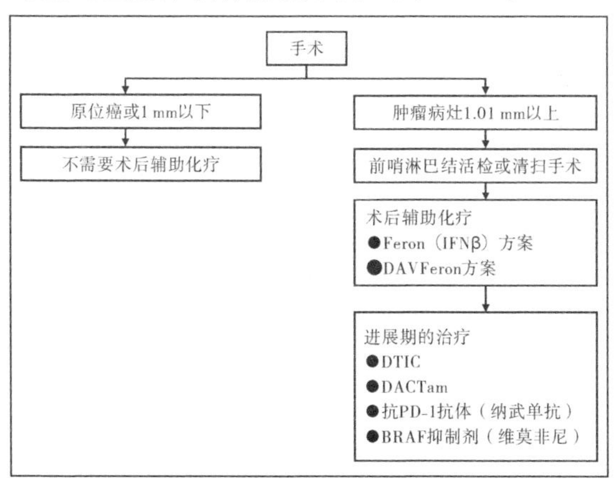

图 2－8　黑色素瘤的治疗指南

2. 进展期病变的处理

○传统上，单独使用氮烯唑胺（达卡巴嗪，DTIC）或和其他药物联合的多种药物 DACTam 方案，但发生耐药者较多。

○据报道，对于占黑色素瘤约 1/3 的 BRAF V600E 基因变异阳性者（*J Dermatol Sci*，66：240，2012/ *J Dermatol*，42：477，2015），特别对于迅速进展者，BRAF 抑制药维莫非尼有效。

○对于上述以外的病例，使用抗 PD-1 抗体（纳武单抗）有效。另外，MEK 抑制药、抗 CTLA4 抗体在海外也有有效的报道。

【标准规则】

○原发病灶的肿瘤厚度 1 mm 以上、2.0 mm 以下、无淋巴结转移的情况下，实行 2～3 周期 Feron 方案。

○原发病灶的肿瘤厚度 2 mm 以上、4.0 mm 以下、无淋巴结转移的情况下，实行 2～3 周期 DAVFeron 方案。只是现在尚无生命预后改善的确切证据，应根据个别患者不同情况分别决定。

○原发病灶的肿瘤厚度 4 mm 以上，或与厚度无关但有淋巴结转移的情况下，实行 5～6 周期 DAVFeron 方案。如前所述，该方案现在尚缺乏研究证据，应根据个别患者不同情况分别决定适应证。

○有其他脏器转移时，实行 DACTam 方案或生物化疗（biochenmotheerapy）及免疫疗法。近年，在不能切除的进展期黑色素瘤当中，证明有 BRAF 基因变异，对于迅速进展者，使用 BRAF 抑制药。除此之外的病例，使用抗 PD-1 抗体（纳武单抗）。

【现场规则】

○对于高龄者，包括淋巴结在内没有转移灶的病期，可以不进行术后辅助化疗或仅使用 Feron 方案。

〇BRAF 基因变异阳性患者，在不能切除的进展期黑色素瘤当中，有迅速进展者，使用 BRAF 抑制剂。

〇除上述之外的不能切除的进展期黑色素瘤病例，使用抗 PD-1 抗体（纳武单抗）。

〇使用抗 PD-1 抗体（纳武单抗）时，要注意其诱发间质性肺炎副作用，特别是 60 岁以上，有肺疾病既往史，呼吸功能低下的病例、有肾功能不全的病例，有必要定期观察。

〇有其他脏器转移时，对于单发或少数的远处转移，可合并使用外科切除、局部动脉抗肿瘤药注射、放疗。

【推荐化疗方案】

1. 术后辅助化疗

（1）Feron 方案：β 干扰素，1 日 1 次，300 万 U，在原发灶周围局部给药，据日本的数据分析，StageⅡ及 StageⅢ两者都没有显著差异，但 StageⅢ见到预后改善的倾向（日本皮肤科学会杂志，122：2305，2012）。

作为维持疗法，每 2～4 周持续局部给药。虽然研究证据的级别不高，但副作用较轻，对于高风险病例，有考虑使用的价值。

（2）DAVFeron 方案：从 20 世纪 90 年代至今，作为 StageⅡ及 StageⅢ病例的术后辅助方案被广泛使用。但是，由于 DTIC 有血液毒性［诱发骨髓增生异常综合征（MDS)］的风险，根据 2012 年日本积累的病例分析，未能见到预后改善（日本皮肤科学会杂志，122：2305，2012)，现在认为缺乏实行 DAVFeron 方案的根据。

2. 进展期的治疗

（1）DTIC 单药方案：作为选择用于黑色素瘤的唯

一的有细胞毒性的抗肿瘤药，已经使用了30年，有效率为10%～20%，中位生存期为5～7个月（*J Clin Oncol*, 17：2745, 1999）。如前所述，具有血液毒性的风险。

250 mg/m²，1日1次，day 1～5，静脉滴注，或者850～1000 mg/m²，1次给药，4周重复

（2）DACTam方案：这是以Dartmouth方案为基础，变更为在日本可以使用的方案，当初曾有报道认为有效率超过DTIC单药方案，但随机比较试验的结果，未能见到统计意义的差异（*J Clin Oncol*，17：2745，1999）。

DTIC 160 mg/（m²・d），day 2～5，静脉滴注＋尼莫司汀（ACNU）60 mg/（m²・d），day 2，静脉滴注＋顺铂（CDDP）85 mg/（m²・d），day 1，静脉滴注＋他莫昔芬（TAM）20 mg/d，分2次口服；每日连续

（3）BRAF抑制药（维莫非尼）：用于BRAF密码子600的基因变异阳性者。和使用DTIC组比较，OS、PFS、有效率都显优，但因易产生耐药性，单独使用维莫非尼的长期生存不容乐观。暂时停药或停药的标准为发现不能耐受的Grade 2或Grade 3以上的副作用及QT间期>500 ms，需要注意的副作用为诱发皮肤鳞状细胞癌、QT间期延长、严重眼毒性等。

维莫非尼 1920 mg/d，分2次口服；每日连续

（4）抗PD-1抗体（纳武单抗）：纳武单抗能解除PD-L1和PD-1受体结合引起的肿瘤免疫抑制，使T细胞恢复抗肿瘤能力。应注意间质性肺炎、肝功能异常、甲状腺功能异常、抗体制剂引起的输液反应等副作用发生。

纳武单抗 3 mg/（kg・d），静脉滴注；每2周重复

【重点和注意事项】

〇长期以来，DTIC 作为用于黑色素瘤的唯一的有细胞毒性的抗肿瘤药，已经使用了 30 年，由于无效病例多，且有血液毒性（诱发 MDS）的风险，因此，作为术后治疗，现更倾向于选择 Feron 方案。

〇近年，开发了新药 MEK 抑制药、抗 CTLA4 抗体，正逐渐用于临床治疗，其副作用有特征性，应予注意。

（船坂阳子）

第二十节　骨和软组织肿瘤

【药物使用策略】

○骨和软组织肿瘤（骨和软组织肉瘤）化疗的目的是抑制术后的转移，改善预后，还有缩小肿瘤以便手术时保留患肢功能，属于辅助化疗。另外，根据切除标本的组织学评价化疗效果，决定是否继续术后化疗或变更化疗药物。

○骨和软组织肿瘤在组织学上可分为数十种。其中有明确化疗效果的，仅限于骨肉瘤、尤文肉瘤、小儿横纹肌肉瘤等部分肿瘤（日本外科联合学会杂志，37：223，2012）。

○对于未分化多形性肉瘤、脂肪肉瘤（黏液样脂肪肉瘤/圆形脂肪肉瘤、多形性脂肪肉瘤）、滑膜肉瘤、恶性外周神经鞘瘤、去分化肉瘤等高度恶性的骨和软组织肿瘤，为了保证手术切缘干净，可在手术前以缩小肿瘤为目的化疗，但预防术后转移效果尚未有定论。

○对于软骨肉瘤（低度恶性）、脂肪肉瘤（高分化型）、骨肉瘤（骨内分化型）等低度恶性骨和软组织肿瘤，化疗的有效性未被肯定。

○关于转移性肿瘤（骨转移、软组织转移），进行放疗及手术等局部治疗，如能找到原发病变，则按照原发病变进行化疗。原发病变不明或不能确定时，按照“原发灶不明肿瘤”进行化疗。

【标准规则】

○对于骨肉瘤、尤文肉瘤、小儿横纹肌肉瘤，原则上在术前、术后进行化疗（*J Orthop Sci*，14：397，2009/*Clin Onc*，26：4385，2008）。也可合并使用放疗。

〇对高度恶性的骨和软组织肿瘤也可进行化疗（*Ann Onc*，23：777，2016/*Cancer*，109：1646，2007/*J Clin Onc*，15：2378，1997）。

〇对于发生转移的进展病例及一般化疗无效的软组织肿瘤，使用帕唑帕尼（*Lancet*，379：1879，2012）。根据组织类型，也可使用曲贝替定及艾日布林（*Lancet*，387：1629，2016/*Eur J Cancer*，56：122，2016）。

〇作为二线治疗，吉西他滨和多西他赛的联合方案正进行临床研究，还未进入日本医保。

〇对于转移性骨和软组织肿瘤化疗时，其方案按照原发病灶选择。推荐联合使用双磷酸盐制剂（唑来膦酸）或抗 RANKL 抗体（狄诺塞麦）。

【现场规则】

1. 高龄病例

〇根据不同药物，减量至 70%～80%使用。

〇80 岁以上的高龄者，原则上不进行化疗。

2. 肾功能不全病例

根据不同药物，减量至 70%～80%使用。

3. 心功能不全的病例

即使是正常人，多柔比星（ADM）使用总剂量超过 500 mg/m^2 时，也可能发生心脏毒性（心肌损伤），因此，应减少多柔比星的总用量。

【推荐化疗方案】

1. 骨肉瘤（NECO95J）

（1）术前：

1）HD-MTX→HD-MTX→CDDP+ADM：

MTX　12 g/m²（15 岁以上 8～10 g/m²），CDDP120 mg/m²，ADM　30 mg/（m²·d），2 日，亚叶酸钙 15 mg，6 小时1 次，共 10 次

※结束后进行影像学评价，若病变未进展（SD、PR），实行 2），若有进展则实行 3）。

2）HD-MTX→HD-MTX→CDDP+ADM→HD-MTX→HD-MTX。

3）HD-IFM→HD-IFM：

异环磷酰胺（IFM）16 g/m²（day 1 用 4 g/ m²，day 2～7 用 2 g/ m²），美司钠（day 1 用 4 g/ m²，day 2～7 用2 g/ m²）

（2）术后：使用术前 2）治疗的病例，根据切除标本判断治疗效果，有效时（坏死部分为 90%以上）进行 2 周期术后 1）。无效时进行 2 周期术后 2）后继续进行 1 周期术前 3）。在使用术前 3）治疗的病例，进行 2 周期术后 2）后继续进行 1 周期术前 3）。

1）ADM→HD-MTX→HD-MTX→CDDP+ADM→HD-MTX：

MTX　12 g/m²（15 岁以上 8～10 g/m²），CDDP 120 mg/m²，ADM　30 mg/（m²·d），2 日，亚叶酸钙 15 mg，6 小时 1 次，共 10 次

2）HD-IFM→HD-IFM→HD-MTX→HD-MTX→CDDP+ADM：

IFM 16 g/m²（day 1 用 4 g/ m²，day 2～7 用 2 g/ m²），美司钠（day 1 用 4 g/ m²，day 2～7 用 2 g/ m²），MTX　12 g/m²（15 岁以上 8～10 g/m²），CDDP　120 mg/m²，ADM　30 mg/（m²·d），2 日，亚叶酸钙 15 mg，6 小时 1 次，共 10 次

2. 尤文肉瘤、小儿横纹肌肉瘤

（1）VACA 方案［VCR + CPA + ACT-D（+ADM)］：使用 4 周期后，行手术或放疗，然后再使用 10 周期。

长春新碱（VCR）1.5 mg/（m^2·d），1 日+环磷酰胺（CPA）1200 mg/（m^2·d），1 日+放线菌素 D（ACT-D）0.5 mg/（m^2·d），3 日+ ADM 30 mg/（m^2·d），2 日

※用于低危病例。

（2）VAIA 方案［VCR + IFM + ACT-D（+ADM)］：使用 4 周期后，行手术或放疗等局部治疗，之后再使用 10 周期。

VCR 1.5 mg/（m^2·d），1 日+异环磷酰胺（IFM）2 g/（m^2·d），3 日+ ACT-D 0.5 mg/（m^2·d），3 日+ ADM 30 mg/（m^2·d），2 日

（3）EVAIA 方案［VP-16+VCR+IFM +ACT-D（+ADM)］：使用 4 周期后，行手术或放疗等局部治疗，然后再使用 10 周期。

依托泊苷（VP-16）150 mg/（m^2·d），3 日+ VCR 1.5 mg/（m^2·d），1 日+异环磷酰胺（IFM）2 g/（m^2·d），3 日+ ACT-D 0.5 mg/（m^2·d），3 日+ ADM 30 mg/（m^2·d），2 日

※用于高危病例。

3. 高度恶性的骨和软组织肉瘤（不包括骨肉瘤、尤文肉瘤、小儿横纹肌肉瘤）

术前进行 1~3 周期化疗，影像学评价，若病变未缩小（PD、SD），则终止化疗，进行手术。术后根据切除标本判断效果，同时根据手术切缘状况，判断继续化疗或变更方案或终止化疗。

（1）MAID 方案（ADM+IFM+DTIC）：

IFM 2.5 g/（m^2·d），3 日+美司钠 2.5 g/（m^2·d），3 日+氮烯咪胺（DTIC）250 mg/（m^2·d），3 日+ ADM 30 mg/（m^2·d），3 日

（2）AIM 方案（ADM+IFM）：

IFM 2.5 g/（m^2·d），3 日+美司钠 2.5 g/（m^2·d），3 日+ADM 30 mg/（m^2·d），3 日

（3）ICE 方案（IFM+CBDCA+VP-16）：

IFM 2 g/（m^2·d），3 日+美司钠 2 g/（m^2·d），3 日+卡铂（CBDCA）600 mg/（m^2·d），1 日+ VP-16 100 mg /（m^2·d），3 日

（4）HD-IFM 方案：

IFM 4 g/（m^2·d），3 日+美司钠 4 g/（m^2·d），3 日

（5）CDDP+ADM 方案：

CDDP 120 mg/（m^2·d），1 日+ADM 30 mg/（m^2·d），2 日

【重点和注意事项】

○无论哪个方案，最大的副作用是骨髓抑制，特别是因粒细胞减少引起的感染是严重并发症之一，粒细胞减少通常在从化疗开始的第 1 周开始降低，第 2 周达到最低值。对此使用粒细胞集落刺激因子（G-CSF）对症处理。

○IFM 及 CDDP 是主要药物，由于有强烈催吐副作用，给予服用阿瑞匹坦。

○使用 IFM 时，可发生出血性膀胱炎，必须给予美司钠。在化疗过程中留置导尿管，以便于观察血尿。据报道，异环磷酰胺脑病的发生和美司钠有关，可将 IFM 用量减至 2/3。

（角田隆）

甲状腺癌

【药物使用策略】

甲状腺癌的治疗方针根据组织类型的不同有很大差异。

1. 来源于滤泡上皮的分化型癌（乳头癌、滤泡癌）

○根据风险分类选择治疗方针（图2-9）

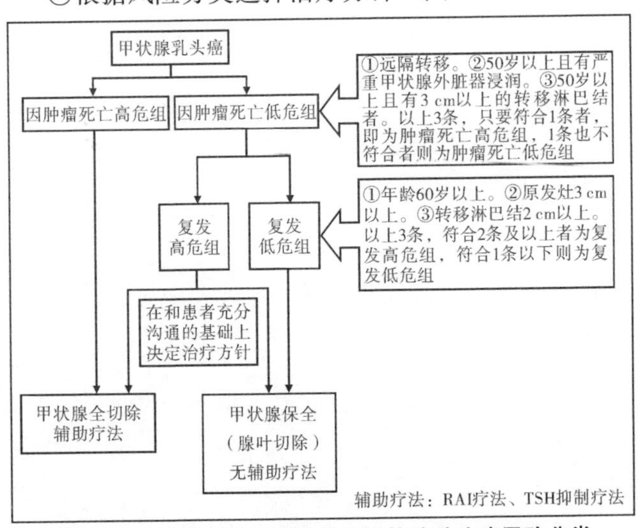

图2-9　日本医科大学使用的甲状腺乳头癌风险分类

○大多数低危分化型甲状腺癌经根治切除术（甲状腺切除和颈部淋巴结清扫）可治愈。

○对于高危分化型甲状腺癌及低分化癌，除在甲状腺全切手术后，给予放射性碘内服（RAI 治疗）以外，终身给予甲状腺激素的促甲状腺激素（TSH）抑制疗法。对于 RAI 治疗失败的不能根治切除的分化型甲状腺癌，使用酪氨酸激酶抑制剂（TKI）的索拉非尼及乐伐替尼（Lenvatinib）。

2. 未分化癌

○预后极其不良，标准疗法尚未确立。和手术及放疗配合，一般使用多柔比星（DXR）、CDDP 及 VP-16 等多药联合方案，但效果不佳。

○最近报道的紫杉醇（PTX）每周 1 次给药法，毒性较低，有希望成为辅助治疗方案。

○乐伐替尼对于不能根治切除的未分化癌，已取得了适应证许可。

3. 髓样癌

对于进展、复发髓样癌，DXR、CDDP、5-FU、氮烯唑胺（DTIC）、VCR、链脲菌素及生长激素抑制素衍生物等有治疗效果，在有效病例当中，其腹泻和脸红反应（面色潮红、心悸等）减轻，但关于抗肿瘤效果的研究证据级别较低。近年，靶向药物凡德他尼（*J Clin Oncol*，30：134，2012）和卡博替尼（*J Clin Oncol*，31：3639，2013）被美国食品药品监督管理局承认，在日本也承认了不能根治切除的髓样癌为凡德他尼的适应证。

【标准规则】

1. TSH 抑制疗法

○TSH 抑制疗法可降低甲状腺分化型癌术后的复发、病情进展、因原发病死亡的风险（*Ann Med*，34：554，2002），有随机对照试验（*J Clin Endocrinol Metab*，95：

4576，2010）显示，关于乳头癌的复发抑制效果，对未使用 TSH 抑制疗法组的非劣性得到了证明。另外，在使用 TSH 抑制疗法组中，显示出高龄者的骨密度低下显著（*Surgery*，50：1250，2011）。

○应在综合考虑因癌死亡和复发的风险及 TSH 抑制引起的并发症风险的基础上，决定治疗。

2. 对于不能根治切除的分化型甲状腺癌的索拉非尼及乐伐替尼治疗

○根据国际第Ⅲ期（*Lancet*，384：319，2014/*N Engl J Med*，372：621，2015）的病例选择标准，慎重选择适应证。未接受过 RAI 治疗的病例及非进展型病例不是适应证。

○虽然索拉非尼及乐伐替尼都以“不能根治切除的甲状腺癌”作为适应证，但前者对于未分化癌的有效性并未得到确认。

○注意手足皮肤反应及高血压等独特的副作用，实行肿瘤内科和皮肤科医师的团队医疗，必要时，可利用日本临床肿瘤学会、日本甲状腺外科学会、日本内分泌外科学会、日本头颈部外科学会、日本甲状腺学会进行的甲状腺癌诊疗协同计划（http：//www.jsmo.or.jp/thyroid-chemo/）。

3. 对于不能根治切除的髓样癌的靶向药物治疗

○现在，在凡德他尼之外，乐伐替尼及索拉非尼也取得了适应证许可。

○据报道，凡德他尼有腹泻、皮疹、高血压、心电图 QT 间期延长等副作用。

【现场规则】

1. TSH 抑制疗法的实际使用

不同病例的风险程度及相应 TSH 抑制水平如表 2-27 所示。

表 2-27 日本医科大学使用的分化型甲状腺癌术后 TSH 抑制水平

分化型癌的因癌死亡和复发风险	TSH 抑制的副作用风险	
	低（年轻者、无并发症）	高（高龄者、有并发症）
低危组	若术后甲状腺功能正常，不进行 TSH 抑制疗法	
	若术后甲状腺功能低下，通过补充 LT_4，保持 TSH 于 0.1～0.5 mU/L	若术后甲状腺功能低下，通过补充 LT_4，保持 TSH 于 0.5～1 mU/L
高危组	TSH<0.1 mU/L	TSH 0.1～0.5 mU/L

在考虑使用 TSH 抑制疗法时，再次检查骨密度、心电图运动负荷试验以评价并发症风险，

LT_4，左旋甲状腺；TSH，促甲状腺激素。

2. 索拉非尼、乐伐替尼

○据报道，索拉非尼的副作用可频繁出现手足皮肤反应。此外，还会发生史-约综合征（Stevens-Johnson syndrome，SJS）等严重皮肤损害，发生皮肤癌、出血、重度肝功能损害等。

○乐伐替尼有高血压、腹泻、倦怠感、手足皮肤反应及蛋白尿等副作用。

○对于 RAI 治疗失败的分化型甲状腺癌及不能根治切除的髓样癌的 TKI 治疗的使用顺序，目前尚缺乏研究证据。在充分缓解副作用的基础上，适当进行减量或暂时停药，坚持长期治疗非常重要。

○充分和患者沟通，得到知情同意，特别在开始治疗后的一段时间，应增加诊察的次数。

3. 对于未分化癌的药物疗法

○根据病变的范围和预后指数（①1个月以内的急性加重症状。②白细胞≥10×10^9/L。③肿瘤直径>5cm。④远处转移的4项目中的符合项目数，越多预后越不良）来决定是积极治疗，还是以缓和疗法为主进行治疗（*World J Surg*，36：1247，2012）。

○关于PTX每周1次给药方案，经临床试验证明，特别是对StageⅣA、ⅣB的术前化疗，有使用价值。

○乐伐替尼有延迟创伤愈合及出血的风险。手术前后应避免使用。在肿瘤浸润主要血管周围及同一部位经过放疗外照射的情况下是否适用，应慎重判断。

【推荐化疗方案】

1. TSH抑制疗法

从甲状腺全切除术后第2日开始，或甲状腺保留手术后确认甲状腺功能以后，给予左甲状腺素，从100 μg（1日1次，早晨）开始，再次检查骨密度、心电图等以掌握并发症，设定TSH抑制的目标值。

2. 索拉非尼、乐伐替尼及凡德他尼

索拉非尼 400 mg/次，1日2次，口服 乐伐替尼 24 mg/次，1日1次，口服 凡德他尼 300 mg/次，1日1次，口服

3. 对于未分化癌的PTX 1周1次给药方案

PTX 80 mg/m²，每周1次，静脉滴注，3周为1个周期，基本上连续使用。如联合应用放疗外照射，减量至30 mg/（m²·周），照射后设定1周的暂停用药期间

【重点和注意事项】

○索拉非尼引起的手足皮肤反应的对应方法，在用药之前的预防措施很重要。使用保湿剂［含尿素制剂、含肝素类似物制剂、油脂性基质、露得清（Neutrogena)］保护皮肤，防止皮肤干燥、角化及角质层增厚，避免压迫和刺激手脚部位（避免不合脚的鞋、下水的工作、长时间写字及过热的泡浴，用棉手套、穿袜子等），必要时切除增厚的角质。

肾上腺癌

○肾上腺癌是十分罕见的肿瘤，将近80%有产生激素的功能。

○对于不能切除的病例，给予有肾上腺毒性和阻碍皮质激素合成的米托坦。

米托坦 500～1000 mg/次，1 日 3 次口服开始，渐增至有效量，以后根据症状、血中及尿中皮质激素浓度、副作用等适当增减

●虽然很少有缓解的病例，但有23%～30%的病例可见到皮质激素过度分泌引起的症状减轻。

●通过调整，可将血中浓度保持在14～20 μg/L，要注意腺垂体中的促肾上腺激素（ACTH）过度分泌、肝功能异常，长期使用引起的脑功能障碍、肾上腺功能不全等特异性副作用。

●禁止和螺内酯（安体舒通）、戊巴比妥同时应用。

（杉谷巖）

第二十二节 原发灶不明的肿瘤

【药物使用策略】

○原发灶不明的肿瘤一般预后不良，但其中包括各种肿瘤，存在可期待因化疗而长期生存的亚组。

○一般认为，原发灶不明的肿瘤的化疗，即使症状得以缓解，对生存期的影响也较小。在有播散性、全身性病变的情况下，其治疗目的是缓解症状、改善生存质量。应在权衡毒副作用和治疗获益的基础上判断治疗适应证。

○对于有症状的 PS 1～2 病例、PS 0 但肿瘤增殖迅速的病例，应考虑进行化疗。

○化疗方案根据临床表现和组织类型选择。

○若充分的临床检查未发现原发灶，仍反复进行同样检查可能会错过治疗机会，应予注意。

【标准规则】

没有针对原发灶不明的肿瘤的标准化疗方案。即使原发灶不明，根据具有以下特征的转移肿瘤推测其原发灶的种类，参照其种类选择化疗方案。

1. 乳腺癌

女性腋窝淋巴结、肺内及胸腔积液内找到腺癌细胞，有潜在乳腺癌的可能。进行激素受体及 HER2 等检查，实行包括手术在内的参照乳腺癌的治疗。

2. 原发性腹膜癌

女性因腺癌引起癌性腹膜炎时，有腹膜癌的可能。应进行 CA125 等肿瘤标志物检查（*Gynecol Oncol*，50：

347，1993）。

3. 前列腺癌

男性出现多发性成骨性转移及前列腺特异抗原（PSA）增高，可以按照前列腺癌治疗。

4. 性腺外原发性胚细胞肿瘤

病理组织显示未分化癌、低分化癌的情况下，病灶局限于后腹膜、纵隔时，考虑有胚细胞肿瘤的可能性，进行β-HCG（人绒毛膜促性腺激素）、AFP 检查。

5. 头颈部癌

颈部淋巴结、锁骨上淋巴结中发现鳞状上皮癌时，在排除食管癌和肺癌的基础上，考虑头颈部癌。

6. 神经内分泌肿瘤

对于肺、食管、胰腺、小肠等原发灶不能确定的神经内分泌肿瘤，参照小细胞癌、胰岛细胞瘤、类癌进行治疗。

7. 其他

在完全不能推测原发灶的情况下，按组织形态选择治疗。

【现场规则】

〇根据临床表现及病理所见，推测可能性最高的原发灶，选择参照该肿瘤的方案。

〇在完全不能推测原发灶的情况下，按病理所见选择治疗方案。对低分化癌考虑使用含铂类制剂的化疗方案。

〇关于最佳使用周期数、二线治疗以上的化疗方案，尚无可以参照的数据。可根据实际临床的判断决定是否继续治疗。

【推荐化疗方案】

1. 可以推测原发灶的情况下

分别参照各个肿瘤选择方案（参考各个肿瘤项目）。根据癌种不同进行内分泌治疗及分子靶向药物相关靶向标志物的检查。

2. 原发性腹膜癌

原发性腹膜癌和卵巢癌一样，是来源于苗勒管的肿瘤，化疗有效（*J Natl Cancer Inst*，96：1682，2004）。

（1）卡铂（CBDCA）＋紫杉醇（PTX）。

（2）CBDCA＋多西他赛（DTX）。

3. 原发灶推测困难的腺癌

（1）CBDCA＋PTX：

CBDCA　AUC＝6 ＋PTX　200 mg/m^2；每 3 周重复

（2）CBDCA＋PTX＋依托泊苷（VP-16）：有报道显示加上 VP-16 有效（*Cancer*，89：2655，2000）。

（3）CBDCA＋DTX：

CBDCA　AUC＝6 ＋DTX　60～70 mg/m^2；每 3 周重复

（4）顺铂（CDDP）＋吉西他滨（GEM）：

CDDP 100 mg/m^2，day 1＋GEM 1000～1250 mg/m^2，day 1、8；每 3 周重复

（5）GEM＋DTX：

GEM 1000 mg/m^2，day 1、8＋ DTX　75 mg/m^2，day 8；每 3 周重复

（6）mFOLFOX6 方案：有报道显示，对于原发不明癌，除去铂类制剂的第三代药物联合方案（吉西他滨＋紫杉醇）有效（*Cancer*，100：1257，2004）。

奥沙利铂（L-OHP）85 mg/m²，day 1＋左亚叶酸钙（L-LV）400 mg/m²，day 1＋5-FU 400 mg/m²，静脉注射，day 1＋5-FU 2400 mg/m²，静脉滴注 48 小时；每 2 周重复

（7）CapeOX 方案：有报道显示，对于原发不明癌，除去铂类制剂的第三代药物联合方案（吉西他滨＋紫杉醇）有效（*Cancer*，100：1257，2004）。

L-OHP 130 mg/m²＋卡培他滨 850～1000 mg/m²，1 日 2 次，14 日；每 3 周重复

○免疫染色 CK20、CDX2 阳性等和大肠癌表现有关的病例，参照大肠癌的方案治疗。

4. 原发灶推测困难的鳞状上皮癌

（1）CBDCA＋PTX。

（2）CBDCA＋DTX。

（3）CDDP＋ PTX。

（4）CDDP＋ GEM。

（5）CDDP＋ DTX：

CDDP 80 g/m²＋ DTX　60 mg/m²；每 3 周重复

（6）CDDP＋ DTX＋5-FU：

CDDP　75 g/m²＋ DTX　75 mg/m²＋5-FU 750 mg/m²，day 1～5；每 3 周重复

（7）CDDP ＋5-FU：

CDDP　20 g/m²＋5-FU 700 mg/m²，day 1～5；每 3 周重复

（8）FOLFOX 方案。

5. 神经内分泌肿瘤

（1）CBDCA＋VP-16。

（2）CDDP＋VP-16：低分化型神经内分泌肿瘤在原

发灶不明肿瘤中，对化疗敏感，参照小细胞肺癌的化疗方案进行治疗。

（3）奥曲肽：高分化型神经内分泌肿瘤参照类癌及消化道神经内分泌肿瘤进行治疗。

奥曲肽 20～30 mg，肌内注射，每 4 周重复

【重点和注意事项】

〇原发灶肿瘤不明为预后不良疾病，部分化疗有效的亚组病例尽量不要错过治疗机会。

〇局限于身体中心线上及后腹膜、纵隔的未分化至低分化肿瘤，考虑性腺外胚细胞肿瘤的可能，参照高度危险的胚细胞肿瘤进行治疗（博来霉素＋VP-16＋CDDP）。另外，对于腹膜癌、小细胞癌类型的神经内分泌肿瘤等，化疗可有显著效果。

〇若对化疗不敏感，要在考虑缺乏标准治疗、年龄、PS、主要脏器功能等因素的基础上，慎重判断治疗适应证。

〇不仅是化疗，应从早期开始就加入缓和治疗，制订全面医学的治疗计划。

〇有报道认为，靶向药物治疗药物贝伐珠单抗＋厄洛替尼有效（*J Clin Oncol*，25：1747，2007）。

（宫敏路）

第二十三节　艾滋病相关性癌症

【药物使用策略】

〇艾滋病患者并发的癌症分为艾滋病定义性癌症（AIDS-defining cancer，ADC）和非艾滋病定义性癌症（non-AIDS-defining cancer，NADC）。

〇抗逆转录病毒治疗（ART），能显著改善艾滋病病毒感染者的预后。因此，长期并发症的防治变得日益重要。

〇艾滋病定义性癌症（ADC）中，包括卡波西肉瘤（KS）、全身性非霍奇金淋巴瘤（systemic NHL）、原发中枢神经系统淋巴瘤（PCNSL）、原发性渗出性淋巴瘤（PEL）及浸润性宫颈癌。另外，在非艾滋病定义性癌症（NADC）中，包括肛管癌、霍奇金病、原发性肺癌、肝细胞癌、睾丸肿瘤、头颈部肿瘤等和免疫状态无关的恶性肿瘤。自从抗逆转录病毒疗法使用以来，NADC 所致死亡率在升高（*AIDS*，23：41，2009）。

〇AIDS 淋巴瘤、NADC 等尚无标准治疗方案。参照非艾滋感染者的各脏器临床指南进行治疗，要注意艾滋感染者的特性来进行管理。因此，特别是在使用抗肿瘤药时，应该和有经验的感染专科医师和药剂师合作进行治疗。

【标准规则】

1. 艾滋病定义性癌症

（1）卡波西肉瘤（KS）：

〇ART：不仅是防止发病，而且由于免疫功能的恢复，ART 本身能使 KS 得到改善。

○局部治疗：当病变局限于皮肤和黏膜时，进行局部治疗。

○全身化疗：①有波及全身的皮肤病变。②伴有严重水肿及疼痛，影响 QOL。③以肺为中心的重要脏器病变。④有可能导致窒息的咽喉病变的时候，选择应用。

（2）全身性非霍奇金淋巴瘤（systemic NHL）：

○对于艾滋感染者的 systemic NHL 的标准治疗尚未确定，基本上参照非艾滋感染者的 systemic NHL 方案治疗。

○弥漫大 B 细胞淋巴瘤（DLBCL）：推荐 CHOP、CDE、EPOCH 方案。CD4 超过 50/μL 时，联合应用利妥昔单抗。CD4 低于 50/μL 时，可增加治疗有关死亡风险，不予联合应用（*Blood*，106：1538，2005）。Ki67 超过 80％时，若 CD4 超过 50/μL，使用考虑 R-EPOCH 方案。

○伯基特淋巴瘤（Burkitt's lymphoma，BL）：考虑使用 CODOX-M/IVAC 方案（*Cancer*，98：1996，2003）。hype-CVAD 方案也可使用。根据情况也可考虑使用 R-EPOCH 方案。

○复发性淋巴瘤：使用 ICE 及 EPOCH、ESHAP 方案，参照非艾滋感染者，实行自体骨髓移植。

（3）原发中枢神经系统淋巴瘤（PCNSL）：

○标准治疗尚无规定。根据 ART 使用以前的报道，使用放疗＋肾上腺皮质激素，完全缓解率（CR）为 20％～50％。据报道，在日本 3 年生存率为 64％。

○甲氨蝶呤（MTX）大剂量使用的 CR 为 47％，中位生存期为 19 个月。

（4）原发性渗出性淋巴瘤（PEL）：作为一线治疗，

可选择抗逆转录病毒疗法（ART）单独使用或ART+化疗。若已经使用ART，考虑到和化疗的相互影响，可对ART作部分调整。

2. 非艾滋病定义性癌症

参照各脏器临床指南进行治疗。

【现场规则】

1. 艾滋病定义性癌症

参照非艾滋感染病例进行治疗，同时，也可参考艾滋感染者的临床试验及回顾性研究结果。

2. 非艾滋病定义性癌症

○注意各使用药物的相互作用，基本上按照各脏器临床指南进行治疗。

○对于PS良好、无脏器功能障碍、艾滋病感染管理良好的病例，抗肿瘤药可正常量使用。相反，对于并发症多、PS不佳的病例，应避免过度治疗。

【推荐化疗方案】

1. 艾滋病定义性癌症

（1）低危卡波西肉瘤（KS）：作为局部治疗，有放疗（20 Gy左右）、硬化剂局部注射、液氮冷冻、外科切除、电凝疗法/激光手术、光动力学疗法、维生素A酸（视黄酸）之一的阿利维A酸外用及长春碱（VLB）局部注射。

（2）高危KS：

1）多柔比星脂质体（PLD）：是KS最常用方案，据报道，有效率为70%～80%（*AIDS*，18：1737，2004）。虽有骨髓抑制和心脏毒性，但比非聚乙二醇化（PEG化）的蒽环类药物小。应定期检查心电图及心脏超声波。

20 mg/m^2，1日1次，day 1；2～3周重复

2）紫杉醇（PTX）：对于PLD无效或用量达到极量的病例，作为二线方案使用。据报道有效率为59%~71%。

100 mg/m²，1日1次，day 1；2~3周重复

（3）全身性非霍奇金淋巴瘤（systemic NHL）：

1）弥漫大B细胞淋巴瘤（DLBCL）：

①CHOP方案：

环磷酰胺（CPA）750 mg/m²，静脉滴注2小时，day 1+多柔比星（DXR）50 mg/m²，静脉滴注30分钟，day 1+长春新碱（VCR）1.4 mg/m²（最大2 mg），静脉滴注2小时，day 1+泼尼松龙（PSL）100 mg/m²，口服

②EPOCH方案：

依托泊苷（VP-16）50 mg/m²，持续静脉滴注96小时，day 1~4+DXR 10 mg/m²，持续静脉滴注96小时，day 1~4+VCR 0.4 mg/m²，持续静脉滴注96小时，day 1~4+CPA 750 mg/m²，缓慢静脉注射，day 5+PSL 60 mg/m²，口服，day 1~5

2）伯基特淋巴瘤：

①CODOX-M/IVAC方案：

○CODOX-M CPA 800 mg/m²（day 1），200 mg/m²（day 2~5），静脉滴注2小时+DXR 40 mg/m²，静脉滴注30分钟，day 1+VCR 1.4 mg/m²（到2 mg为止），缓慢静脉注射，day 1、8+MTX 3000 mg/m²，静脉滴注24小时，day 10+亚叶酸钙85.7 mg/m²（静脉滴注）+12 mg/m²（口服），day 11以后 ●阿糖胞苷（Ara-C）+PSL：40 mg+20 mg，鞘内注射，day 1、3 ●MTX+PSL：15 mg+10 mg，鞘内注射，day 15 ○IVAC 异环磷酰胺（IFM）1500 mg/m²，静脉滴注2小时，day 1~5+美司钠300 mg/m²，1日3次，静脉滴注30分钟，day 1~5+VP-16 60 mg/m²，静脉滴注2小时，day 1~5 ●Ara-C+PSL：40 mg+20 mg，鞘内注射，day 7、9 ●MTX+PSL：15 mg+10 mg，鞘内注射，day 5

②hyper-CVAD 方案：

CPA 300 mg/m²，每 12 小时 1 次，静脉滴注共 6 次，day 1～3 +DXR 50 mg/m²，持续静脉滴注 48 小时，day 4、5+ VCR 2 mg/m²，持续静脉滴注 12 小时，day 4、11 + 地塞米松（DEX）40 mg，静脉滴注或口服，day 1～4、11～14+G-CSF 5μg/kg，皮下注射，从 day 8 至中性粒细胞数恢复为止

③R-EPOCH 方案：

利妥昔单抗 375 mg/m²，静脉滴注，day 1 +VP-16 50 mg/m²，持续静脉滴注 96 小时，day 1～4+ DXR 10 mg/m²，持续静脉滴注 96 小时，day 1～4+ VCR 0.4 mg/m²，持续静脉滴注 96 小时，day 1～4+CPA 750 mg/m²，缓慢静脉注射，day 5 + PSL 60 mg/m²，口服，day 1～5

3）复发性淋巴瘤：

①ICE 方案：

IFM 5000 mg/m²，持续静脉滴注 24 小时，day 2+美司钠 5000 mg/ m²，持续静脉滴注 24 小时，day 2+ VP-16 100 mg/m²，静脉滴注，day 1～3 + 卡铂（CBDCA）AUC = 5（最大 800 mg），缓慢静脉注射，day 2+ G-CSF 5 μg/kg，皮下注射，day 5～12

②EPOCH 方案：

VP-16 50 mg/m²，持续静脉滴注 96 小时，day 1～4+ DXR 10 mg/m²，持续静脉滴注 96 小时，day 1～4+ VCR 0.4 mg/m²，持续静脉滴注 96 小时，day 1～4+CPA 750 mg/m²，缓慢静脉注射，day 5+ PSL 60 mg/m²，口服，day 1～5

③ESHAP 方案：

VP-16 40 mg/m²，静脉滴注 2 小时，day 1～4+甲泼尼龙（mPSL）500 mg/m²，静脉滴注，day 1～4+阿糖胞苷（Ara-C）2000 mg/m²，静脉滴注 3 小时，day 5+CDDP 25 mg/m²，持续静脉滴注 96 小时，day 1～4

※自体骨髓移植：参照非 HIV 感染者进行。

（4）原发中枢神经系统淋巴瘤（PCNSL）：

1）放疗+皮质激素。

2）MTX 大剂量使用。

（5）原发性渗出性淋巴瘤（PEL）：

1）仅用抗逆转录病毒疗法（ART）。

2）ART+化疗。

【重点和注意事项】

1. HIV 感染患者并发恶性肿瘤的特点

○和非 HIV 感染者相比，进展较快。

○发病较年轻。

○细胞毒性抗肿瘤药及靶向药的副作用增强。

○需要考虑和抗逆转录病毒疗法（ART）之间的药物相互作用。

○在治疗中有增加机会性感染的风险。

2. 抗肿瘤药和 ART 药物的相互作用

○因 HIV 感染者一般被排除在临床试验之外，故关于细胞毒性抗肿瘤药及靶向药的效果和安全性未得到验证。因此，应在考虑其高毒性风险的基础上决定治疗方案。若无 ART 药物和抗肿瘤药的相互作用，则可从标准治疗剂量开始，然后调整剂量（*Cancer*，120：1194，2014）。HIV 感染者造血功能低下，容易发生骨髓抑制。这和 HIV 本身有关（*J Biol Chem*，272：27529，1997），所以进行抗肿瘤药治疗的同时，进行 ART 非常重要。有报道认为，ART 的联合应用也和预后有关（*J Thorac Oncol*，5：1864，2010）。

○蛋白酶抑制药（PI）有抑制细胞色素 P450 3A4

酶（简称 CYP3A4）作用，有可能增强或减弱抗肿瘤药的毒性及减弱 ART 的作用。在 PI 使用中作为增效剂（booster）使用的利托那韦有强烈的 CYP3A4 抑制作用，可能增加联合用药的风险。另外，非核苷酸类逆转录酶抑制药（NNRTI）诱导 CYP3A4，可使联合使用的抗肿瘤药物血中浓度降低。有报道认为，整合酶抑制药（INSTI）的雷特格韦（Raltegravir）的相互作用较少、不受进食影响，是在抗肿瘤治疗中易于使用的 ART 药物（Guidelines for Use of Antiretroviral Agent in HIV-1 Infected Adults and Adolescents. http：//aidsinfo. nih. gov/guidelines）。

3. 药物相互作用的注意点

○要注意 PI 及部分核苷酸类逆转录酶抑制药（NR-TI）（去羟肌苷、司他夫定、齐多夫定）的肝毒性、高胆红素血症、乳酸性酸中毒。为避免以上毒副作用，推荐变更为阿巴卡韦、恩曲他滨、拉米夫定、替诺福韦等。

○NRTI 的地丹诺辛及司他夫定有不可逆周围神经损害的副作用，和铂类制剂、紫杉醇类、长春碱类、蛋白酶体抑制药的硼替佐米（万珂）联合应用时，应予注意。为避免以上毒副作用，推荐采取变更 NRTI、暂时停止抗逆转录病毒疗法、变更抗肿瘤药的种类等方法。

○关于靶向药物，虽然不像细胞毒性抗肿瘤药那样，腹泻、骨髓抑制、周围神经损伤等较少，但有 QT 间期延长综合征、皮疹、肝毒性、高血压等副作用。其中，QT 间期延长见于蛋白酶抑制药（PI）的阿扎那韦、洛匹那韦和利托那韦合剂、沙奎那韦。拉帕替尼、尼罗替尼等酪氨酸激酶抑制药，还有克唑替尼等 c-MET/

ALK 抑制药有引起心律失常及猝死的可能，避免联合使用。

4. 机会感染的预防

仅根据 CD4 值即可充分进行一级预防（日本艾滋病学会杂志，15：46，2013）。

5. 抗肿瘤药的消化系统毒性和 ART 的治疗依从性

抗 HIV 药物基本上限于内服药，其治疗依从性成为课题。若数日未能内服，则应终止抗逆转录病毒疗法。不规则的持续内服，为病毒形成耐药性的诱因。

（大熊裕介　细见幸生）

第二十四节　儿童肿瘤

儿童造血器官肿瘤

本节内容主要就作为儿童造血器官肿瘤代表的急性淋巴细胞白血病（ALL）和急性髓细胞白血病（AML）作一说明。

急性淋巴细胞白血病

【药物使用策略】

○根据疾病风险分类进行治疗。多采用根据年龄1~10岁或10岁以上、初诊时白细胞数>5.0×10^9/L或<5.0×10^9/L分类的美国国家癌症研究所（National Cancer Institute，NCI）/Rome标准，在日本，采用标危组、中危组及高危组的分类法。

○近年以来，常在治疗前进行风险分类，根据对皮质激素的反应及治疗开始早期的微小残留病（minimal residual disease，MRD）的变化等预测预后，进行分层治疗（*Blood*，115：3206，2010）。

【标准规则】

○予以泼尼松龙口服1周和1次甲氨蝶呤鞘内注射后，观察原粒细胞数，然后进入诱导缓解治疗。再进行包括再次诱导缓解治疗在内的强化治疗，预防中枢神经浸润复发等治疗，最后进行维持疗法。

○在进行肿瘤细胞数量较多的初期治疗时，要注意防止抗肿瘤药的使用引起的肿瘤溶解综合征。

○在诱导缓解治疗方案中，皮质激素、长春新碱（VCR）、门冬酰胺酶（L-ASP）、蒽环类抗肿瘤药等4种药物组成的方案为标准方案。

○在强化疗法中，使用在诱导缓解治疗中使用过的药物无交叉耐药性的药物组成的方案治疗，以及使用在诱导缓解治疗使用过的药物进行再诱导缓解治疗。

○对于预防中枢神经浸润复发，使用抗肿瘤药鞘内注射及大剂量MTX方案。

○维持疗法，进行口服6-巯基嘌呤（6-MP）及MTX治疗1～2年，皮质激素和VCR冲击疗法也在维持疗法中使用。此外，在维持治疗中，也有采用数次鞘内注射的方案。

【现场规则】

1. 婴儿期发病的急性前体B淋巴细胞白血病（BPC-ALL）

○因为不满1岁患儿发病的BPC-ALL预后不良，和1岁以上患儿所患疾病在生物学上是不同的，应进行不同的治疗。

○约80%发现有MLL基因重排，特别是生后不满6个月者预后凶险。对于预后不良组，进行造血干细胞移植。

2. 费城染色体阳性ALL

比费城染色体阴性ALL预后差。以前曾使用过造血干细胞移植，现在使用含伊马替尼等酪氨酸激酶抑制药的化疗方案。

3. 并发于唐氏综合征病例的治疗

○对于唐氏综合征病例，大剂量方案会出现黏膜损害等严重抗肿瘤药的毒性，即使是鞘内注射时也可能发生严重黏膜损害。

○易患感染性疾病，因此治疗效果不佳。也容易发生其他副作用。

○因为存在智力发育障碍，医患交流不畅，有可能发生治疗上的问题。

4. 复发病例的治疗

○和初发时相比，有治疗抵抗。儿童 ALL 初发病例诱导缓解率达 95%以上，而复发病例只有 80%～90%（*J Clin Oncol*，26：3971，2008）。

○和初发病例相比，治疗并发症增多。在之前的治疗中多使用过蒽环类抗肿瘤药，易发生心脏毒性，对门冬酰胺酶（L-ASP）的变态反应增加。

○特别是早期复发病例因为接受强烈化疗，骨髓抑制及黏膜损害的期间长，严重感染的风险高。

【推荐化疗方案】

1. BPC-ALL 及 T 细胞 ALL（T-ALL）的标准治疗

BPC-ALL 和 T-ALL 视情况有使用同样治疗者，也有使用不同治疗者。在日本，日本小儿白血病、淋巴瘤研究组织（JPLSG）的现行治疗是将两者都进行 3 阶段风险分类，进行不同治疗。

（1）ALL-BFM95（BPC-ALL）：在作为世界标准治疗的 BFM（Berlin Frankfurt-Munster）协作组 ALL-BFM95 中，分为 3 种风险进行治疗（*Blood*，111：4477，2008）。

1）标危组（SR）：

●诱导缓解ⅠA：泼尼松龙（PSL）day 1～28＋VCR 4 次＋柔红霉素（DNR）2 次＋ L-ASP 8 次＋MTX 鞘内注射 3 次
●早期强化疗法ⅠA：6-巯基嘌呤（6-MP）day 1～28＋环磷酰胺（CPA）2 次＋阿糖胞苷（Ara-C）4 次＋ MTX 鞘内注射 2 次
●巩固治疗/中枢神经浸润预防疗法 M：6-MP　day 1～56＋大剂量 MTX　4 次＋ MTX 鞘内注射 4 次
●再次诱导缓解治疗ⅡA：地塞米松 day 1～22＋VCR 4 次＋多柔比星（DXR）4 次＋ L-ASP 4 次
ⅡA：硫鸟嘌呤（6-GT）day 1～14＋CPA 1 次＋ Ara-C 4 次＋ MTX 鞘内注射 2 次
●维持治疗：6-MP 每日＋MTX 每周 1 次（口服）
※女性至诊断后 104 周为止，男性至诊断后 156 周为止

2）中危组（MR）：

●诱导缓解ⅠA：PSL　day 1～28＋VCR 4 次＋DNR 2 次＋ L-ASP 8 次＋MTX 鞘内注射 3 次
●早期强化疗法ⅠA：6-MP day 1～28＋ CPA 2 次＋ Ara-C 4 次＋ MTX 鞘内注射 2 次
●巩固治疗/中枢神经浸润预防疗法（randomize）M：6-MP day 1～56＋大剂量 MTX 4 次＋ MTX 鞘内注射 4 次
或 MCA：6-MP day 1～56＋大剂量 MTX　4 次＋中等量 Ara-C 4 次＋ MTX 鞘内注射 4 次
●再次诱导缓解治疗ⅡA：地塞米松 day 1～22＋VCR 4 次＋DXR 4 次＋ L-ASP 4 次
ⅡA：6-TG day 1～14＋CPA 1 次＋ Ara-C　4 次＋ MTX 鞘内注射 2 次
●维持治疗（randomize）：下示①或②
①6-MP 每日＋MTX 每周 1 次（口服）；至诊断后 104 周为止
②6-MP 每日＋MTX 每周 1 次（口服）及地塞米松 day 1～7 和 VCR 2 次，重复 6 次（每 10 周重复）

3）高危组（HR）：

●诱导缓解ⅠA：PSL　day 1～22＋VCR 4 次＋DNR　4 次＋L-ASP 6 次＋MTX 鞘内注射 3 次
●强化巩固治疗/中枢神经浸润预防疗法 HR-1′：地塞米松 day 1～5＋大剂量 Ara-C 2 次＋大剂量 MTX　1 次＋CPA　5 次＋ L-ASP 1 次＋TIT（3 种药物鞘内注射 ：MTX、Ara-C、氢化可的松）1 次
HR-2′：地塞米松 day 1～5＋长春地辛（VDS）2 次＋ DXR 1 次＋大剂量 MTX　1 次＋异环磷酰胺（IFM）5 次＋ L-ASP 1 次＋TIT　1 次
HR-3′：地塞米松 day 1～5＋大剂量 Ara-C ＋大剂量 MTX 1 次＋CPA 5 次＋ L-ASP 1 次＋TIT 1 次
HR-1′：地塞米松 day 1～5＋VCR 2 次＋大剂量 Ara-C 2 次＋大剂量 MTX　1 次＋ CPA　5 次＋ L-ASP 1 次＋TIT 1 次
HR-2′：地塞米松 day 1～5＋VDS 2 次＋柔红霉素（DNR）1 次＋大剂量 MTX　1 次＋异环磷酰胺（IFM）5 次＋ L-ASP 1 次＋TIT　1 次
HR-3′：地塞米松 day 1～5＋大剂量 Ara-C　4 次＋依托泊苷（VP-16）5 次＋ L-ASP 1 次＋TIT　1 次
●再次诱导缓解治疗ⅡA：地塞米松 day 1～22＋VCR 4 次＋DXR 4 次＋ L-ASP 4 次
ⅡA：6-TG　day 1～14＋CPA 1 次＋ Ara-C　4 次＋ MTX 鞘内注射 2 次
※一部分病例进行头部放疗
●维持治疗：6-MP 每日＋MTX 每周 1 次（口服）；至诊断后 104 周为止

4）高危组（造血干细胞移植组）：第一次的 HR-3′完成后，进行造血干细胞移植。

2. 异体造血干细胞移植适应证

根据 JPLSG 的标准，异体造血干细胞移植适应证如下：诱导缓解治疗结束时未缓解、E2A-HLF 阳性、

MLL-AF4 且泼尼松龙治疗反应不良（prednisolone poor responder，PPR）、染色体 43 条以下、在高风险组中，早期强化疗法后的微小残留病（MRD）在 10^3 以上。

【重点和注意事项】

○对于 ALL 治疗，首先应确定诊断。进行形态学诊断、细胞表面标志物、染色体、基因等检查。

○治疗方针确定后，向患者及家属说明治疗方法，征得其同意。对于患者本人，根据其年龄，也应取得知情同意。

急性髓细胞白血病

【药物使用策略】

○在 AML 中，有 de novo AML、急性早幼粒细胞白血病（APL）及伴有唐氏综合征的 AML。

○APL 初次发病时的治疗使用维 A 酸（ATRA）。对于伴有唐氏综合征的 AML，可出现较强毒副作用，和非唐氏综合征患儿相比，当然也可出现治疗反应较好的一面，应设法减轻治疗强度。

○对于 de novo AML，根据诱导缓解治疗后，白血病细胞染色体及基因异常的不同及对于诱导缓解治疗的反应，进行风险分层，决定强化疗法、造血干细胞移植的适应证。

【标准规则】

○对于一般的 AML（de novo AML），首先使用 Ara-C、VP-16、蒽环类抗肿瘤药进行诱导缓解治疗。使用 Ara-C（200 mg/m^2，10 日）、DNR、VP-16 的英国医学研究委员会（Medical Recearch Council，MRC）首创的 MRC AML 10 方案（*Blood*，89：2311，1997）成为英

国及美国的标准治疗。

○诱导缓解以后，进行分层，分为低危、中危及高危 3 个阶段进行治疗。高危组为异体造血干细胞移植适应证。

○强化疗法以使用 Ara-C、VP-16、蒽环类抗肿瘤药的化疗为中心。特别是包括大剂量 Ara-C 的多种药物联合强化方案为标准治疗。

○强化疗法，包括诱导缓解疗法在内，一般进行4～6周期。

○大多不进行维持疗法。

【现场规则】

1. 婴儿

多将抗肿瘤药的用量减至 2/3 进行治疗。

2. 急性早幼粒细胞白血病（APL）

○使用 ATRA、蒽环类抗肿瘤药、Ara-C 进行诱导缓解治疗，以后使用含有 ATRA、蒽环类抗肿瘤药的方案进行多次多药联合强化疗法，此外，进行 ATRA 维持疗法。

○常见伴有致死性弥散性血管内凝血（DIC），根据形态学的特征得以诊断时，作为肿瘤急诊（oncologic emergency），应立即开始诱导缓解疗法（*Blood*，113：1875，2009），并进行 DIC 治疗。

○ATRA 综合征是在使用 ATRA 进行诱导缓解治疗时，发生的急性循环呼吸障碍综合征。初诊时白细胞数增加的病例及因使用 ATRA 引起白细胞急剧增加时容易发生。

3. 伴有唐氏综合征的病例

〇唐氏综合征患儿急性巨核细胞白血病多见，多在4岁以前发病。

〇和非唐氏综合征患儿相比，治疗反应较好，骨髓相关毒性较强，感染的比例也较多。因此，治疗时，相对非唐氏综合征患儿，应减少药物用量。3年生存率80%～85%（*J Clin Oncol*，25：5442，2007）。

【推荐化疗方案】

〇诱导缓解治疗后，按风险分层，进行包括造血干细胞移植在内的治疗。

〇作为诱导缓解疗法，在日本，首先实行使用VP-16 5日，然后使用Ara-C 7日及使用蒽环类抗肿瘤药［米托蒽醌（MIT）］5日的ECM方案。接着进行使用大剂量Ara-C、VP-16 5日，伊达比星（IDR），MTX/Ara-C/氢化可的松3种药物鞘内注射的HCEI方案。

●ECM方案：VP-16 150 mg/（m^2·d），5日，Ara-C 200 mg/m^2（12小时持续），7日，蒽环类抗肿瘤药（MIT），5 mg/（m^2·d），5日

●HCEI方案：其后，大剂量Ara-C 每次3 g/m^2，1日2次，12小时重复，6次，VP-16 100 mg/（m^2·d），静脉滴注2小时，5日，IDR 10 mg/m^2，1次，MTX/Ara-C/氢化可的松3种药物鞘内注射

※判定预后良好的情况下，其后，使用大剂量Ara-C，VP-16（HCE），大剂量Ara-C，IDR（HCI），大剂量Ara-C（HC）3周期，中危组则使用大剂量Ara-C，MIT（HCM），HCEI，ECM进行3周期的方案。高危组则为异体造血干细胞移植适应证。

【重点和注意事项】

1. 肿瘤溶解综合征

〇保持充分的输液量为 2000～3000 mL/（m^2・d），使用别嘌呤醇抑制尿酸合成。若使用拉布立酶时不需要碱化尿液及使用别嘌呤醇。

2. 感染处理

〇AML 治疗中发生感染的概率较高。在特别注意环境条件的同时，对医务人员、照顾患者的家属及探望者的教育非常重要。

〇应注意细菌感染中有 α 链球菌、革兰阴性杆菌感染，病毒感染中有对于儿童的 RS 病毒感染，还有假丝酵母菌及曲霉等真菌感染。

3. Ara-C 综合征

〇多在大量使用 Ara-C 时发生。给药后 6～12 小时发生发热、肌肉疼痛等。在预防方面，推荐在使用 Ara-C 前，给予甲泼尼龙（mPSL）每次 60 mg/m^2（上限为每次 125 mg/m^2）。同时予以皮质激素眼药水点眼。

（前田美惠）

儿童实体肿瘤

【药物使用策略】

〇儿童发生的肿瘤 90%以上是肉瘤，在诊断上必须要有病理学诊断，嵌合基因检查等分子诊断的信息也很重要。

〇本节仅就儿童实体肿瘤中代表性的 3 种肿瘤（儿童神经母细胞瘤、肾肿瘤及肝肿瘤）作一说明。

【标准规则和推荐化疗方案】

1. 神经母细胞瘤

(1) 低危组：低危组原则上仅用手术治疗，但4S期患者在随访中发现肿瘤有增大倾向甚至有脊髓压迫及肝脏浸润的情况下，使用长春新碱（VCR）和环磷酰胺（CPA）等组成的小剂量化疗方案进行6周期化疗。

VCR 1.5 mg/m^2，day 1+CPA 300 mg/m^2，day 8

(2) 中危组：3期的初次治疗为VCR+CPA或VCR+CPA+吡柔比星（THP）方案6周期，之后进行二期切除术。4期则使用VCR+CPA+THP方案9周期，或使用VCR+CPA+THP+CDDP方案，将二期切除术穿插在中间进行6周期化疗。

VCR 1.5 mg/m^2，day 1+CPA 1200 mg/m^2，day 1+THP 40 mg/m^2，day 3+CDDP 18 mg/m^2，day 1～5

(3) 高危组：在日本使用VCR+CPA+THP+CDDP高剂量多药联合诱导缓解方案，每28日重复，进行5～6周期化疗，在原发灶切除后进行合并使用自体外周血造血干细胞移植的超大剂量化疗。

VCR 1.5 mg/m^2，day 1+CPA 1200 mg/m^2，day 1、2+THP 40 mg/m^2，day 3+CDDP 25 mg/m^2，day 1～5

2. 肾肿瘤

方案由VCR、放线菌素D（ACT-D）、多柔比星（ADM）等药物组合而成，间变型及进展期也可进行放疗。

(1) 预后良好病例（EE4A方案）：

VCR 0.05 mg/kg，从术后第7日开始每周1次共10次 + ACT-D 0.045 mg/kg，从术后第5日开始每3周1次共7次

（2）中危组（DD4A 方案）：

VCR 0.05 mg/kg，从术后第 7 日每周 1 次共 10 次 ＋ ACT-D 0.045 mg/kg，每 6 周 1 次共 5 次＋ADM 1.5 mg/kg（第 1、2 次），1.0 mg/kg（第 3、4 次），从第 3 周开始每 6 周 1 次共 4 次＋腹部放疗

3. 肝脏肿瘤

对于肝母细胞瘤 CDDP 有效，使用以此为中心的化疗方案。

（1）标危组肝母细胞瘤：对于 PRETEXT 分期Ⅰ、Ⅱ的病例采取一期切除，大多于术前行 2～4 周期的化疗，外科切除后再追加 2～4 周期化疗。

1）CITA 方案：

CDDP 80 mg/m^2，持续静脉滴注 24 小时，day 1＋ THP 30 mg/m^2，静脉滴注 1 小时，day 2、3

※作为 CITA 方案的替代疗法，根据病变部位不同，也可以采用肝动脉灌注的 CATA-L 方案。

2）ITEC 方案：用于 CITA 方案无效病例。

异环磷酰胺（IFM）3 g/m^2，day 1、2＋卡铂（CBDCA）400 g/m^2，day 3＋ THP 30 mg/m^2，day 4、5＋依托泊苷（VP-16）100 mg/m^2，day 1～5

【现场规则】

1. 神经母细胞瘤

○高危组的化疗方案中，偶见有重度肾功能损害及因骨髓抑制引起的严重感染等致死并发症。特别是 CDDP 蓄积用量达 300 mg/m^2 以上时，有产生肾毒性及听力损害的可能，治疗后应密切随访。

○治疗中会导致肾小管损害，有必要延长给药时间并通过大量输液促进利尿（《儿童肿瘤治疗后的长期随访临床指南》，2013：86）。

2. 肾肿瘤

○在肾母细胞瘤中，有可能并发无虹膜症及 Denys-Drash 综合征、贝克威思-威德曼综合征（Bekwith-Wiedemann）等多发性畸形综合征，对于高危患者有必要使用腹部超声波等定期跟踪随访。

○在双侧病变的情况下，因需要尽可能保存肾脏，治疗变得更加困难。若双侧肾脏必须切除则有必要进行透析或肾移植，QOL 将显著降低。

3. 肝脏肿瘤

○对于肝母细胞瘤及肝细胞癌的诊断，可观察治疗过程中肿瘤标志物的变化，若甲胎蛋白（AFP）再次上升时，即使在影像学上并无明确肿瘤仍然提示肿瘤复发。

○对于婴儿，CDDP 的初次使用应特别慎重，根据月龄有时可减半量使用。

○肝母细胞瘤预后良好病例的治疗，由于一期切除可减轻化疗。但术前化疗可减少切除范围及手术并发症，应根据情况予以判断。对于肝细胞癌，在可能一期切除的情况下应予以切除。

○有肺转移病灶的病例，应优先化疗，在肝脏原发灶得到控制的情况下，也可合并使用外科疗法。

○肝动脉插管化疗栓塞对于不能切除且静脉化疗无效的肝脏肿瘤，不失为一种选择。

○治疗后定期进行 AFP 测定、腹部超声波、CT 等影像学检查，如发现复发，由于现在尚无有效化疗方案，故如有可能，应尝试完全切除。

【重点和注意事项】

〇在本节例举的肿瘤以外，还有横纹肌肉瘤、尤文肉瘤家族肿瘤、视网膜母细胞瘤、骨肉瘤、脑肿瘤、胚细胞瘤等，儿童可发生多种恶性肿瘤，但发生率较低。

〇儿童实体肿瘤的治疗，不仅需要小儿科及小儿外科专科医师，还需要脑神经外科、骨科、眼科、皮肤科等各科医师参加。近年，成立了日本小儿肿瘤研究组织（JCCG），期待今后临床研究的质量和效率会有显著提高。

（早川润）

第三章 抗恶性肿瘤药物使用说明

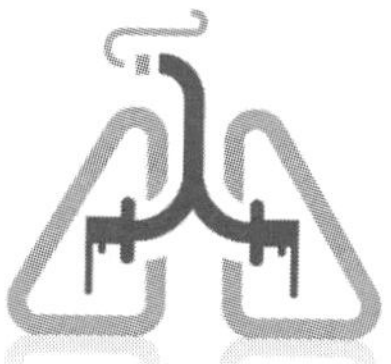

第一节　抗肿瘤药的分类

抗肿瘤药除了有细胞毒作用的抗肿瘤药之外，还包括激素、细胞因子及靶向治疗等药物。

一　靶向治疗药物（表 3 - 1）

靶向治疗药物是以肿瘤细胞的增殖、浸润及转移有关的特定分子为靶向开发的抗肿瘤药物。其靶向分子不仅是癌细胞，给肿瘤提供营养的异常肿瘤血管的增殖及肿瘤细胞增殖的微小环境也成为靶向目标。现在已经使用的有针对相关增殖信号通路、血管新生、血细胞表面抗原、免疫检查点的药物，正在开发的药物有针对 DNA 修复、细胞周期、细胞凋亡等的药物。

靶向治疗药物的目标，是肿瘤细胞赖以生存和增殖的必要分子。其中有酪氨酸激酶抑制药（HER2 抑制药、*EGFR* 抑制药、JAK 抑制药、*ALK* 抑制药、血管新生抑制药），mTOR（哺乳动物西罗莫司靶蛋白）抑制药，蛋白酶体抑制药，HDAC（组蛋白去乙酰化酶）抑制药（伏立诺他）及分化诱导急性髓细胞白血病的全反式维 A 酸、他米巴罗汀等药物。在小分子化合物中，和酪氨酸激酶的 ATP 结合区域竞争结合的药物最多。

在一部分靶向治疗药物中，对具有其生物标志物的患者群有效，在确认其生物标志物后判断其治疗适应证的方法称为伴随诊断。此外，靶向药物由于其类似的化学结构、作用机制及药理作用，会出现同样的毒副作用，这称为类属作用。

表 3-1　靶向治疗药物分类

抗体类药物	●分子量数十万 ●靶点在细胞表面及细胞外 （1）增殖因子，增殖因子受体（HER2 抑制药、*EGFR* 抑制药、血管新生抑制药） （2）血液细胞表面标志物（抗 CD20 抗体、抗 CD33 抗体、抗 CCR4 抗体） （3）免疫检查点（抗 PD-1 抗体） （4）对靶点的特异性高
小分子化合物	●分子量数百 ●主要阻滞细胞内的靶点分子 ●对靶点的特异性低（阻滞多个靶点）

二　细胞毒类抗肿瘤药

细胞毒类抗肿瘤药（表 3-2）利用肿瘤细胞增殖速度快于正常细胞的特点，阻滞 DNA 的合成及细胞分裂，杀灭的肿瘤细胞多于正常细胞而起作用。细胞毒类抗肿瘤药，多通过筛选对肿瘤细胞有杀灭效果的物质研发而成。近年来，随着分子生物学的进展，细胞毒类抗肿瘤药的作用机制正在得以阐明。在细胞毒类抗肿瘤药中，即使是有着同样作用机制的抗肿瘤药，对同一肿瘤不一定有效，其副作用也不一定相同。因为有各自的药物特性，使用时必须注意。

对于细胞毒类抗肿瘤药，应理解其作用机制，掌握其概略，在此基础上，考虑其各自的特性而使用。

表 3－2　细胞毒类抗肿瘤药的分类

●烷化剂 ●抗代谢药物 ●抗生素 ●抗微管药物 ●铂类制剂 ●拓扑异构酶抑制药 ●DNA 功能抑制药

三 细胞因子

细胞因子是由细胞分泌，在各种细胞之间传递信息的微量生物活性蛋白质，其作用关系到免疫、炎症、细胞增殖、细胞死亡或创伤治愈等各方面。干扰素及白细胞介素-2 使淋巴细胞等免疫细胞活化，进而破坏肿瘤细胞。据报道，干扰素有直接破坏肿瘤细胞的作用及肿瘤新生血管抑制作用，但其详细机制尚不明确。

四 激素

激素用于乳腺癌、前列腺癌、子宫内膜癌等激素依赖性组织发生的肿瘤。激素疗法的机制为抑制激素的产生和功能。前者为抑制促性腺激素分泌的促黄体生成素释放激素（LH-RH）激动药、抑制雄激素转变为雌激素的芳香化酶抑制药。后者为抗雌激素药及抗雄激素药物。

（松田正典　胜俣范之）

第二节 靶向治疗药物

HER2 抑制药

曲妥珠单抗（Herceptin®，赫赛汀）

剂型规格：注射剂　60 mg，150 mg

○HER2 是存在于细胞表面且具有酪氨酸激酶活性的跨膜糖蛋白。4 个 HER 家族（HER1～4）由纯合体或杂合体二聚体化形成信号转导，HER2 和 HER3 的二聚体化形成的信号活性较高。

○曲妥珠单抗是和 HER2 细胞外区域Ⅳ结合的人源化单克隆抗体（由 2 分子的 214 个氨基酸的轻链和 2 分子的 449 个氨基酸的重链组成的糖蛋白）。抑制由 HER2 纯合体二聚体化的信号。此外，还有抗体依赖的细胞介导的细胞毒作用及阻碍 p95HER2（细胞外区域 N 末端被切断的部分）的形成。

○适应证为 HER2 过度表达的乳腺癌以及不能切除治愈的进展、复发性胃癌。

○术后辅助疗法：在化疗后追加使用以延长总生存期，标准疗程为 1 年。

○不能手术的进展、复发性乳腺癌：一线治疗推荐和帕妥珠单抗及多西他赛联合应用。和蒽环类药物＋环磷酰胺（AC 方案），或紫杉醇比较，追加曲妥珠单抗以后，无进展生存期、有效率、有效期间及生存率都有改善。

【代谢、排泄途径】

和人 IgG 一样进行代谢。最终分解为低分子肽链及氨基酸，一部分从尿中排泄或作为内源性氨基酸而再利用。

【必须注意的副作用】

初次使用时，可见输液反应，包括寒战（30％）、发热（25%）、恶心（8%）、呕吐（7%）等，多为滴注开始后24小时以内出现（轻度至中度几乎在滴注开始后2小时以内出现）。严重时，可见全身过敏反应、间质性肺炎、肺纤维化、肺炎、急性呼吸窘迫综合征等。心功能不全（NYHA分级为Ⅲ、Ⅳ级）者，单独使用时为3.8%，和蒽环类药物同时追加使用时从3%上升为16.1%。因此，严重心功能不全者原则上禁止使用。对于蒽环类药物使用中或有使用经历者、胸部放疗中的患者、有心功能不全症状者、冠状动脉疾病（心肌梗死、冠心病等）或有其既往史者、高血压或有其既往史者，应慎重使用。

拉帕替尼司特水合物（Tykerb®，泰克泊）

剂型规格：片剂　250 mg

○该药物为选择性且可逆性抑制HER家族的EGFR（HER1）和HER2的酪氨酸自我磷酸化的酪氨酸激酶抑制药。
○适用于HER2过度表达的不能手术或复发的乳腺癌。
○和卡培他滨1000 mg/m²，1日2次，使用14日，休息7日的方案联合应用：1250 mg，1日1次，连续内服。以使用过蒽环类、紫杉醇类及曲妥珠单抗化疗后的恶化或复发者为对象。
○和芳香化酶抑制药联合应用：1500 mg，1日1次，连续内服。以激素受体阳性且绝经后患者为对象。
○能通过血脑屏障，显示对脑转移有效。对于曲妥珠单抗耐药乳腺癌，和卡培他滨联合应用为标准方案，但有报道认为，包括脑转移在内，T-DM1（曲妥珠单抗-美坦新偶联物）的有效性高，故有必要考虑和T-DM1的使用顺序。

【代谢、排泄途径】

主要由 CYP3A4 及 CYP3A5 在肝脏代谢，大部分由粪便排泄。

【根据病情不同的使用方法】

肝功能异常时，可使肝功能异常恶化及使 AUC（药时曲线下面积）增加，应慎重使用。

【必须注意的药物相互作用、副作用】

●相互作用：有报道认为，饭后服用本药时，或 1 日 2 次分割服用时，其血药浓度上升，应饭前、饭后分别间隔 1 个小时以上服用。另有报道认为，CYP3A4 抑制药、CYP3A4 代谢药引起血药浓度上升，影响 P 糖蛋白的药物对血药浓度有影响，丙咪嗪、奎尼丁、普鲁卡因胺、丙吡胺会引起 QT 间期延长，质子泵抑制药会引起血药浓度降低。

●副作用：单药或者和卡培他滨联合应用，可发生如下副作用：疲劳（83%），腹泻（60%～73%），皮疹（67%），瘙痒（67%），手足皮肤反应（49%），恶心（40%），口腔炎（35%），肝功能异常（10%～25%），心功能不全（4%～8%）。此外，还有间质性肺炎、QT 间期延长、呕吐、皮肤干燥、指甲异常、甲周炎等。以下患者应慎重使用：有心功能不全症状或既往史的患者，左心室射血分数低下的患者，有尚未控制的心律失常的患者，严重心脏瓣膜病的患者，间质性肺疾病（包括放射性肺炎）或有既往史的患者。

帕妥珠单抗（Perjeta®，帕罗嘉）

剂型规格：注射剂 420 mg/14 mL

○和 HER2 细胞外区域Ⅱ（HER2 二聚体形成区域）结合的转基因人源化单克隆抗体。抑制 HER2 和其他 HER 家族（HER1、3、4）组成杂合体二聚体。
○抑制产生最强信号的 HER2、3 组成杂合体二聚体，通过和曲妥珠单抗联合应用，更广泛地抑制 HER2 的信号。此外，抗体依赖的细胞介导的细胞毒作用及抑制 p95HER2 的形成则和使用单药曲妥珠单抗一样。
○适应证为 HER2 阳性不能手术或复发性乳腺癌。
○对于不能手术或复发性乳腺癌，作为一线治疗，推荐使用和曲妥珠单抗、多西他赛（75 mg/m²，每 3 周重复）的联合方案。

【代谢、排泄途径】

推测和曲妥珠单抗代谢同样。以上给药方法的半衰期为 18 日。

【必须注意的副作用】

和曲妥珠单抗单药一样，要注意输液反应和心功能不全。和曲妥珠单抗、多西他赛联合应用时主要副作用有：腹泻（58%），脱发（57%），倦怠感（52%），中性粒细胞减少（51%），恶心（37%），指甲异常（36%），神经病变（31%），皮疹（31%）。和曲妥珠单抗比较，没有因追加使用而发生心功能不全增加的报道。但有发生腹泻及皮疹增加的报道。关于慎重使用的注意事项同曲妥珠单抗。

曲妥珠单抗-美坦新偶联物（Kadcyla®，卡塞罗，T-DM1）

剂型规格：注射剂 100 mg，160 mg（1 瓶中含有 T-DM1 106 mg 及 171 mg）

○是将曲妥珠单抗与抗微管药物美坦新（DM1）经高度稳定的硫醚连接物共价连接的抗体药物偶联物。
○和曲妥珠单抗一样，和 HER2 细胞外区域Ⅳ结合，有抑制 HER2 信号转导、抗体依赖的细胞介导的细胞毒作用、抑制 p95HER2 的形成这三种作用。此外，被摄入细胞内，游离出含有 DM1 的代谢物，使细胞周期停止在 G2/M 期，诱发细胞凋亡。
○适应证为 HER2 阳性不能手术或复发性乳腺癌。临床试验显示，对于已经用过曲妥珠单抗的患者有效。
○对于已经用过曲妥珠单抗的复发病例，和卡培他滨单药比较，卡培他滨+拉帕替尼效果更好，再进一步，和卡培他滨+拉帕替尼比较，T-DM1 效果更好。但是，尚未能显示作为一线治疗的优越性。

【代谢、排泄途径】

T-DM1 因细胞内的溶酶体而分解，DM1 由 CYP3A4 及 CYP3A5 在肝脏代谢，大部分由粪便排泄。

【根据病情不同的使用方法】

肝功能异常时，其安全性未得到确认，应慎重使用。

【必须注意的药物相互作用、副作用】

●相互作用：和强烈抑制 CYP3A4 及 CYP3A5 药物联合应用时，应予注意。

●副作用：倦怠感（44%），鼻出血（41%），恶心（40%），发热（32%），食欲不振（29%），血小板减少（27%），AST 增高（21%）等。严重副作用有间质性肺疾患、心功能不全、变态反应、输液反应等。关于慎重使用的注意事项同曲妥珠单抗，因其引起血小板减少（第 8 日为最低值），还包括血小板减少的患者或在抗凝药物治疗中的患者。另外，因为有死亡病例的报道，安静状态下有呼吸困难等症状的患者也应慎重使用。

（武井宽幸）

EGFR 抑制药

吉非替尼（Iressa®，易瑞沙）　　剂型规格：片剂　250 mg

○和 EGFR 酪氨酸激酶 ATP 结合部位竞争性结合，选择性抑制其自我磷酸化。
○为 EGFR 基因变异非小细胞肺癌标准方案之一。
○适应证为 EGFR-TKI 敏感突变（外显子 19 缺失突变，外显子 21 点突变）阳性肺癌。
○对于并发间质性肺炎者原则上禁用（因间质性肺炎及急性肺损伤是危险因子）。对于全身状态不佳及肝功能异常者应慎重使用。

【代谢、排泄途径】

以肝脏代谢为主。主要和 CYP2D6、CYP3A4 有关。其原型及代谢产物的大部分由粪便排泄，一部分（不满 4%）从尿中排泄。

【根据病情不同的使用方法】

●*EGFR* 基因变异阳性者：据报道，一线和二线治疗显示出同等疗效，对高龄者及 PS 不佳者也有效。

●*EGFR* 基因非变异阳性者（野生型）：根据 IPASS 试验的子集分析（subset analysis），无进展生存期（PFS）有统计学意义的缩短，不推荐使用。

【必须注意的药物相互作用、副作用】

●相互作用：和 CYP3A4 诱导剂联合应用会引起血药浓度下降。和 CYP3A4 抑制剂及葡萄柚汁联合应用会引起血药浓度上升。胃酸缺乏等显著低胃酸状态持续的情况下，有血药浓度低下的可能（推荐饭后服用）。和质子泵抑制药、H_2受体抑制药联合应用时也应注意。也有使用华法林引起国际标准化比值（INR）上升及出血的报道。

●副作用：以 AST/ALT 上升（26.3%）、皮疹（5.3%）、腹泻（0.9%）等非血液毒性为主。间质性肺炎为最应重视的副作用，病例选择很重要（根据易瑞沙前瞻性研究，3322 例使用者中有 5.8%发生，病死率为 38.6%）。

厄洛替尼（Tarceva®，特罗凯）

剂型规格：片剂　25 mg，100 mg，150 mg

○和 *EGFR* 酪氨酸激酶 ATP 结合部位竞争性结合，选择性抑制其自我磷酸化。
○适应证为非小细胞肺癌及胰腺癌。
○为 *EGFR* 基因变异非小细胞肺癌标准方案之一。
○不能手术切除的胰腺癌，推荐一线治疗方案（和吉西他滨联合应用）之一。
○据报道，对于不能手术切除的胰腺癌，作为一线治疗方案和吉西他滨联合应用显示了总生存期延长。
○对于间质性肺疾病、肝功能异常、消化性溃疡及肠道憩室应慎重使用。

【代谢、排泄途径】

以肝脏代谢为主。主要和 CYP3A4 有关。大部分由粪便排泄，一部分从尿中排泄。

【根据病情不同的使用方法】

●*EGFR* 基因变异阳性者：据报道，一线和二线治疗显示出同等疗效。

●*EGFR* 基因野生型：据报道，包括高龄者及 PS 不良者在内，二线及三线治疗有效（BR21 试验）。

【必须注意的药物相互作用、副作用】

●相互作用：和 CYP3A4 抑制药、环丙沙星及葡萄柚汁联合应用会引起血药浓度上升。和CYP3A4诱导剂联合使用则会引起血药浓度下降。和质子泵抑制药、H_2受体抑制药联合应用时也应注意。也有使用华法林引起INR上升及出血的报道。

●副作用：以皮疹（61%）、腹泻（21%）等非血液毒性为主。间质性肺疾患（ILD）4.3%，其中死亡率36%，特别是在胰腺癌病例中和吉西他滨联合应用时ILD风险增加（8.5%），所以是否使用应慎重判断。皮疹有可能难以治疗，和皮肤科的协作很重要。

西妥昔单抗（Erbitux®，爱必妥）

剂型规格：注射剂 100 mg/20 mL

○为针对*KRAS*野生型大肠癌的人源EGFR单克隆抗体。
○和EGFR结合，抑制*EGFR*的二聚体化、活化。
○适应证为EGFR阳性的大肠癌及头颈部癌。对于大肠癌适用于KRAS野生型。
○对于大肠癌，已证明作为一线、二线治疗及化疗药物耐药病例的添加药物，或单药治疗有效。
○对于头颈部癌，已证明和化疗或放疗联合使用有效。
○注意严重输液反应，必须事先使用抗组胺药。

【代谢、排泄途径】

尚不明确。

【必须注意的副作用】

以痤疮（54%）、皮肤干燥（21%）、皮疹（20%）、甲沟炎（17%）、腹泻（15%）等为主。发生严重输液反应时，应立即停止用药。发生Grade 3以上的皮肤损害时，应按药物说明书调节用量。

帕尼单抗（Vectibix®）

剂型规格：注射剂 100 mg/5ml，400 mg/20 mL

○为针对 *KRAS* 野生型大肠癌的人源 *EGFR* 单克隆抗体。
○和 *EGFR* 特异性且高亲和性结合，抑制和配体的结合以及诱导 *EGFR* 的内在化（表面信号消失）。是 IgG2 抗体，无 ADCC 活性。
○适应证为 *KRAS* 基因野生型大肠癌。
○注意输液反应及间质性肺炎的发生。
○有发生低镁血症、低钾血症及低钙血症的报道，有必要监测血中电解质。

【代谢、排泄途径】

90%以上由尿中排泄。

【根据病情不同的使用方法】

KRAS 野生型大肠癌病例，已证明作为一线、二线治疗及化疗药物耐药病例的添加药物，或单药治疗有效。

【必须注意的副作用】

以痤疮样皮炎（52%）、甲沟炎（24%）、皮肤干燥（20%）、皮疹（20%）、低镁血症 17%等为主。发生严重输液反应时，应立即停止用药。发生 Grade 3 以上的皮肤损害时，应按药物说明书调节用量。

阿法替尼（Gilotrif®）

剂型规格：片剂　20 mg，30 mg，40 mg，50 mg

○和 *EGFR* 及其他 ErbB 受体家族 HER2、ErbB4 的酪氨酸激酶 ATP 结合部位不可逆地结合，选择性地抑制其自我磷酸化。据报道，对于具有 T790M 变异的肺癌细胞株也有抑制其增殖的效果。
○适应证为 *EGFR* 基因变异阳性肺癌。
○是对于 *EGFR* 基因变异阳性肺癌的标准方案之一。
○对并发间质性肺炎、重度肝功能异常、肾功能不全、有心功能不全的症状、左心室射血分数低下的患者，应慎重使用。

【代谢、排泄途径】

几乎不被氧化代谢，主要代谢途径为和蛋白质形成结合体。其原形及代谢产物的 85％由粪中排泄，一部分（4％）从尿中排泄。

【根据病情不同的使用方法】

EGFR 基因活性型变异阳性时，作为一线方案，和化疗相比较，PFS、OS 有统计学意义的延长。

【必须注意的药物相互作用、副作用】

●相互作用：和 P-糖蛋白抑制药（利托那韦、伊曲康唑等）联合应用引起血药浓度上升。和 P-糖蛋白诱导药（利福平、卡马西平）联合应用引起血药浓度下降。

●副作用：以腹泻（95％）、皮疹（62％）、甲周炎（57％）为主。间质性肺炎有 1％～3％可致死亡，应密切观察并予以适当处理。腹泻、皮疹及甲沟炎等可能治疗困难，应从早期开始正确处理。

奥希替尼（Tagrisso®，泰瑞沙）

剂型规格：片剂　40 mg，80 mg

○以 *EGFR* 活性化变异及 T790M 变异为靶向，有不可逆的抑制作用。
○使用被批准的体外诊断试剂（COBAS® EGFR 变异检查试剂盒）确认 T790M 变异。
○适应证为对 *EGFR* 抑制药耐药的 *EGFR* T790M 变异阳性非小细胞肺癌。
○注意间质性肺炎的发生。

【代谢、排泄途径】

主要和 CYP3A4、CYP3A5 有关。主要由粪便中排泄，一部分（14％）从尿中排泄。

【根据病情不同的使用方法】

已证明，对 *EGFR* 抑制药耐药的 *EGFR* T790M 变异阳性非小细胞肺癌有效（有效率 66%，PFS 9.7 个月）。

【必须注意的药物相互作用、副作用】

●相互作用：和 CYP3A4 诱导剂联合使用则会引起血药浓度下降。

●副作用：主要有皮疹（56%）、指甲异常（39%）、腹泻（36%）。间质性肺炎及 QT 延长也可能发生，需要密切观察并妥善处理。

（清家正博）

ALK 抑制药

克唑替尼（XA*LK*ori®，赛可瑞）

剂型规格：胶囊 200 mg，250 mg

○和酪氨酸激酶 ATP 结合部位结合，抑制酶活性。
○适应证为 *ALK*（间变性淋巴瘤激酶）融合基因变异阳性不能切除的进展或复发性非小细胞肺癌。
○可以期待较高的有效率，但不满 1 年有半数病例耐药。耐药形成和 *L1196M* 及 *C1156Y* 等的二次变异［ALK 的看门（gatekeeper）基因耐药变异］有关。
○重度肾功能不全（CCR<30 mL/min）的情况下，使用的安全性尚未得到确认。
○对于并发间质性肺炎的病例的使用，应慎重考虑。

【代谢、排泄途径】

以肝脏代谢为主。主要和 CYP3A4 有关。其原形及代谢产物的 53%由粪便排泄，一部分从尿中排泄。

【根据病情不同的使用方法】

●*ALK* 融合基因阳性：推荐从一线治疗开始使用。

对于PS不佳的病例，存在有效的可能性，但也有死亡病例的报道，应予慎重考虑。

●*ALK*融合基因阴性：有效性未得到确认，不推荐使用。

【必须注意的药物相互作用、副作用】

●相互作用：和CYP3A4抑制药联合应用会引起血药浓度上升。和CYP3A4诱导药（利福平等）联合使用则会引起血药浓度下降。另外，和可能引起QT间期延长的药物联合应用时也应注意。进食对药物的影响较小，饭前或饭后服用都可以。

●副作用：严重副作用有间质性肺炎及肝功能异常，也有死亡病例发生，应予注意。视物障碍发生率约有60%，频度较高，但多为轻度、一过性，应指导患者注意驾驶汽车等伴有危险的操作。其他还有血液毒性、QT延长综合征、手足水肿等不良反应。有恶心、呕吐等轻度消化道症状时考虑联合应用止吐药。味觉障碍也可能发生。

阿雷替尼（Alecensa®）

剂型规格：胶囊　20 mg，40 mg，150 mg

○和*ALK*酪氨酸激酶ATP结合部位结合，抑制酶活性。*ALK*的看门（gatekeeper）基因耐药变异不易发生，无进展生存期约2年。副作用也少。
○对于克唑替尼耐药的变异细胞株，也证实有抑制作用（试管实验）。
○适应证为*ALK*融合基因变异阳性不能切除的进展或复发性非小细胞肺癌。
○是在日本开发成功的酪氨酸激酶抑制药，为继克唑替尼之后第2种*ALK*抑制药。2013年9月被指定为罕见病医药品。
○对于并发间质性肺炎病例，应慎重考虑适应证。

【代谢、排泄途径】

以肝脏代谢为主。主要和 CYP3A4 有关。其原形及代谢产物的 95%由粪便排泄，一部分从尿中排泄。

【根据病情不同的使用方法】

●*ALK* 融合基因阳性：对于克唑替尼耐药后的有效性已被证明，也可以从一线治疗开始使用。但对于 PS 不佳的病例，因使用的研究证据较少，应予慎重考虑。

●*ALK* 融合基因阴性：不推荐使用。

【必须注意的药物相互作用、副作用】

●相互作用：和 CYP3A4 抑制剂联合应用会引起血药浓度上升。和 CYP3A4 诱导剂（利福平等）联合使用则会引起血药浓度下降。希望避免进食对药物的影响时宜空腹服用。空腹的时间带为饭后 2 小时、下次饭前 1 小时。

●副作用：严重副作用有间质性肺炎、肝功能异常、白细胞及中性粒细胞减少、消化道穿孔、血栓栓塞等。视物障碍及恶心、呕吐、便秘等消化道症状较克唑替尼为轻。其他如血胆红素增加、AST 上升、血肌酐上升、味觉障碍及皮疹约有 30%发生。

色瑞替尼（Zykadia®）

剂型规格：胶囊 150 mg

○适应证为克唑替尼耐药或不能耐受的 *ALK* 融合基因变异阳性不能切除的进展或复发性非小细胞肺癌。
○和 *ALK* 酪氨酸激酶 ATP 结合部位竞争结合，抑制酶活性。
○对于克唑替尼耐药病例的有效率为 37.1%（A2201 试验）。其基础研究显示对 *C1156Y*、*L1196M* 看门耐药变异有效。
○显示对脑转移病变有抗肿瘤效果。
○是继克唑替尼、阿雷替尼之后的第 3 种 ALK 抑制药。2016 年 6 月被指定为罕见病医药品。
○对于并发间质性肺炎病例，应慎重考虑适应证。

【代谢、排泄途径】

以肝脏代谢为主。主要和CYP3A4有关，91%由粪便排泄。

【根据病情不同的使用方法】

●*ALK*融合基因阳性：用于克唑替尼耐药或不能耐受的*ALK*融合基因变异阳性者。

●*ALK*融合基因阴性：不推荐使用。

【必须注意的药物相互作用、副作用】

●相互作用：由于进食对药物有影响，应避免在饭前饭后2小时以内服用。

●副作用：恶心、腹泻、呕吐等消化道症状发生率高，也会发生食欲不振。严重副作用有间质性肺炎、肝功能异常、QT间期延长，心动过缓、腹泻、高血糖、胰腺炎等。

（盐野文子　小林国彦）

mTOR抑制药

依维莫司（Afinitor®，飞尼妥）

剂型规格：片剂　2.5 mg，5 mg，分散片　2 mg，3 mg

○哺乳动物西罗莫司靶向蛋白（mammalian target of rapamycin，mTOR）是存在于P13K/AKT信号通路的下游、促进信号传导的丝氨酸-苏氨酸激酶。使以AKP为首的信号传导活化，促进细胞增殖，抑制细胞凋亡，调节细胞的生存。

○mTOR抑制药和FKBP-12（FK506结合蛋白-12）结合，抑制mTOR活性。

○mTOR抑制药当中，有西罗莫司（雷帕霉素，Rapalimus®）及其衍生物依维莫司（Afinitor®，Certican®）、替西罗莫司（Torisel®）。

○西罗莫司和依维莫司给药后以其原形保持活性，替西罗莫司在体内经酯酶代谢为西罗莫司，发挥mTOR抑制作用。

○mTOR 抑制药具有免疫抑制作用、平滑肌增殖抑制作用及肿瘤增殖抑制作用。
○这 3 种药物具有几乎相同的药理作用、代谢和排泄途径、药物相互作用和副作用，但其适应证不同。
○适应证为不能根治切除或复发的肾细胞癌（TKI 耐药病例）、胰神经内分泌肿瘤（高分化型或中分化型）、不能手术或复发的乳腺癌［雌激素受体阳性且 HER2 阴性、非激素性芳香化酶抑制药（来曲唑或阿那曲唑）耐药］。伴有结节性硬化症的肾血管平滑肌脂肪瘤（肾错构瘤）及室管膜下巨细胞型星形细胞瘤（SEGA）。
○联合应用禁忌：活疫苗。
○慎重使用：①肺影像学检查有间质性阴影者（有间质性肺疾患发生、加重的可能）。②肝功能异常的患者（有血中浓度上升的可能）。③并发感染的患者（有感染恶化的可能）。④肝炎病毒、结核等感染或有既往史的患者（有再度活动的可能）。⑤联合应用 ACE 抑制药的患者（有增加血管神经水肿的可能）。

【药理作用】

（1）免疫抑制作用：

●抑制因受 IL-2 刺激影响的 T 细胞的增殖。

●在海外（日本以外）西罗莫司被承认作为免疫抑制药用于肾移植排斥反应的预防。

●依维莫司（Certican® 0.25 mg，0.5 mg，0.75 mg 片剂）在心脏移植及肾移植中抑制排斥反应的预防作用在日本已被医保承认。

（2）平滑肌增殖抑制作用：

●在缺血性心脏病中，通过抑制在冠状动脉支架留置部位的血管平滑肌细胞的增殖及抑制炎症，预防因血管内膜肥厚引起的再狭窄。

●西罗莫司洗脱支架在日本于 2004 年被医保承认。

（3）癌细胞增殖抑制作用：

●在肾细胞癌等不少肿瘤中，观察到 mTOR 信号通路的活性化。

●mTOR 抑制药通过抑制细胞周期的变化（特别是从 G1 到 S 期）及抑制血管新生而抑制细胞的生存及增殖，诱导凋亡。

（4）对淋巴管平滑肌瘤（lymphangioleiomyomatosis，LAM）、肾血管平滑肌脂肪瘤（AML）有效：

●结节性硬化症因 TSC 基因变异而发生，其部分病症包括 LAM 及肾 AML。

●在 LAM 及 AML 中，由于 TSC 基因变异导致 mTOR 保持活化，因此 mTOR 抑制药有效。

●在验证西罗莫司疗效的 CAST、MILES、MLSTS 试验中，以 LAM、AML 或两者为对象实施，观察到 ALM 患者肺功能改善、AML 的缩小及确认了大体安全性。

【代谢、排泄途径】

以肝脏代谢为主，肠道也参与代谢。主要和 CYP3A4 有关。代谢产物几乎由粪便排泄，一部分从尿中排泄。

【必须注意的药物相互作用】

和 CYP3A4 抑制药联合应用使血中浓度上升，应考虑减量，注意副作用的发生。反之，和有酶诱导作用的药物联合使用则有引起血中浓度下降，作用减弱的可能性，联合用药时应考虑治疗上的获益。

【必须注意的副作用】

●口腔炎、血小板减少、间质性肺炎、贫血、肾功能不全、血脂异常、糖耐量异常等发生频率较高。

●Grade 3 以上的副作用多见于间质性肺炎、感染、贫血等。

●因为有间质性肺炎引起死亡的病例报道，所以定期影像学及临床症状的监测非常重要。

●因 mTOR 抑制药使用中免疫功能受到抑制，有发生肺炎、曲霉病、白念珠菌、乙型肝炎病毒再活化（有死亡病例的报道）、结核再燃等感染风险，应特别注意。

●使用早期可发生口腔炎，多为 Grade 1、2，经对患者进行口腔护理的指导可以减轻症状。

●对于高血糖及糖耐量异常，应测定糖化血红蛋白（HbA1c）、空腹血糖，必要时减少用量。

●对于血脂异常，应检查血清胆固醇及三酰甘油，联合饮食疗法和他汀类药物的使用，必要时减少用量。

●血小板减少一般会持续到第 28 日，可予暂停使用或减量处理。

●对于肾功能不全，根据 AFINITOR（飞尼妥）的上市后调查结果，于使用说明书中作为重大副作用追加记载，使用中定期进行肾功能及尿检查。

●关于皮肤损害，多见于手足、四肢、面部及头部，症状多为 Grade 1、2 轻度者。可以采用外用药治疗及暂停用药处理。

【用法】选择饭后或空腹时（饭前 1 小时以上，饭后 2 小时以上），选择其一在一定的条件下使用。

替西罗莫司（Torisel®）

规格：注射剂 1 瓶（1 mL）含有 25 mg（因考虑加上调配时

的损失部分，实际填充量为 1.2 mL）

○适应证为不能根治切除或转移性肾细胞癌。
○为预防重度输液反应，使用前予以抗组胺药。
○给药时使用的输液袋及输液器所用塑化剂应不含邻苯二甲酸二（2-乙基）己酯（DEHP)。使用孔径 5 μm 以下的药液过滤器，药物配制后应在 6 小时内使用完毕。

●基本注意事项参照前述依维莫司部分

【用法】 1 日 1 次，25 mg，生理盐水 250 mL，每周 1 次，静脉滴注 30～60 分钟。

西罗莫司（Rapalimus®）

剂型规格：片剂　1 mg

○适应证为淋巴管平滑肌瘤。

●基本注意事项参照前述依维莫司部分

【用法】 一般，成人 2 mg，1 日 1 次，口服。根据患者的状态适当增减，但不超过 1 日 1 次，4 mg。

（木村刚）

抗 CD20 抗体

利妥昔单抗（Rituxan®，美罗华）

剂型规格：注射剂 100 mg/10 mL，500 mg/50 mL

○利妥昔单抗的问世，提高了弥漫大 B 细胞淋巴瘤（DLBCL）的治疗成绩。
○通过补体依赖的细胞毒性作用（CDC)、抗体依赖的细胞介导的细胞毒作用（ADCC）及凋亡诱导杀伤 CD20 阳性细胞。
○适应证为 CD20 阳性的 B 细胞非霍奇金淋巴瘤、免疫抑制状态下的 CD20 阳性 B 细胞性淋巴增殖性疾病。
○初次使用时，在肿瘤细胞数量多的情况下，可能发生肿瘤溶解综合征，应予注意。
○也可用于滤泡性淋巴瘤缓解后的维持治疗。

○已知在治疗中或治疗后，HBsAg 阳性或 HBsAg 阴性的部分病例，乙型肝炎病毒（HBV）再度活化会引起乙肝发生。在开始使用利妥昔单抗前，必须进行乙肝相关检查，必要时予以适当处理。

【代谢、排泄途径】

利妥昔单抗和 B 淋巴细胞表面的 CD20 抗原结合，杀伤 B 淋巴细胞后，和被杀伤的 B 淋巴细胞一起，由网状内皮系统吞噬并代谢。

【必须注意的药物相互作用、副作用】

●相互作用：因为有 B 细胞伤害作用，如果接种活疫苗、弱毒活疫苗或灭活疫苗，因接种疫苗可引起感染及效果减弱，联合使用时应予注意。另外，和肾上腺皮质激素及其他有免疫抑制作用的药物联合使用，增加感染的风险，应予注意。

●副作用：有发热（64.3%）、恶寒（34.4%）、皮肤瘙痒（21.7%）、头痛（21%）、烘热（20.4%）、血压上升（17.8%）等。伴有输液反应者较多。虽然发生频率不高，但也有发生迟发性中性粒细胞减少的病例。

替伊莫单抗（Zevalin®，泽娃灵）

剂型规格：静脉注射用试剂盒

○替伊莫单抗是将放射性同位素 90 钇和单克隆抗体替伊莫单抗结合而成的放射标记抗体。
○除了 CDC 及 ADCC 的细胞杀伤之外，和淋巴细胞结合的抗体的 90 钇放射出的 β 射线也有杀伤淋巴瘤细胞的作用。
○适应证：CD20 阳性复发或治疗困难的低度恶性 B 细胞非霍奇金淋巴瘤、套细胞淋巴瘤。因本药物为异种蛋白制剂，只能进行一次治疗。
○本药物使用后血小板减少多长期迁延，一般通过化疗尽量减少肿瘤细胞数量，然后使用替伊莫单抗进行巩固治疗更有效。

【代谢、排泄途径】

本物为小鼠源标识抗体，作为异种蛋白被机体识别，由网状内皮细胞分解。

【必须注意的药物相互作用、副作用】

●相互作用：和利妥昔单抗一样，因为有B细胞伤害作用，如果接种活疫苗、弱毒活疫苗或灭活疫苗，因接种疫苗可引起感染及效果减弱，联合使用时应予注意。联合应用肾上腺皮质激素及其他有免疫抑制效果的药物时，可能增加感染风险，应予注意。

●副作用：有倦怠感（23.6%），头痛（20%），便秘、口腔溃疡、发热（各18.2%），恶心（16.4%），腹泻、食欲不振12.7%等。检查值异常有：淋巴球减少、中性粒细胞减少、血小板减少、白细胞减少（各85.5%），红细胞减少（63.6%）等。

奥法木单抗（Arzerra®）

剂型规格：注射剂 100 mg/5 mL，1000 mg/50 mL

○在日本只承认对复发或难治性CD20阳性慢性淋巴细胞白血病单药使用。
○为人源IgG1κ单克隆抗体，慢性淋巴细胞白血病（CLL）等CD20阳性细胞上表达的CD20分子中的小环及大环的一部分作为抗原决定簇被识别并特异性结合。诱导CDC及ADCC破坏CD20阳性肿瘤细胞，发挥抗肿瘤作用。
○有出现严重输液反应的可能性，先给予抗组胺药、肾上腺皮质激素等。另外，给药速度也应十分注意。

【代谢、排泄途径】

本药物为蛋白质，由体内广泛存在的蛋白质分解酶而代谢。

【必须注意的药物相互作用、副作用】

●相互作用：和利妥昔单抗一样，因为有 B 细胞伤害作用，如果接种活疫苗、弱毒活疫苗或灭活疫苗，因接种疫苗可引起感染及效果减弱，联合使用时应予注意。联合应用肾上腺皮质激素及其他有免疫抑制效果的药物时，可能增加感染风险，应予注意。

●副作用：输液反应（100%），中性粒细胞减少、白细胞减少（各 66.7%），LDH 上升（46.7%）。

（中山一隆）

抗 CD33 抗体

吉妥珠单抗奥唑米星（Mylotarg®，麦罗塔）

剂型规格：注射剂 5 mg

○为具有细胞毒作用的抗肿瘤抗生素 γ-卡奇霉素的衍生物和人源化抗 CD33 单克隆抗体经化学结合而成的药物。
○适应证为复发或难治性急性 CD33 阳性髓细胞白血病。
○根据第Ⅲ期临床试验（SWOG S0106 试验）报道，以未治疗的急性髓细胞白血病（AML）患者为对象，采用标准一线缓解诱导方案柔红霉素和阿糖胞苷联合化疗方案加上吉妥珠单抗奥唑米星的治疗或大剂量阿糖胞苷的巩固疗法后追加吉妥珠单抗奥唑米星治疗，结果两者都无效。相反，毒副作用的发生率在联合应用吉妥珠单抗奥唑米星组可显著增加，有统计学意义。因此，在美国被取消了。
○因对于复发或难治性 AML 有效的药物较少，在日本，在不和其他抗肿瘤药合用的条件下被许可使用（使用时在日本血液学会进行登记，遵守正确使用方法为继续许可的条件）。

【代谢、排泄途径】

在肝脏代谢（主要是谷胱甘肽 S-转移酶和

CYP3A4)，粪中（58.6%）排泄。

【根据病情不同的使用方法】

重度肝功能异常、肾功能不全的情况下，慎重用药，但无剂量调整的必要。

【必须注意的药物相互作用、副作用】

●相互作用：据研究显示，本药物经 CYP3A4 代谢。和同样接受有 CYP3A4 代谢或抑制作用的药物（肾上腺皮质激素、红霉素类抗生素、酮内酯类抗生素、唑类抗真菌药）可发生相互作用。

●副作用：除骨髓抑制及上述输液反应以外，造血干细胞移植前后使用时，可能增加肝中心静脉闭塞症的发生。

抗 CCR4 抗体

Mogamulizumab（Potelligent®）

剂型规格：注射剂 20 mg/5 mL

○为抗 CC 趋化因子受体 4 人源化单克隆抗体。
○适应证为复发或难治性 CCR4 阳性成人 T 细胞白血病（ATL）、周围 T 细胞淋巴瘤（PeripheralT-celllymphoma，PTCL）、皮肤 T 细胞淋巴瘤、初发未治疗的 CCR4 阳性 ATL。
○为使用通过减少构成抗体的糖链之一的岩藻糖，以增强 ADCC 的 POTELLIGENT 技术最初制成的抗体。

【根据病情不同的使用方法】

重度肝功能异常、肾功能不全的情况下，慎重用药，但无剂量调整的必要。

【必须注意的药物相互作用、副作用】

●相互作用：即使接种灭活疫苗，也可影响其疗效。接种活疫苗时可因其接种的疫苗引起感染。

●副作用：在以淋巴细胞减少为主的骨髓抑制以外，还有输液反应（58.8%），发热（56.3%），肝功能异常（26.3%～31.3%），皮疹（23.8%），HBV 引起的重症肝炎（1.3%），肿瘤溶解综合征（1.3%），间质性肺疾患（1.3%），高血糖（2.5%）。另外，异体造血干细胞移植作为 ATL 根治疗法被寄予希望，但因为调节性 T 细胞（Treg 细胞）上也表达 CCR4，在移植前使用本药物时，可能并发严重的移植物抗宿主疾病（GVHD）。

ABL 抑制药

伊马替尼（Glivec®，格列卫） 剂型规格：片剂 100 mg

○选择性抑制 bcr-abl、v-abl、PDGF 受体及 c-kit 酪氨酸激酶。
○适应证为慢性髓细胞白血病（CML），KIT（CD117）阳性消化道间质瘤（GIST），费城染色体阳性急性淋巴细胞白血病（ALL），FIP1L1-PDGFRα 融合基因阳性慢性嗜酸性粒细胞白血病/高嗜酸性粒细胞综合征（CEL/HES）。

【代谢、排泄途径】

在肝脏代谢，主要和 CYP3A4 有关。68%由粪便排泄，13%由尿排泄。

【根据病情不同的使用方法】

●对于高龄者及有并发症的费城染色体阳性急性淋巴细胞白血病（ALL），不和化疗联合使用，使用伊马替尼和泼尼松龙方案进行诱导缓解治疗。

●肾功能不全的病例，CCR≥20 mL/min 时，无减量必要。但因水肿发生率较高，应予注意。CCR<20 mL/min 时，减量至 100 mg/d。

●关于肝功能异常，在美国于 Child-Pugh 分类 C 高度异常时，减量 25%。

●有发生 *T315I* 等伊马替尼耐药性变异的情况。

【必须注意的药物相互作用、副作用】

●相互作用：和 CYP3A4 抑制药或 CYP3A4 代谢剂联合应用会引起血浓度上升。和 CYP 诱导剂联合使用则会引起血浓度下降。本药物使 CYP3A4/5、CYP2D6 及 CYP2C9 代谢药的血浓度上升。

●副作用：在骨髓抑制之外，有肝功能异常（3%～4%），体液潴留倾向（19%），皮疹、瘙痒（29%），肌肉痉挛、肌痛（11%），恶心、呕吐、腹泻（13%）等。

尼洛替尼（Tasigna®，达希纳）

剂型规格：胶囊 150 mg，200 mg

○和伊马替尼同样，选择性抑制 bcr-abl，v-abl，PDGF 受体及 c-kit 酪氨酸激酶。
○适应证为慢性期或加速期慢性髓细胞白血病（CML）。
○由于改善了和 Abl 的结合方式，对于 Abl 亲和性比伊马替尼高，和伊马替尼比较，显示出抑制 bcr-Abl 自我磷酸化及细胞增殖效果增加了 20 倍以上。还有，对于伊马替尼耐药，除 *T315I* 以外的 P-loop 变异也有效。
○对于初发慢性期 CML，使用比伊马替尼有力的抑制 bcr-Abl 自我磷酸化及细胞增殖作用的尼洛替尼，能够更快地通过细胞遗传学诱导缓解，抑制耐药克隆的发生，和预后改善有关。
○对于伊马替尼和达沙替尼耐受性差的病例，使用副作用不同的尼洛替尼可能有效。

【代谢、排泄途径】

在肝脏代谢，主要和 CYP3A4 有关。93%由粪便排泄。

【根据病情不同的使用方法】

●肾功能不全的病例，无减量必要。

●在美国，轻度到中度肝功能异常（Child-Pugh 分类 A、B）时，初次 300 mg，1 日 2 次，耐受性好的话，增加到 400 mg，1 日 2 次。重度（Child-Pugh 分类 C）肝功能异常时，初次 200 mg，1 日 2 次，耐受性好的话，增加到 400 mg，1 日 2 次。

【必须注意的药物相互作用、副作用】

●相互作用：和 CYP3A4 抑制药或 CYP3A4 代谢剂联合应用会引起血药浓度上升。和 CYP 诱导剂联合使用则会引起血药浓度下降（和前述“伊马替尼”同样）。由于本药物有 QT 间期延长的副作用，和抗心律失常药及有可能引起 QT 间期延长的药物（克拉霉素、氟哌啶醇、莫西沙星、苄普地尔、哌咪清等）联合使用时，应予注意。质子泵抑制药等使胃中 pH 上升的药物可影响本药物的吸收。

●副作用：在骨髓抑制之外，有皮疹（31%），瘙痒（26%），恶心（25%），倦怠感（20%），头痛（18%），腹泻、呕吐、便秘（12%～13%），肌痛（12%）等。

达沙替尼（Sprycel®，施达赛） 剂型规格：片剂 20 mg，50 mg

〇当初是作为 Src 抑制药而开发的药物，但对于 bcr-abl、c-kit、PDGF 受体等激酶区域也通过和 ATP 竞争性结合而抑制激酶活性，为多靶点酪氨酸激酶抑制药。

〇是对于慢性期或加速期慢性髓细胞白血病（CML）的标准治疗药物之一。复发或难治性费城染色体阳性急性淋巴细胞白血病（ALL）也是适应证。

〇和伊马替尼比较，显示出 300 倍以上的抑制 bcr-Abl 自我磷酸化及细胞增殖的活性。还有，对于伊马替尼耐药，除 *T315I* 以外的 P-loop 变异也有效。

○对于初发慢性期 CML，使用比伊马替尼有力的抑制 bcr-Abl 自我磷酸化及细胞增殖作用的达沙替尼，能够更快地通过细胞遗传学诱导缓解，抑制耐药克隆的发生，和预后改善有关。
○对于伊马替尼和尼洛替尼耐受性差的病例，使用副作用不同的达沙替尼可能有效。

【代谢、排泄途径】

在肝脏代谢，主要和 CYP3A4 有关。由粪便（85%）及尿（4%）排泄。

【根据病情不同的使用方法】

●对于高龄者及有并发症的费城染色体阳性 ALL，不和化疗联合使用，使用达沙替尼和泼尼松龙方案进行诱导缓解治疗。只是对于初发病例，在日本还未纳入医保。

●肾功能不全及肝功能异常的病例，无减量必要。

【必须注意的药物相互作用、副作用】

●相互作用：和 CYP3A4 抑制剂或 CYP3A4 代谢剂联合应用会引起血药浓度上升。和 CYP 诱导剂联合使用则会引起血药浓度下降（和前述“伊马替尼”同样）。由于本药物和尼洛替尼同样，有 QT 间期延长的副作用，和抗心律失常药及有可能引起 QT 间期延长的药物联合使用时，应予注意。质子泵抑制药等使胃中 pH 上升的药物可影响本药物的吸收。

●副作用：在骨髓抑制之外，有头痛（32%），腹泻（23%），倦怠感（21%），恶心、呕吐（7%～18%），呼吸困难（13%），皮疹（13%），胸腔积液（10%），消化道出血（1%）等。

（山口博树）

蛋白酶体抑制药

硼替佐米（Velcade®，万珂） 剂型规格：注射剂 3 mg

○可逆性地抑制癌细胞蛋白酶体，因此，本来应由蛋白酶体分解的蛋白质在细胞内积蓄而显示出诸多作用［抑制 NF-κB 的 IκB 的分解（抑制 NF-κB 的活化）以诱导细胞凋亡，抑制血管新生，抑制癌抑制基因产物 p53 的分解，诱导细胞凋亡促进因子（*NOX* 等）的表达，抑制骨髓瘤细胞和基质细胞粘着以抑制细胞因子（IL-6 等）的分泌，内质网应激引起诱导细胞凋亡、抑制骨溶解、促进骨形成等］。
○适应证为多发性骨髓瘤、套细胞淋巴瘤。
○使用前，应确认有无严重并发症（感染、肺功能及心功能不全），通过胸部影像学检查等（胸部平片、CT、SpO_2、KL-6、SP-D、SP-A）确认有无肺间质性病变。

【代谢、排泄途径】

主要代谢途径为去硼酸化，是 CYP3A4 等的底物，但排泄途径尚不明确。

【根据病情不同的使用方法】

对于有移植适应证患者及治疗初期，每周 2 次，高龄者每周 1 次，皮下注射。

【必须注意的药物相互作用、副作用】

●相互作用：本药和 CYP3A4 底物、抑制药或诱导药联合应用时应注意。CYP3A4 抑制药（酮康唑）抑制本药物代谢。和 CYP3A4 诱导药（利福平）联合使用则会促进本药物代谢。

●副作用：主要有血细胞减少［淋巴细胞、白细胞、中性粒细胞、血小板（95%～99%），贫血（66%）］，食欲不振（56%），腹泻（56%），皮疹（56%），便秘（52%），恶心（50%），使用后第 2 日发热 30%等。血小板减少时减量或停止（$<25\times10^9$/L

时）。严重副作用有肺及心功能不全、末梢神经损伤、肠梗阻、肿瘤溶解综合征等。带状疱疹及乙肝的再活化也要注意。在日本，肺损伤占 2.3%，肺损伤的死亡率为 0.17%，较当初的报道为低。

（田村秀人）

血管新生抑制药

贝伐珠单抗（BEV）（Avastin®，安维汀）

剂型规格：注射剂 100 mg/4mL，400 mg/16mL

○通过和血液中 VEGF 特异性结合，抑制其和血管内皮细胞 *VEGFR* 结合，抑制血管新生。
○适应证为不能治愈切除的进展、复发性结肠、直肠癌，以及除鳞状上皮癌之外的不能治愈切除的进展、复发性非小细胞癌。不能手术的或复发性乳腺癌、卵巢癌及恶性神经胶质瘤。
○大肠癌：在一线及二线化疗方案的基础上上，加上贝伐珠单抗，延长了 PFS 及 OS。
○肺癌：在一线治疗的卡铂及紫杉醇（CBDCA/PTX）化疗方案的基础上，联合贝伐珠单抗，延长了 PFS 及 OS。
○乳腺癌：在一线治疗中和紫杉醇（PTX）联合应用，延长了 PFS。
○卵巢癌：在一线治疗中和 CBDCA/PTX 方案的联合应用，延长了 PFS。
○恶性神经胶质瘤：在一线治疗中和放疗及替莫唑胺联合应用，延长了 PFS。
○有咯血既往史的患者禁用。对于消化道穿孔、创伤治愈延迟所致并发症、出血、血栓栓塞症及高血压、严重心脏病的患者，应慎重使用。

【必须注意的副作用】

主要有中性粒细胞减少（24.7%），白细胞减少

(24.5%)，出血（19.4%），高血压（17.9%），神经毒性（16%）等。要注意发生休克、变态反应、消化道穿孔、高血压危象、可逆性后部脑病综合征、间质性肺炎等严重副作用。

索拉非尼（Nexavar®，多吉美）　剂型规格：片剂 200 mg

○抑制 c-Raf、b-Raf 丝氨酸-苏氨酸激酶及 c-Kit、Flt-3、Ret、*VEGFR*1-3、PDGFR-β 酪氨酸激酶活性。
○适应证为不能根治切除或复发性肾细胞癌，不能切除的肝细胞癌，不能切除的分化型甲状腺癌。
○肾细胞癌（以透明细胞癌为主）的二线治疗方案之一。
○肝细胞癌的唯一标准治疗方案。
○肾细胞癌：作为二线治疗，和安慰组对照比较，PFS 得到有意义的延长［（细胞因子疗法以后 1 类（Category-1），靶向药物治疗后 2A 类（Category-2A）］。
○肝细胞癌：据报道，对于一线治疗的 Child-Pugh 分类为 A 的患者，和安慰组对照比较，OS 得到有意义的延长。
○和抗肿瘤药及肝细胞癌局部疗法联合应用的有效性和安全性尚未确定。○对于重度肝功能异常、高血压、有血栓栓塞既往史、并发脑转移及高龄者应慎重使用。

【代谢、排泄途径】

通过 CYP3A4 的氧化代谢及通过 UGT1A9 葡萄糖醛酸结合代谢，大部分从粪中排泄（77%），小部分从尿中排泄（19%）。

【根据病情不同的使用方法】

对于重度肝功能异常（Child-Pugh 分类为 C）患者，应慎重使用。

【必须注意的药物相互作用、副作用】

●相互作用：高脂肪饮食后的口服血药浓度低下，和 CYP3A4 诱导剂联合使用则导致血药浓度低下。和伊立替康、紫杉醇、卡铂、多西他赛、卡培他滨联合应用时应予注意。据报道，有华法林国际标准化比值（INR）上升。

●副作用：主要有手足皮肤反应（67%），脱发（55%），腹泻（53%），皮疹、皮肤脱屑（45%）等。急性肺损伤、间质性肺炎也是严重并发症之一，应注意其发生。

舒尼替尼（Sutent®，索坦）

剂型规格：胶囊 12.5 mg

○竞争性抑制 *VEGFR*1-3、PDGFRα，β、KIT、FLT3 酪氨酸激酶 ATP 结合部位。
○适应证为不能根治切除或转移性肾细胞癌、伊马替尼耐药的胃肠道间质瘤（GIST）、胰腺神经内分泌肿瘤（NET）。
○进展性肾细胞癌（以透明细胞癌为主）的一线治疗方案之一。
○伊马替尼耐药的 GIST 推荐治疗方案之一。
○肾细胞癌：在一线治疗中，和 IFNα-2a 组比较，PFS 得到有意义的延长。
○伊马替尼耐药的 GIST 患者：据报道，OS 得到有意义的延长。
○高分化型 NET 患者：据报道，PFS 得到有意义的延长。
○QT 间期延长或有既往史者原则上禁止使用。对于并发骨髓抑制、高血压、脑转移、甲状腺功能异常、重度肝功能异常、心脏病、脑血管障碍、肺栓塞等患者，应慎重使用。

【代谢、排泄途径】

通过 CYP3A4 代谢，大部分从粪中排泄（61%），小部分从尿中排泄（16%）。

【根据病情不同的使用方法】

对于重度肝功能异常（Child-Pugh 分类为 C）患者，应慎重使用。

【必须注意的药物相互作用、副作用】

●相互作用：和 CYP3A4 抑制剂联合使用使血中浓度

上升，和 CYP3A4 诱导剂联合使用则导致血中浓度低下。

●副作用：主要有血小板减少（83%），中性粒细胞减少（80%），白细胞减少（79%），皮肤变色（73%），手足皮肤反应（69%），食欲不振（67%），疲劳（63%），腹泻（63%）等。也有严重心功能不全及可逆性后部脑病综合征的报道。

沙利度胺（THAL）（Thaled®，反应停）

剂型规格：胶囊 25 mg，50 mg，100 mg

○有抑制血管新生，抑制炎症性细胞因子产生的作用。
○为用于复发、难治性多发性骨髓瘤（MM）挽救疗法的药物之一。
○适应证为复发、难治性 MM，麻风结节性红斑。
○复发、难治性 MM：有效率单药 30%，和地塞米松（DEX）合用约 50%。
○对于高龄患者，大量合用地塞米松有感染及血栓症的风险，应考虑根据年龄减量。
○有致畸作用，孕妇禁忌。能进入精液，使用后 4 周内禁止性生活。
○对于有深静脉血栓形成（DVT）风险的患者、HIV 患者，应慎重使用。对于预防 DVT 推荐小量阿司匹林口服。

【代谢、排泄途径】

通过非酶促水解代谢，大部分从尿排泄。

【必须注意的药物相互作用、副作用】

●相互作用：和中枢神经抑制药、吩噻嗪类药、吗啡衍生物、苯二氮䓬类、乙醇、抗抑郁药、交感神经阻滞药、组胺 H_1 受体拮抗药、巴氯芬、长春新碱、去羟肌苷、多柔比星、地塞米松、经口避孕药等合用时，应予注意。

●副作用：皮疹、末梢神经障碍、消化道障碍、嗜睡等。

来那度胺（LEN）（Revlimid®） 剂型规格：胶囊 2.5 mg，5 mg

○为沙利度胺衍生物，有细胞因子产生调节作用、造血器官肿瘤细胞抑制作用及血管新生抑制作用。
○为用于复发、难治性 MM 挽救疗法的药物之一。
○适应证为复发、难治性 MM，伴有 5 号染色体长臂部缺失的骨髓增生异常综合征。
○复发、难治性 MM：和地塞米松合用疾病进展时间（TTP）、OS 延长。
○骨髓增生异常综合征：脱离红细胞输血依赖率 56%。
○有致畸作用，孕妇禁忌。能进入精液，使用后 4 周内禁止性生活。
○对于肾功能不全、DVT、骨髓抑制患者及高龄患者慎重使用。对于预防 DVT 推荐小剂量阿司匹林口服。

【代谢、排泄途径】

几乎无代谢变化以原形排泄，大部分从尿排泄。

【根据病情不同的使用方法】

对于肾功能不全患者，应慎重使用。

【必须注意的药物相互作用、副作用】

●相互作用：避开高脂肪饮食前后服用［有 AUC 及药峰浓度（C_{max}）低下的报道］。和洋地黄类药物合用时应予以注意。

●副作用：主要有中性粒细胞减少（38%），疲劳（26%），便秘（22%），肌肉痉挛（20%），失眠（18%），血小板减少（18%），无力症（17%）等。和沙利度胺比较，末梢神经障碍、消化器官症状、神经精神症状等副作用较少。

阿西替尼（Inlyta®，英立达） 剂型规格：片剂 1 mg，5 mg

○抑制 *VEGFR*1-3、PDGFRα，β、KIT 酪氨酸激酶磷酸化。
○肾细胞癌（以透明细胞癌为主）的二线治疗方案之一。
○适应证为不能根治切除或转移性肾细胞癌。
○二线方案：和索拉非尼比较，PFS 延长 2 个月。
○对并发高血压、甲状腺功能异常、血栓栓塞症、脑转移、肝功能异常患者，应慎重使用。

【代谢、排泄途径】

主要由 CYP3A4 代谢。由粪便及尿排泄。

【必须注意的药物相互作用、副作用】

●相互作用：和 CYP3A4/5 活性抑制药联合应用会引起血浓度上升。和 CYP3A4/5 诱导剂联合使用则会引起血浓度下降。

●副作用：主要有腹泻（55%），高血压（40%），倦怠感（39%），恶心（32%），呕吐（24%），甲状腺功能低下（19%）等。和索拉非尼比较，高血压、甲状腺功能减退症较多，手足皮肤反应、脱发及皮疹较少。

瑞格菲尼（Stivarga®） 剂型规格：片剂 40 mg

○抑制 *VEGFR*1-3、TIE2、PDGFR、KIT、RET 等酪氨酸激酶磷酸化。
○对已经被承认标准治疗后的大肠癌，是新的治疗选择之一。
○适应证为不能治愈切除的进展、复发性结肠、直肠癌，化疗（伊马替尼及舒尼替尼）后恶化的胃肠道间质瘤（GIST）。
○大肠癌：对现有治疗耐药病例显示了 OS 延长，但病情稳定［病情稳定率判断标准（DCR）41%］为主要效果。
○GIST：据报道，对于伊马替尼及舒尼替尼治疗后的病例延长了 PFS。
○对于并发肝功能异常、原发性高血压、脑转移、血栓症及高龄者，应慎重使用。

【代谢、排泄途径】

主要由 CYP3A4 及葡萄糖醛酸转移酶（UGT）1A9 代谢。大部分由粪中（71%）排泄，一部分作为葡萄糖醛酸结合物从尿中（19%）排泄。

【根据病情不同的使用方法】

对于重度肝功能异常患者，应慎重使用。

【必须注意的药物相互作用、副作用】

●相互作用：避免在空腹或高脂肪饮食后服用（有 C_{max} 及 AUC 降低的报道）。和华法林（CYP2C9 的底物）、咪达唑仑（CYP3A4 的底物）、奥美拉唑（CYP219 的底物）合用时，应予注意。

●副作用：主要有手足皮肤反应（45%），腹泻（35%），食欲不振（30%），疲劳（29%），发声障碍（28%），高血压（28%），皮疹（23%）等。Grade 3 以上的手足皮肤反应发生率较高，早期确切处理很重要。有重症肝炎及间质性肺炎的死亡报道，提醒注意。

帕唑帕尼（Votrient®） 剂型规格：片剂 200 mg

○抑制 *VEGFR*1-3、PDGFRα，β、c-Kit 酪氨酸激酶磷酸化。
○肾细胞癌（以透明细胞癌为主）的一线、二线（细胞因子疗法以后）治疗方案之一。
○对经治后的软组织肿瘤，是新的治疗选择之一。
○适应证为不能根治切除或转移性肾细胞癌，恶性软组织肿瘤。
○肾细胞癌：在一线治疗中，PFS 的延长及和舒尼替尼比较的非劣性得到了证明。在二线治疗（细胞因子疗法以后）中，其有效性也得到了证明。
○恶性软组织肿瘤：有 PFS 延长的报道。
○对于并发肾功能不全、高血压、心功能不全、QT 间期延长、血栓栓塞症、中等度肝功能异常、脑转移及肺转移患者，应慎重使用。

【代谢、排泄途径】

由CYP3A4、CYP1A2及2C8CYP3A4代谢。大部分由粪中（82%）排泄，一部分从尿中（3%）排泄。

【根据病情不同的使用方法】

对于中度以上肝功能异常患者，应慎重使用。

【必须注意的药物相互作用、副作用】

●相互作用：避免在空腹或高脂肪饮食后服用（有 C_{max} 及 AUC 上升的报道）。和咪达唑仑（CYP3A4的底物）、右美沙芬（CYP2D6的底物）合用时，应予注意。

●副作用：主要有腹泻（54%），疲劳（53%），恶心（48%），高血压（39%），毛发色素脱落（39%），食欲不振（34%），体重减轻（30%）等。和舒尼替尼比较，转氨酶升高的发生率较高。

雷莫芦单抗（Cyramza®） 剂型规格：注射剂 100 mg，500 mg

○是以在血管内皮细胞上特异表达的VEGFR-2为靶点的抗VEGFR-2单克隆抗体、血管新生抑制药。
○适应证为不能根治切除的进展、复发性胃癌及结肠、直肠癌，进展性非小细胞肺癌。
○胃癌：作为二线治疗得到了OS延长。
○大肠癌：作为二线治疗和FOLFIRI方案联合应用得到了OS延长。
○要注意发生动脉血栓栓塞症、严重消化道出血及消化道穿孔。

【必须注意的药物副作用】

主要有腹痛（28.8%），高血压（16.6%），腹泻（14.4%）等。要注意可能发生血栓栓塞症、输液反应、消化道穿孔、出血、充血性心功能不全、肾病综合征、可逆性后部脑病综合征、创伤愈合障碍、间质性肺炎等严重副作用。

（清家正博）

免疫检查点抑制药

纳武单抗（Opdivo®）

剂型规格：注射剂 20 mg/2 mL，100 mg/10 mL

○PD-1 是被称为免疫检测点的抑制过渡免疫的一环，表达于 T 淋巴细胞表面，抑制 T 细胞的免疫应答。
○在肿瘤细胞表面，表达 PD-1 的配体 PD-L1。PD-L1 和 PD-1 结合，借助于转导通路，获得免疫逃逸，使肿瘤细胞得以增殖。
○纳武单抗为世界上最初开发的抗 PD-1 的人化型 IgG4 单克隆抗体。抑制 PD-L1 和 PD-1 结合，使得因肿瘤细胞而处于非应答状态的抗原特异性 T 细胞恢复活性，发挥抗肿瘤效果。
○适应证为不能根治切除的黑色素细胞瘤及不能切除的进展、复发性非小细胞肺癌。

【代谢、排泄途径】

●关于代谢尚无研究，但从人化型单克隆抗体（IgG4）推测，认为在体内分解为肽链及氨基酸。

●关于排泄尚无研究，但认为和体内产生的 IgG 抗体一样，分解为肽链及氨基酸而排泄，或为体内蛋白质或及肽链再利用。

【必须注意的药物相互作用、副作用】

●相互作用：和活疫苗、弱毒活疫苗、灭活疫苗合用时，有可能因 T 细胞活化作用引起过度的免疫反应。

●副作用：主要有瘙痒（31.4%），白细胞减少（17.1%），甲状腺功能减退（14.3%），AST 增高（14.3%），ALT 增高（11.4%）等。对于甲状腺功能异常患者应在使用前及使用中定期检查甲状腺功能。其他要注意的严重副作用有间质性肺炎（2.9%）及输液反应。

伊匹单抗（Yervoy®）

剂型规格：注射剂　50 mg/10mL

○因 T 细胞活化而识别肿瘤细胞并导致肿瘤细胞死亡，而在 T 细胞中，存在抑制其活性的分子 CTLA-4。
○由于 CTLA-4 的作用抑制 T 细胞的活化，则肿瘤细胞不能被正常排除。若抑制 CTLA-4 的作用，则免疫细胞活性可以恢复。
○伊匹单抗是以 CTLA-4 为靶向的人型抗人 CTLA-4 单克隆抗体，CTLA-4 免疫检测点的抑制药。通过抑制 CTLA-4 的作用，调节免疫应答，促进肿瘤抗原特异性 T 细胞的活性化和增殖，抑制肿瘤细胞增殖。
○适应证为不能根治切除的黑色素细胞瘤。

【代谢、排泄途径】

关于本药物代谢及排泄尚无研究，但从人化型单克隆抗体来看，认为在体内分解为低分子的肽链及氨基酸，还可被再利用。

【必须注意的药物副作用】

●副作用：主要有腹泻（27%），瘙痒（24%），疲劳（24%），恶心（24%），皮疹（19%）等。

●重度副作用：大肠炎（7%），消化道穿孔（1%），重度腹泻（4%），ALT、AST 增高（3%），中毒性表皮坏死松解症（TEN，不满 1%），垂体炎（1%），垂体功能低下症（1%），甲状腺功能减退症

（1%），肾上腺功能不全（1%）。可能还有间质性肺炎，输液反应也应予以注意。

（水谷英明　久保田馨）

其他分子靶向药物

维A酸（ATRA）（Vesanoid®）　　剂型规格：胶囊　10 mg

○为维生素A衍生物之一，在维A酸中双键全部为反式，是全反式异构体（全反式维A酸）。
○适应证为急性早幼粒细胞白血病（APL）。APL为 *t*（*15*；*17*）（*q22*；*q12*）基因转座，引起维A酸受体α异常，发生分化障碍，为白血病的重要发病机制，大剂量全反式维A酸诱导分化APL细胞而起治疗作用。
○作为缓解后疗法以后的维持疗法，间歇使用维A酸（45 mg/m²，分3次口服，15日，每3个月重复）对降低复发率有效。关于给药方法，和每天给药相比，间歇给药其副作用发生频度较低，可行性高。6-MP/MTX方案也有效，和维A酸合用则效果可进一步增强。

【代谢、排泄途径】

在肝脏代谢，粪便排泄31.2%，尿中排泄63.1%。

【根据病情不同的使用方法】

肾功能不全时，可能加重肾功能不全，应慎重使用。另外，维A酸不能由透析清除。

【必须注意的药物相互作用、副作用】

●相互作用：苯妥英的血浓度上升，有报道提示和氨甲环酸（凝血酸）等抗蛋白酶肽（抑酶肽）制剂合用曾发生血栓症，引起严重后果。和唑类抗真菌药合用作用增强。

●副作用：血中三酰甘油增加（14%），维A酸综合征（12.3%），ALT 增加（9.2%），AST 增加（9%），发热（5.8%），血栓症（0.4%），血管炎，精神错乱等。

他米巴罗汀（Amnolake®） 剂型规格：片剂 2 mg

○用于经维 A 酸治疗复发的急性早幼粒细胞白血病（APL）分化诱导疗法的靶向治疗药物。
○适应证为复发或难治性 APL。
○为新合成的类维 A 酸药物，和既有类维 A 酸药物相比，因其亲水性而显示出更强的分化诱导活性。

【代谢、排泄途径】

在肝脏代谢，粪便排泄 99.7%，尿中排泄 1.7%。

【根据病情不同的使用方法】

重度肝功能异常及肾功能不全时，应慎重使用。但缺乏关于剂量调整的报道。

【必须注意的药物相互作用、副作用】

●相互作用：和 CYP 诱导剂联合使用会引起血浓度下降，和 CYP3A4 抑制药联合应用会引起血浓度上升。抗酸药可能会增加本药物的吸收。

●副作用：血中三酰甘油增加（70.7%），皮疹（51.2%），血中胆固醇增加（46.3%），LDH 增加（36.6%），骨痛（26.8%），AST 增加（22%），ALP 增加（22%），发热（19.5%），维 A 酸综合征（5%）以上等。

伏立诺他（Zolinza®） 剂型规格：胶囊 100 mg

○组蛋白脱乙酰化酶（HDAC）抑制药。通过使肿瘤抑制基因的转录活性化诱发肿瘤细胞的死亡。为基因修饰药物。

○适应证为皮肤 T 细胞淋巴瘤。推荐使用疾病为蕈样肉芽肿或网状细胞增生症（Sézary 综合征，SS）曾经全身治疗、Stage ⅡB 以上。为罕见疾病对象。
○实际上，几乎都由皮肤科专科医师诊断及治疗。
○血中胆红素达标准值 3 倍的患者禁忌使用。

【代谢、排泄途径】

经与葡萄糖醛酸结合及水解后的 β-氧化而代谢。不经 CYP450 代谢。非活性代谢产物从尿中排泄。

【必须注意的药物相互作用、副作用】

●相互作用：和华法林及丙戊酸合用时，应予注意。

●副作用：主要有栓塞症、血小板减少症、贫血、脱水、高血糖、肾功能不全。应定期进行 Cre、BUN、Na、Cl、mg、血糖、血常规、FDP、D-二聚体测定等指标的检测。

磷酸芦可替尼（Jakavi®，捷恪卫） 剂型规格：片剂 5 mg

○Jak1、Jak2 抑制药。
○适应证为骨髓纤维化（原发性、继发性）。根据国际预后判定系统（IPSS）等提示的预后预测因子决定使用适应证。IPSS 的中度风险 2 及高风险为治疗对象。
○对于有肾功能不全（GFR<30 mL/min）、肝功能异常、感染患者或高龄患者，应慎重使用。

【代谢、排泄途径】

经肝脏 CYP3A4 而代谢。活性代谢产物从尿中排泄。

【根据病情不同的使用方法】无论有无 Jak2V617F 变异都可使脾脏缩小，阳性者有稍容易见效的倾向。

【必须注意的药物相互作用、副作用】

●相互作用：和有 CYP3A4 抑制作用的伊曲康唑、克拉霉素、氟康唑、红霉素、环丙沙星、西咪替丁、利福平合用时，应予注意。

●副作用：主要有贫血和血小板减少等。血小板数 $<50\times10^9/L$ 即予停药。贫血进展则考虑减量。有易患感染的可能性。有发生结核病、HBV 再活性化、进行性多灶性脑白质病（PML）、带状疱疹等的报道。另外，也有出血、间质性肺炎、肝功能异常、心功能不全、高血压等的报道。

（山口博树　尾崎胜俊）

第三节 烷化剂

环磷酰胺 (CPA，CPM)

剂型规格：片剂 50 mg　注射剂　100 mg，500 mg

○氮芥类的抗肿瘤药，为前体药物，给药后在体内活化发挥抗肿瘤作用。
○有广泛的恶性肿瘤适应证（多发性骨髓瘤、恶性淋巴瘤、白血病、肺癌、乳腺癌、宫颈癌、子宫内膜癌、卵巢癌、鼻咽癌、胃癌、胰腺癌、肝癌、大肠癌、神经系统肿瘤、骨肿瘤等），能缓解其自觉症状和客观症状。
○片剂为容易从消化道吸收的速溶片制剂。
○大剂量给药时，为预防出血性膀胱炎，有必要予以补液及美司钠。
○对于嗜铬细胞瘤的治疗，为了预防高血压危象，在治疗前有必要给予 α 受体抑制药。

【代谢、排泄途径】

主要经肝代谢酶 CYP2B6 代谢而活化，主要从尿中排泄。

【必须注意的药物相互作用、副作用】

●相互作用：和喷司他丁合用导致心脏毒性增强（合用禁忌）。和其他抗肿瘤药、别嘌醇及放疗合用引起骨髓抑制等副作用增强。使用苯巴比妥时本药作用增强，肾上腺皮质激素、氯霉素、噻替哌使本药作用减弱，和胰岛素、缩宫素、去极化肌肉松弛药合用使其作用增强，使抗利尿激素作用减弱，使蒽环类药物心肌损伤增强。

●副作用：骨髓抑制、恶心、呕吐、脱发等。也有关于休克、全身变态反应、出血性膀胱炎、排尿障碍、肠梗阻、抗利尿激素异常分泌综合征、中毒性表皮坏死松解症、史-约综合征、肝功能异常、急性肾功能不全等的报道。

异环磷酰胺（IFM）

剂型规格：注射剂　1g

> ○为环磷酰胺的同分异构体。
> ○氮芥类的抗肿瘤药，为前体药物，给药后在体内活化发挥抗肿瘤作用。
> ○是骨和软组织肿瘤、子宫癌、复发性生殖细胞肿瘤的标准治疗药物。
> ○适应证为小细胞肺癌、前列腺癌、宫颈癌、骨肉瘤、复发或难治性生殖细胞肿瘤、恶性淋巴瘤。
> ○为预防出血性膀胱炎，应大量补充水分，碱化尿液，合用美司钠。

【代谢、排泄途径】

主要经肝代谢酶 CYP3A4 代谢，主要从尿中排泄药物。

【必须注意的相互作用、副作用】

●相互作用：和喷司他丁合用导致心脏毒性增强（合用禁忌）。和其他抗肿瘤药、别嘌醇及放疗合用引起骨髓抑制等副作用增强。使用苯巴比妥时本药作用增强。使胰岛素、磺酰脲类的降糖作用增强。和美司钠合用可引起中枢神经系统不良反应。

●副作用：可见食欲不振、恶心、白细胞减少、出血性膀胱炎、排尿障碍等环磷酰胺的副作用。另外，也可发生中枢神经系统障碍。

白消安（BUS）

剂型规格：粉剂 1%，注射剂　60 mg

○用于慢性髓细胞白血病、真性红细胞增多症。但主要用于造血干细胞移植的预处理（和环磷酰胺合用）。
○使用注射剂可获得稳定的血中浓度。

【根据病情不同的使用方法】

在造血干细胞移植的预处理中和环磷酰胺合用。

【必须注意的药物相互作用、副作用】

●相互作用：和伊曲康唑、甲硝唑等合用致血药浓度上升。

●副作用：可出现口腔炎、舌炎、恶心、呕吐、腹泻等不良反应。严重副作用有静脉闭塞性肝脏疾病、感染、出血、间质性肺炎等。

美法仑（L-PAM）

剂型规格：片剂 2 mg，静脉注射剂 50 mg

○美法仑是将氮芥和必需氨基酸之一的苯丙氨酸化学结合而提高了对肿瘤亲和性的抗肿瘤药。
○为多发性骨髓瘤的标准治疗药物。
○片剂用于多发性骨髓瘤，静脉注射剂用于下列肿瘤造血干细胞移植前预处理：白血病、恶性淋巴瘤、多发性骨髓瘤及小儿固体瘤。

【代谢、排泄途径】

片剂给药剂量约 30%经尿排泄，20%～50%经粪便排泄。静脉用药主要经尿排泄。

【根据病情不同的使用方法】

肾功能不全的患者，因本药的清除率低下，可能会引起副作用增强，应考虑避免过量（减量的标准尚未确立）。

【必须注意的药物相互作用、副作用】

●相互作用：和环孢素及他克莫司合用应注意肾损伤，和萘啶酸合用应注意出血性肠炎。

●副作用：片剂有骨髓抑制、食欲不振等副作用，静脉注射剂有腹泻、口腔炎、胃肠反应、感染的副作用。严重者有休克、全身变态反应、出血、肝功能异常、间质性肺炎、溶血性贫血、心肌病、心律失常等副作用。

苯达莫司汀（Bendamustine） 剂型规格：静脉注射剂 100 mg

○为同时具有氮芥类化学结构和嘌呤类化学结构的作用于DNA的药物。
○据推测，具有烷化作用及抗代谢作用。
○不受现有因烷化剂引起的DNA修复机制的影响，很少有交叉耐药。
○适应证为复发或难治性低度恶性B细胞非霍奇金淋巴瘤及套细胞淋巴瘤。

【代谢、排泄途径】

主要代谢产物由CYP1A2酶触生成，经过胆汁从粪便排泄。

【必须注意的药物相互作用、副作用】

●相互作用：和其他抗肿瘤药合用可增强骨髓抑制。

●副作用：有骨髓抑制、恶心、呕吐、食欲不振、便秘、腹泻、肝功能异常、IgM及IgA低下等。也有报道发生感染、间质性肺疾病、肿瘤溶解综合征、严重皮肤症状、休克、全身变态反应等。

尼莫司汀（ACNU）　　剂型规格：注射剂　25 mg，50 mg

○在体内变化为有适当脂溶性的游离碱基，通过血脑屏障。
○适应证为脑肿瘤、胃癌、肝癌、大肠癌、肺癌、恶性淋巴瘤、慢性白血病等。
○在脑肿瘤中对胶质母细胞瘤有效，在肺癌当中特别对小细胞癌有效病例较多。

【代谢、排泄途径】

大部分从尿中排泄。

【必须注意的药物相互作用、副作用】

●相互作用：和其他抗肿瘤药、放疗合用可能增强骨髓抑制等作用。

●副作用：有骨髓抑制、食欲不振、恶心、呕吐等。也有全血细胞减少、间质性肺炎的报道。

雷莫司汀（MCNU）　　剂型规格：注射剂　50 mg、100 mg

○为在日本合成的含有葡萄糖结构的亚硝脲类抗肿瘤药。
○在脑肿瘤中对恶性程度高的胶质母细胞瘤有效。
○适应证为胶质母细胞瘤、骨髓瘤、恶性淋巴瘤、慢性髓细胞白血病、真性红细胞增多症、原发性血小板增多症等。

【代谢、排泄途径】

主要从尿中排泄。

【必须注意的药物相互作用、副作用】

●相互作用：和其他抗肿瘤药、放疗合用可能增强骨髓抑制等作用。

●副作用：有骨髓抑制、食欲不振、恶心、呕吐、肝功能异常、全身无力等。也有全血细胞减少、出血倾向、间质性肺炎的报道。

卡莫司汀（BCNU）

剂型规格：脑内植入膜剂 7.7 mg

○亚硝脲类抗肿瘤药卡莫司汀包含在体内可分解的聚合物基质内，是唯一的脑内植入缓释制剂。
○适应证为恶性神经胶质瘤。通过在脑肿瘤（恶性神经胶质瘤）切除后植入本药，作为在手术后的标准治疗（放疗、化疗等）开始之前的空白期的治疗。
○对于初发性及复发性胶质母细胞瘤患者，日本第Ⅰ、第Ⅱ期临床试验显示了良好的抗肿瘤效果。
○在脑肿瘤切除腔内植入本药 14 日后，对于初发恶性神经胶质瘤患者，联合使用替莫唑胺和放疗，对于复发性胶质母细胞瘤患者，则根据主管医师的判断采用适当的治疗。

【代谢、排泄途径】

在脑肿瘤切除腔内植入后，随着缓释剂聚苯丙生 20 的水解，释放出卡莫司汀。

【必须注意的药物相互作用、副作用】

●相互作用：能抑制环磷酰胺和异环磷酰胺的活性。

●副作用：有脑水肿、发热、淋巴细胞减少、偏瘫（包括不完全偏瘫）、恶心、呕吐、食欲减退、头痛、ALT 升高等。也有报道发生痉挛、颅内压增高、脑积水、脑疝、创伤愈合不良、感染、血栓栓塞症、出血等。

达卡巴嗪（DTIC）

剂型规格：注射剂 100 mg

○适应证为黑色细胞瘤、霍奇金淋巴瘤、嗜铬细胞瘤。
○对于霍奇金淋巴瘤的多种药物联合化疗可期待较好疗效。
○对于嗜铬细胞瘤，使用包含本药的化疗方案后，有发生包括高血压危象在内的报道，在使用含有本药的化疗方案前，给予 α 受体阻滞药等。

【代谢、排泄途径】

经肝脏代谢。

【必须注意的药物相互作用、副作用】

●相互作用：和其他抗肿瘤药及放疗合用时，增强骨髓抑制。

●副作用：有恶心、呕吐、血管疼痛、肝功能异常、食欲不振等。也有报道发生过敏性休克、全血细胞减少、肝静脉血栓及伴有肝细胞坏死的重症肝功能不全。

丙卡巴肼（PCZ）

剂型规格：胶囊 50 mg

○适应证为恶性淋巴瘤、脑肿瘤（恶性星型细胞瘤）、含有少突起神经胶质瘤成分的神经胶质瘤。对于脑肿瘤，和其他抗肿瘤药合用显示出抗肿瘤效果。
○因为是口服制剂，使用方便。

【代谢、排泄途径】

主要从尿中排泄。

【必须注意的药物相互作用、副作用】

●相互作用：引起对酒精（饮酒）耐性低下。和吩噻嗪衍生物、巴比妥类药物、三环类抗抑郁药、交感神经兴奋剂合用时作用增强。

●副作用：有食欲不振、白细胞减少、恶心等。也有报道发生痉挛发作、间质性肺炎。

替莫唑胺（TMZ）

剂型规格：胶囊 20 mg，100 mg　静脉注射剂　100 mg

○是适用于脑肿瘤（恶性神经胶质瘤）的烷化剂。
○胶囊和注射剂有同样的生物利用度。

【代谢、排泄途径】

不需要经肝脏代谢，水解后在颅内显示抗肿瘤效果。

【必须注意的药物相互作用、副作用】

●相互作用：和丙戊酸合用导致清除率低下。

●副作用：有骨髓抑制、便秘、恶心、肝功能异常、肺孢子菌病等。

（植松和嗣）

第四节 抗代谢类药

甲氨蝶呤（MTX）

剂型规格：注射剂 5 mg，50 mg，200 mg/8mL，1000 mg/40mL　片剂 2.5 mg

○通过抑制二氢叶酸还原酶（DHFR），抑制胸苷酸合成酶（TS）活性而抑制 DNA 合成。
○适应证为急性白血病、慢性淋巴细胞白血病、慢性髓细胞白血病、绒毛性疾病（绒毛癌、破坏性葡萄胎、葡萄胎）。对于淋巴瘤、乳癌、肉瘤（骨肉瘤、软组织肉瘤等）、尿路上皮癌等多和其他抗肿瘤药合用。
○1 次给药量超过 100 mg/m^2 时，为减轻毒性，给予亚叶酸钙（亚叶酸钙解救疗法）。
○为了预防肾功能损害，在碱化尿液的同时，予以充分补充液体。在选择利尿药时，避免使用酸化尿液的药物（呋塞米、噻嗪类利尿药），推荐使用碱化尿液的利尿药（乙酰唑胺）。

【代谢、排泄途径】

肝脏代谢，从尿中排泄，一部分因肠道细菌而失活。

【必须注意的药物相互作用、副作用】

●相互作用：和非甾体抗炎药（NSAIDs）、复方磺胺甲噁唑合用导致甲氨蝶呤排泄延迟。

●副作用：严重副作用有全身过敏样症状、骨髓抑制、肝损害、肾损害、间质性肺炎、皮肤损害、肠炎等。

培美曲塞（PEM，力比泰，阿灵达）

剂型规格：注射剂　100 mg，500 mg

> ○通过抑制胸苷酸合成酶（TS）、甘氨酰胺核糖核苷酸甲酰基转移酶（GARFT）及二氢叶酸还原酶（DHFR），抑制 DNA 及 RNA 的合成。
> ○适应证为恶性胸膜间皮瘤、不能手术的进展及复发性非小细胞肺癌。
> ○在日本，作为术后辅助化疗使用尚未纳入医保。
> ○有报道证明，对于恶性胸膜间皮瘤，与顺铂单药相比，与顺铂合用，生存期间得到了延长。
> ○为了减轻副作用，在给予本药 1 周前每日给予叶酸，每 9 周给予 1 次维生素 B_{12}。

【代谢、排泄途径】

以尿中排泄为主。

【根据病情不同的使用方法】

推荐培美曲塞使用对象为 CCR 45 mL/min 以上的患者，在重度肾功能不全（GFR 19 mL/min）患者中有死亡的报道。CCR 45 mL/min 的患者和 CCR 90 mL/min 的患者相比，血浆清除率降低 32%，推测其 AUC 增加 48%。

【必须注意的药物相互作用、副作用】

●相互作用：和 NSAIDs、丙磺舒、青霉素等有肾毒性及经肾排泄的药物合用，副作用增强。口服 NSAIDs 时应予从使用培美曲塞前 3 日至使用后 3 日停用。

●副作用：主要有 AST 上升（76.9%），皮疹（73.8%），ALT 上升（71.6%），食欲不振（56.9%），Hb 降低（54.2%），恶心（53.8%）。间质性肺炎也是其严重副作用（3.6%）。对于皮疹预防，于使用前 1 日给予地塞米松 4 mg，1 日 2 次，共服用 3 日。

氟尿嘧啶（5-FU）

剂型规格：片剂 50 mg，100 mg　注射剂 250 mg/5mL，1000 mg/20mL　软膏（5%）5g，20g

○尿嘧啶的衍生物。5-FU 在体内磷酸化，变为活性型 5-氟尿嘧啶脱氧核苷（FdUMP），通过抑制胸苷酸合成酶（TS）而抑制 DNA 的合成。为 S 期特异性药物。

○适应证：内服治疗消化系统肿瘤、乳腺癌、宫颈癌。注射治疗：①胃癌、肝细胞癌、结直肠癌、乳腺癌、胰腺癌、宫颈癌、子宫内膜癌、卵巢癌。②（和其他抗肿瘤药或放疗合用）食管癌、肺癌、头颈部肿瘤。③（联合疗法）头颈部癌。④（左亚叶酸钙、5-FU 持续静脉注射联合疗法）结直肠癌。软膏用于皮肤恶性肿瘤。

○对于食管癌，CDDP+5-FU 为标准方案，据报道，在进展期有 35%～66%的良好肿瘤的缩小效果。

○对于头颈部癌诱导化疗，也是标准方案。

○对于不能根治切除的结直肠癌，以 5-FU 为主要药物的方案（FOLFOX 方案、FOLFIRI 方案）是标准方案。

○持续静脉滴注时，能够长时间维持血药浓度以抑制 DNA 合成；而快速静脉注射时则可短时间提高血药浓度以抑制 RNA 功能。

【代谢、排泄途径】

经肝脏代谢，主要代谢为 FdUMP 及三磷酸氟尿嘧啶（FUTP）。经呼吸及尿排泄。

【必须注意的药物相互作用、副作用】

●相互作用：在 TS-1 使用中或使用停止后至少 7 日内不使用本药。和华法林合用导致华法林作用增强。和苯妥英可发生苯妥英中毒（恶心、呕吐、眼球震颤、共济失调等）。和复方曲氟尿苷（三氟尿苷）/替吡嘧啶片则可引起严重骨髓抑制等副作用。

●副作用：有食欲不振（15.2%），腹泻、软便（12.3%），全身乏力（8.9%），恶心、呕吐（8.2%），白细胞减少（7.9%），口腔炎（6.7%），色素沉着（4.8%）等。也有心肌缺血及白质脑病的报道。

5′-脱氧氟尿苷 (5′-DFUR)

剂型规格：胶囊　100 mg，200 mg

○为 5-FU 的前体药物，经肿瘤组织中高度表达的胸腺嘧啶核苷磷酸化酶（TP）转换成 5-FU。
○适应证为胃癌、结直肠癌、乳腺癌、宫颈癌、膀胱癌。

【代谢、排泄途径】

主要经尿排泄。

【必须注意的药物相互作用、副作用】

●相互作用：和氟尿嘧啶类抗肿瘤药、氟胞嘧啶（抗真菌药）、苯妥英、华法林、复方曲氟尿苷（三氟尿苷）/替吡嘧啶片合用的注意点参照前述氟尿嘧啶项。

●副作用：腹泻、白细胞减少、食欲不振等发生率为 10%以下。重要的副作用有脱水症状、急性肾功能不全、骨髓抑制、溶血性贫血、重症肠炎（出血性肠炎、缺血性肠炎、坏死性肠炎）、白质脑病等中枢神经损伤、间质性肺炎、心力衰竭、肝功能异常、黄疸、急性胰腺炎、嗅觉丧失等。

卡培他滨（希罗达） 剂型规格：片剂 300 mg

○为5′-脱氧氟尿苷（5′-DFUR）的衍生物，经肝脏羧酸酯酶转换成5′-脱氧-5-氟胞苷（5′-DFCR），再经胞核嘧啶核苷脱氨酶转换成5′-脱氧氟尿苷（5′-DFUR）。在肠道内不转换为5-FU，所以减轻了消化系统的毒性。
○适应证为不能手术或复发性乳腺癌、结肠癌术后的辅助化疗、不能切除治愈的晚期结直肠癌及胃癌。
○对于乳腺癌，作为术后辅助化疗的有效性尚未得到确认。单药使用仅限于包含蒽环类抗肿瘤药的化疗后恶化或复发的病例。
○对于Dukes C以外的结肠癌术后辅助化疗，其有效性尚未得到确认。

【代谢、排泄途径】

主要经肝脏代谢。

【必须注意的药物相互作用、副作用】

●相互作用：和氟尿嘧啶类抗肿瘤药、氟胞嘧啶（抗真菌药）、苯妥英、华法林、复方曲氟尿苷（三氟尿苷）/替吡嘧啶片合用的注意点参照前述氟尿嘧啶项目。

●副作用：主要有手足皮肤反应（59.1%），恶心（33.2%），食欲不振（30.5%），红细胞减少（26.2%），腹泻（25.5%），白细胞减少（24.8%），血胆红素增加（24.2%），口腔炎（22.5%），淋巴细胞减少（21.5%）等。

替加氟（FT，TGF）

剂型规格：胶囊 200 mg 肠溶颗粒 50% 注射剂 400 mg（4%10 mL） 注射剂 400 mg 栓剂 750 mg

○为 5-FU 的前体药物，UFT 及 S-1 的组成成分，经 CYP2A6 在肝脏代谢，转换成 5-FU。
○适应证为：①肠溶颗粒、胶囊用于消化道癌（胃癌、结直肠癌）、乳腺癌。②栓剂用于头颈部癌、消化道癌（胃癌、结直肠癌）、乳腺癌、膀胱癌。③注射剂用于头颈部癌、消化道癌（胃癌、结直肠癌）。

【代谢、排泄途径】

从替加氟到 5-FU，主要经 CYP2A6 代谢，经肾排泄。

【必须注意的药物相互作用、副作用】

●相互作用：和氟尿嘧啶类抗肿瘤药、氟胞嘧啶（抗真菌药）、苯妥英、华法林、复方曲氟尿苷（三氟尿苷）/替吡嘧啶片合用的注意点参照前述氟尿嘧啶项目。有报道曾发生重症肝炎等严重肝功能不全。

●副作用：虽然发生率较低，但有消化道症状、血液毒性、色素沉着、肝功能异常、倦怠、皮疹等。

尿嘧啶替加氟片（优福定，UFT）

剂型规格：胶囊 100 mg　颗粒 100 mg，150 mg，200 mg

○为了增强 5-FU 的细胞抑制效果，尿嘧啶和替加氟按 4：1 的摩尔浓度比例配合。
○通过尿嘧啶抑制 5-FU 降解酶的二氢嘧啶脱氢酶（DPD），保持 5-FU 血浓度在较高水平。
○适应证为胃癌、胰腺癌、胆囊癌、胆管癌、肝癌、结肠癌、直肠癌、乳腺癌、肺癌、头颈部癌、膀胱癌、前列腺癌、宫颈癌。
○作为对于 $\mathrm{I_B}$期非小细胞肺癌术后辅助化疗，2 年口服。作为结直肠癌术后辅助化疗，叶酸、替加氟、尿嘧啶方案使用 5 个周期。

【代谢、排泄途径】

从替加氟到 5-FU 的代谢，主要经 CYP2A6 进行。由替加氟转换而来的 5-FU 的代谢，则按照自然生成的尿嘧啶内因性从头合成途径。主要经尿中排泄。

【必须注意的药物相互作用、副作用】

●相互作用：和氟尿嘧啶类抗肿瘤药、氟胞嘧啶（抗真菌药）、苯妥英、华法林、复方曲氟尿苷（三氟尿苷）/替吡嘧啶片合用的注意点参照前述氟尿嘧啶项目。

●副作用：为 5%以下，有食欲不振、恶心、呕吐、腹泻等消化道症状，还有报道白细胞减少、血小板减少、贫血等血液系统副作用以及肝功能异常、色素沉着等。

替吉奥（替加氟/吉美嘧啶 /奥替拉西）（S-1）

剂型规格：胶囊 20 mg，25 mg　颗粒 20 mg，25 mg　OD 片 20 mg，25 mg

> ○将替加氟（FT）和吉美嘧啶（CDHP）及奥替拉西（oxo）以 1∶0.4∶1 的摩尔浓度比例配合的口服氟尿嘧啶类抗肿瘤药。CDHP 为 DPD 抑制药，增强 5-FU 的抗肿瘤效果，oxo 抑制 5-FU 在消化道黏膜的磷酸化，减轻消化道毒性。
> ○适应证为胃癌、结直肠癌、头颈部癌、非小细胞肺癌、不能手术或复发性乳腺癌、胰腺癌、胆管癌。

【代谢、排泄途径】

替加氟在肝脏代谢，由替加氟转为 5-FU 主要经 CYP2A6 进行。oxo 由胃液分解为 5-氮尿嘧啶。CDHP（52.8%）、三聚氰酸 CA（11.4%）、替加氟（7.8%）、5-FU（7.4%）、oxo（2.2%）从尿中排泄。

【根据病情不同的使用方法】

肾功能不全（CCR < 60 mL/min）者减量。

【必须注意的药物相互作用、副作用】

●相互作用：和氟胞嘧啶（抗真菌药）、苯妥英、华法林、复方曲氟尿苷（三氟尿苷）/替吡嘧啶片合用的注意点参照前述氟尿嘧啶项目。

●副作用：单独使用其副作用发生率为 87.2%，胰腺癌重度副作用发生率较高，特别是以食欲不振、恶心、呕吐、腹泻等消化道副作用为主。

阿糖胞苷（Ara-C）

剂型规格：注射剂 20 mg，40 mg，60 mg，100 mg，200 mg

大剂量注射剂　400 mg，1g

○在细胞内代谢为三磷酸核苷酸（Ara-CTP），通过抑制 DNA 聚合酶 α 的活性而抑制 DNA 合成。

○为 S 期特异性且时间依赖性的药物，持续静脉滴注可取得良好的治疗效果。

○对于复发或难治性急性白血病（急性髓细胞白血病、急性淋巴细胞白血病）、恶性淋巴瘤、骨髓增生异常综合征等，用于标准方案之中。

○适应证为急性白血病、消化道肿瘤、肺癌、乳腺癌、女性生殖系统肿瘤、膀胱肿瘤。

○阿糖胞苷大剂量疗法用于年轻患者 AML 的巩固治疗。海外用量为 3 g/m²，在日本的 JALSG 试验用量为 2 g/m²。中枢神经毒性的发生率为 12%，治疗相关死亡率为 5%。

○可进入脑脊液，也可以鞘内注射。

【代谢、排泄途径】

主要在肝脏、血液代谢，转换为 Ara-U。经由胞核嘧啶核苷脱氨酶代谢为 Ara-C，大部分从尿中排泄。

【必须注意的副作用】

有食欲不振、恶心、呕吐、腹泻等消化道毒性，发热、全身倦怠等。严重副作用有阿糖胞苷综合征（发热、肌肉痛、骨痛）、心律失常、心力衰竭、中枢神经系统功能障碍、急性胰腺炎、疼痛性红斑等。

阿糖胞苷十八烷基磷酸盐硬胶囊（阿糖胞苷胶囊，SPAC）

剂型规格：胶囊 50 mg，100 mg

○为提高了脂溶性、可以口服的 Ara-C 前体药物。在肝脏代谢为 C-C3PCA，向血液中徐缓释放出 Ara-C。
○适应证为成人非淋巴细胞白血病、骨髓增生异常综合征。因为是能够维持 Ara-C 低浓度的口服药，对非典型白血病、高龄者白血病、高危的骨髓增生异常综合征治疗有效。

【代谢、排泄途径】

在肝脏代谢、从尿中排泄。

【必须注意的药物相互作用、副作用】

●相互作用：和抗肿瘤药合用，可能增强骨髓抑制。

●副作用：发生率在 10%以上的有血小板减少、白细胞减少、食欲不振、恶心、呕吐、血红蛋白减少、红细胞减少。发生率在 10%以下的有发热、AST/ALT 上升、倦怠。

依诺他滨（BH-AC）

剂型规格：静脉注射剂 150 mg，200 mg，250 mg

○有对抗抑制 Ara-C 活化的胞苷脱氨酶的作用，是提高了脂溶性的阿糖胞苷前体药物，在组织内转换为 Ara-C。
○适应证为急性白血病（包括慢性白血病急性变）

【代谢、排泄途径】

药物主要代谢为尿嘧啶阿拉伯糖苷，主要从尿中排泄。

【必须注意的药物相互作用、副作用】

●相互作用：因可引起副作用加重，和抗肿瘤药合用时应予注意。

●副作用：主要有恶心（28.5%），呕吐（19.4%），食欲不振（20.9%），肝功能异常（15.6%），贫血（13.9%），发热（13.5%）等。

吉西他滨（GEM）

剂型规格：注射剂　200 mg，1g

○吉西他滨是将脱氧胞苷（dCyd）糖链去氧核醣的2′位置的2个氢原子置换成氟原子的化合物。经代谢为吉西他滨三磷酸盐（dFdCTP），和三磷酸脱氧胞苷（dCTP）竞争，抑制合成DNA。

○适应证为非小细胞肺癌、胰腺癌、胆管癌、尿路上皮癌、不能手术或复发性乳腺癌、卵巢癌、恶性淋巴瘤。

○对于非小细胞肺癌，一线化疗采用和铂制剂联合方案，复发者则采取单药方案。对于恶性胸膜间皮瘤也是主要药物之一。

○胰腺癌晚期或术后辅助化疗主要药物。

○对于不能切除的胆管癌、尿路上皮癌，和顺铂合用为标准方案。

○对于卵巢癌的铂类耐药病例，单药使用。

○对于复发或难治性恶性淋巴瘤，作为挽救方案使用。

○有报道显示，若将溶液换成5%葡萄糖，则血管痛的发生率从36%减少至8%。

【代谢、排泄途径】

主要在肝脏、血液中代谢为无活性的dFdU，从尿中排泄。

【根据病情不同的使用方法】

并发肝功能异常及酒精成瘾者，因可引起肝功能恶化，应慎重使用。此外，仅有转氨酶升高可无需减量，但胆红素升高（1.6~7 mg/dL）初次用量从 800 mg/m^2 开始，能耐受的话，可增加用量。

【必须注意的药物相互作用、副作用】

●相互作用：禁止和胸部放疗合用。

●副作用：骨髓抑制为其用量限制因子，据报道，血液毒性伴随败血症而引起的死亡率为 0.25%。因有急性恶化的风险，对于有明确间质性肺炎及正进行胸部放疗的患者，不宜使用。

巯嘌呤 (6-MP)

剂型规格：粉剂 10%

○在细胞内转换为含硫同系物的硫代肌苷酸（TIMP），主要阻止肌苷酸（inosinic acid）转变，抑制嘌呤的合成，为 S 期特异性药物。
○对于费城染色体阴性的急性白血病及慢性髓细胞白血病，在诱导缓解、强化治疗及维持治疗中，作为使用药物之一和其他药物组成方案。
○对于急性早幼粒细胞白血病（APL），巩固治疗结束后，经定量 RT-PCR 检测 PML-RARA 融合基因转阴的情况下，考虑维持疗法。使用维 A 酸（ATRA）或 ATRA/6-MP/甲氨蝶呤（MTX）联合方案。
○硫嘌呤甲基转移酶（TPMT）缺乏症的患者，应减量以后继续治疗。

【代谢、排泄途径】

主要在肝脏、消化道黏膜代谢，从尿中排泄。

【须注意的药物相互作用、副作用】

●相互作用：禁止和活疫苗使用。因使血药浓度上升，不和别嘌呤醇合用。和非布司他（非布索坦）合用可能增加骨髓抑制副作用。

●副作用：严重副作用有骨髓抑制（发生频度不明）。其他副作用有肝功能异常、变态反应等。

氟达拉滨

剂型规格：片剂 10 mg　注射剂 50 mg

○转换为有活性的阿糖腺苷三磷酸（Ara-ATP）。抑制 DNA 聚合酶及 RNA 聚合酶等。

○适应证为复发或难治性低度恶性 B 细胞非霍奇金淋巴瘤、套细胞淋巴瘤、伴有贫血或血小板减少的慢性淋巴细胞白血病。

○对于慢性淋巴细胞白血病有效率为 60%～70%，和烷化剂比较，未能取得 PFS 及 OS 的改善。

○对于小淋巴细胞淋巴瘤（SLL）及滤胞性淋巴瘤，氟达拉滨等嘌呤类似物能改善有效率，但未能延长总生存期（OS）。期待和利妥昔单抗合用能提高疗效。

○有报道曾发生致死性自身免疫性溶血性贫血，要注意溶血性贫血的发生。

○可引起迁延性淋巴细胞减少（特别是 CD4 阳性淋巴细胞），应进行卡氏肺孢子菌病、真菌感染及病毒感染的一级预防。

【代谢、排泄途径】

在肝脏经代谢为 2F-ara-A，主要从尿中排泄。

【根据病情不同的使用方法】

对于肾功能不全的患者，应根据其程度减量，慎重使用。

【必须注意的药物相互作用、副作用】

●相互作用：因曾有发生致死性肺毒性的报道，所以不和喷司他丁（Pentostatin）合用。和阿糖胞苷及其他抗肿瘤药合用可能增强血液毒性，应慎重使用。使用未经照射处理血液输血可能引起移植物抗宿主反应（GVHD），应使用照射处理血液。

●副作用：可见恶心（40.6%），食欲不振（35.9%），疲劳（34.4%），腹泻（31.1%），血尿（23.4%），头痛（23.4%），上呼吸道炎症（20.3%），便秘（20.3%），皮疹（18.8%），鼻咽炎（15.6%），血液毒性、AST/ALT上升等。

奈拉滨

剂型规格：注射剂　250 mg/50mL

○为ara-G的前体药物的嘌呤核酸类似物。
○用于好发于年轻男性的高度恶性淋巴瘤的特殊类型T细胞急性淋巴性白血病（T-ALL）、T淋巴母细胞性淋巴瘤（T-LBL），已进入日本医保，据报道完全缓解率为31%。在欧洲，用于二线方案以后的病例。
○经腺苷脱氨酶（ADA）脱甲基，转换为ara-G后，再转换为活性型rar-GTP，抑制DNA合成。

【代谢、排泄途径】

从尿中排泄。

【必须注意的药物相互作用、副作用】

●相互作用：和腺苷脱氨酶（ADA）抑制剂喷司他丁合用时应予注意。

●副作用：在成人主要有贫血（99%），血小板减少（86%），白细胞减少（81%），疲劳（50%）。在小儿主要有贫血（95%），白细胞减少（94%），血小板减少（88%）。严重的副作用有中枢神经系统障碍、横纹肌溶解症、重症肝炎等。

喷司他丁（DCF）

剂型规格：注射剂 7.5 mg

○强力抑制腺苷脱氨酶（ADA），抑制 DNA。成为有活性的腺苷衍生物（2CdAMP），该衍生物有抗肿瘤作用。
○适应证为成人 T 细胞白血病/淋巴瘤（ATL）、毛细胞白血病。
○在日本，对于 ATL 的有效率，急性型 23.5%，淋巴瘤型 33.3%，慢性型 33.3%，隐袭性型 75%。
○对于毛细胞白血病，显示出 50%～70%完全缓解、80%～87%有效率，和 α 干扰素相比较显示出有效。

【代谢、排泄途径】

从尿中排泄。

【必须注意的药物相互作用、副作用】

●相互作用：据报道，发现和阿糖腺苷合用，可引起肾功能不全、肝功能不全、痉挛发作、昏迷、脑水肿、肺水肿、代谢性酸中毒、急性肾功能不全（都是 Grade 4）。另外，因有机制不明的死亡病例出现，所以不和氟达拉滨、环磷酰胺、异环磷酰胺合用。另外和别嘌呤醇、阿糖腺苷软膏、奈拉滨合用引起毒性增强，应予注意。

●副作用：主要有白细胞减少（19.5%），食欲不振（12.8%），发热（12.5%），呕吐（11.4%），倦怠（8.4%），血小板减少（7.8%），恶心（7.5%），AST 增加（7.2%），ALT 增加（6.1%），贫血（4.2%）。

克拉屈滨

剂型规格：注射剂　8 mg/8mL

○和氟达拉滨一样是嘌呤类似物脱氧腺嘌呤衍生物。
○在细胞内磷酸化，变为有活性的 2-CdaATP，积蓄于白血病细胞、淋巴细胞及单核细胞，进入 DNA，切断 DNA 链。
○适应证为毛细胞白血病（HCL），复发、再燃，耐药性低度恶性或滤胞性 B 细胞非霍奇金淋巴瘤，套细胞淋巴瘤。
○对毛细胞白血病为标准治疗（完全缓解率 50%～80%，缓解率 85%～95%）。
○对于复发、再燃，耐药性低度恶性淋巴瘤，根据和氟达拉滨的比较试验，有效率及 3 年无进展生存率同等。

【代谢、排泄途径】

主要从尿中排泄。

【必须注意的副作用】

疲劳（49.2%），皮疹（30.6%），恶心（29%），头痛（23.4%），食欲不振（22.6%），注射部位反应（15.3%），呕吐、便秘（各 13.7%），恶寒、眩晕（各 12.9%），腹泻、咳嗽、胸部听诊异常、紫斑（各 12.1%），出汗（11.3%），无力（10.5%）。据报道，在使用 4 周以内出现血液毒性。

氯法拉滨

剂型规格：注射剂　20 mg/20mL

○为脱氧腺苷衍生物嘌呤类抗代谢肿瘤药。抑制 DNA 聚合酶，抑制核苷酸还原酶（RnR），具有脱氧胞苷激酶（dCyd）效用。
○对于复发或难治性小儿急性淋巴细胞白血病，正在成为第一选择。

【代谢、排泄途径】

显示从尿中排泄。

【必须注意的副作用】

AST/ALT 上升（71.4%），贫血、恶心、呕吐、

食欲减退（57.1%）。

左亚叶酸钙（L-LV）　　剂型规格：注射剂　25 mg，100 mg

○左亚叶酸盐本身不具有抗肿瘤作用，作为亚叶酸（甲酰四氢叶酸），增强胸苷酸合成酶抑制药 5-FU 的作用。
○对于 Dukes B/C 期结肠癌，和单纯手术比较，5-FU 和亚叶酸方案的预后改善效果得到了证明。给药方法有 RPMI 法、Mayo 法、de Gramont 法、AIO 法、sLV5-FU2 法。作为术后辅助化疗，采用 RPMI 法或 Mayo 法 6 个月治疗成为标准治疗。
○对于不能切除的结直肠癌，作为 5-FU+LV 持续静脉滴注联合方案，在静脉注射之后，46 小时持续给药时联合应用。在此基础上，加上奥沙利铂（L-OHP）的 FOLFOX 方案或加上伊立替康（CPT-11）的 FOLFIRI 方案，作为不能切除的结直肠癌一线或二线化疗方案，已成为标准方案。
○对于不能切除的胰腺癌，作为 FOLFIRINOX 方案已被追加纳入日本医保。

【代谢、排泄途径】

主要从尿中排泄。

【必须注意的药物相互作用、副作用】

●相互作用：合用禁忌为 S-1。合用注意为苯妥英、华法林及其他化疗、放疗、复方磺胺甲噁唑等。

●副作用：据报道，严重副作用有重症肠炎、骨髓抑制、白质脑病、精神神经障碍、心血管损害、肝功能损害、急性肾功能不全、间质性肺炎、消化道溃疡、严重口腔炎、手足皮肤反应、弥散性血管内凝血（DIC）、重症肝炎、肝硬化、肾病综合征、史-约综合征（Stevens-Johnson syndrome）、中毒性表皮坏死松解症（TEN）、溶血性贫血。

亚叶酸钙（LV）

剂型规格：片剂 5 mg，25 mg　注射剂 3 mg/1mL

○LV 和 L-LV 一样，是亚叶酸（甲酰四氢叶酸），和优福定（尿嘧啶替加氟片）同时口服，增强胸苷酸合成酶抑制作用。

○适应证：25 mg 片剂用于增强 LV、FT、尿嘧啶方案对于结直肠癌的 FT、尿嘧啶的抗肿瘤效果。5 mg 片剂、注射剂用于减轻叶酸代谢拮抗药毒性。

○对于 Stage Ⅱ/Ⅲ的结肠癌，FT、尿嘧啶＋ LV 方案和 5-FU ＋LV 联合方案（RPMI 法）相比较，在无病生存率，总生存率方面无显著差异，毒副作用及 QOL 也同等。FT、尿嘧啶＋LV 方案为口服，给药更加方便。

○因受进食影响，进食前后 1 小时避免服用。

【代谢、排泄途径】

从 FT 到 5-FU 的代谢，主要和 CYP2A6 相关。至于 LV，d-体则几乎以原形从尿中排泄。

【必须注意的药物相互作用、副作用】

●相互作用：合用禁忌为 S-1。合用注意为苯妥英、华法林及其他化疗、放疗、叶酸代谢拮抗药（复方磺胺甲噁唑等）。

●副作用：据报道，严重的副作用有骨髓抑制、溶血性贫血等血液毒性，重症肝炎等严重肝损害，脱水症状、重症肠炎，包括白质脑病在内的精神神经障碍、心血管损害、急性肾功能不全、肾病综合征、嗅觉丧失、间质性肺炎、严重口腔炎、消化道溃疡、手足皮肤反应、史-约综合征、中毒性表皮坏死松解症（TEN）等。

羟基脲（HU）　　剂型规格：胶囊 500 mg

○通过抑制核苷酸还原酶，抑制 DNA 合成，为尿素衍生物，S 期特异性药物。
○适应证为慢性髓细胞白血病，原发性血小板增多症（ET），真性红细胞增多症（PV）。对于 ET 及 PV 患者 60 岁以上或既往有血栓症者，进行治疗。

【代谢、排泄途径】

在肝脏代谢，从呼吸及尿中排泄。

【根据病情不同的使用方法】

因主要从肾排泄，对于肾功能不全的患者，应考虑减量。

【必须注意的药物相互作用、副作用】

●相互作用：和抗肿瘤药及放疗合用时，应予注意。

●副作用：发生率 5%以下的有皮疹，恶心、呕吐等消化道症状，ALT/AST 上升，胆红素上升（0.2%），皮肤溃疡（0.7%，下肢多发）。间质性肺炎也是严重副作用之一。

门冬酰胺酶（L-ASP）　剂型规格：注射剂 5000 kU，10000 kU

○通过增加血中 L-天冬酰胺代谢，造成肿瘤营养障碍，抑制其增殖。
○对于急性白血病（包括慢性白血病急变）、恶性淋巴瘤，作为多药方案中的药物之一使用。
○用注射用水溶解，稀释成 200～500 mL 静脉注射。因为如果用生理盐水溶解及稀释，会发生盐析而引起溶液浑浊，应予避免。
○肌内注射时，5000 kU，用注射用水或 5%葡萄糖溶液溶解。
○在凝血异常方面有纤维蛋白原减少、凝血酶原减少、血纤维蛋白溶酶原减少、抗凝血酶Ⅲ（AT-Ⅲ）减少、蛋白 C 减少。因为有脑出血、脑梗死、肺出血的风险，应增加复查频次。

【代谢、排泄途径】

无代谢研究数据。考虑由网状内皮系统摄取、排泄。

【必须注意的药物相互作用、副作用】

●相互作用：甲氨蝶呤、泼尼松、长春新碱使其副作用增强。同时使用活疫苗时，可能引起严重、致死性感染。糖尿病治疗药及痛风治疗药会使血糖及血尿酸增高。

●副作用：严重副作用有凝血异常、急性胰腺炎、骨髓抑制、休克、全身过敏、肝功能不全等。

阿扎胞苷

剂型规格：注射剂 100 mg

○为分解、抑制甲基转移酶1（DNMT1）的DNA去甲基化药。高剂量发挥代谢拮抗药作用，抑制DNA合成，而低剂量则无抑制DNA合成作用，主要发挥DNA去甲基化作用。
○适应证为骨髓增生异常综合征。和支持疗法及低剂量化疗、强烈化疗相比较，证实向白血病转化的期间延长、生存期间延长、预后改善有显著意义。

【代谢、排泄途径】

在肝脏代谢，从尿中排泄。

【根据病情不同的使用方法】

因有肝功能异常、血清白蛋白<3.0 g/dL患者发生进展性肝性脑病引起死亡的病例报道，应予注意。

【必须注意的药物相互作用、副作用】

●相互作用：导致引起临床问题的相互作用的可能性较低。

●副作用：有包括发热性中性粒细胞减少症在内的中性粒细胞减少症（88.7%）、血小板减少症（86.8%）

等血液毒性，便秘（69.8%），注射部位反应（红斑、皮疹、瘙痒、硬结等，67.9%），血细胞比容减少、倦怠（各50.9%），发热（38%），AST/ALT 增加（34.0% ~ 38.0%），食欲不振（38.0%），皮疹（34.0%）等。

（大熊裕介　细见幸生）

第五节 抗生素类抗肿瘤药

多柔比星（DXR，ADM，ADR）

剂型规格：（Adriacin®）注射剂 10 mg，50 mg，（Doxil®）注射剂　20 mg/10mL

○拓扑异构酶Ⅱ抑制药，和 DNA 形成复合体，抑制 DNA・RNA 聚合酶，抑制 DNA・RNA 合成。
○适应证为恶性淋巴瘤、肺癌、消化道癌、乳腺癌、膀胱肿瘤、骨肉瘤、子宫内膜癌、恶性骨和软组织肿瘤、多发性骨髓瘤、儿童恶性实体瘤。
○对于乳腺癌使用 AC 方案（DXR＋CPA），CAF 方案（CPA＋DXR＋5-FU）。对于恶性淋巴瘤使用 ABVD 方案（DXR＋BLM＋VLB＋DTIC），R-CHOP 方案（利妥昔单抗＋CPA＋DXR＋VCR＋PSL）。对于膀胱癌使用 M-VAC 方案（MTX＋VLB＋DXR＋CDDP）。
○注意心脏毒性及漏出性皮肤损害。

【代谢、排泄途径】

在肝脏代谢，从胆汁、尿中排泄。

【必须注意的药物相互作用、副作用】

●相互作用：使用前心脏或纵隔放疗及使用有潜在性心脏毒性的抗肿瘤药会引起心脏毒性增强。和其他抗肿瘤药及放疗联合应用可相互增强其骨髓抑制等副作用。在使用本药前，使用紫杉醇（PTX）有增强骨髓抑制等副作用的可能性。

●副作用：有骨髓抑制、恶心、呕吐、食欲不振、腹泻、口腔炎、脱发、皮肤毒性、尿的色调变化。心脏毒性为不可逆的累积性，总给药量不应超过 500 mg/m²。

柔红霉素（DNR，DM）　剂型规格：静脉注射剂 20 mg

○拓扑异构酶Ⅱ抑制药，作用于细胞核酸合成过程，直接和DNA结合，抑制DNA合成及依赖DNA的RNA合成反应。
○适应证为急性白血病（包括慢性髓细胞白血病急变）。
○对于急性髓细胞白血病使用DNR+Ara-C方案，急性早幼粒细胞白血病使用ATRA+DNR方案，DNR方案。
○注意心脏毒性及漏出性皮肤损害。

【代谢、排泄途径】

在肝脏代谢，从胆汁、肾排泄。

【必须注意的药物相互作用、副作用】

●相互作用：使用前心脏或纵隔放疗及使用有潜在性心脏毒性的抗肿瘤药会引起心脏毒性增强。和其他抗肿瘤药及放疗相互增强其骨髓抑制等副作用。

●副作用：有骨髓抑制、心脏毒性、消化道毒性、皮疹。关于心脏毒性，总给药量不应超过 25 mg/kg。

吡柔比星（THP）　剂型规格：注射剂 10 mg，20 mg

○DXR的类似物，和癌细胞核分裂有关，抑制核酸合成，使细胞周期停止在G期。
○适应证为头颈部癌、乳腺癌、胃癌、尿路上皮癌、卵巢癌、子宫癌、急性白血病、恶性淋巴瘤。
○注意心脏毒性及漏出性皮肤损害。

【代谢、排泄途径】

在肝脏代谢，从胆汁、肾排泄。

【必须注意的药物相互作用、副作用】

●相互作用：使用前心脏或纵隔放疗及使用有潜在性心脏毒性的抗肿瘤药会引起心脏毒性增强。和其他抗肿瘤药及放疗相互增强其骨髓抑制等副作用。

●副作用：和 DXR 同样，严重副作用有心脏毒性（总给药量不应超过 950 mg/ m^2）、间质性肺炎、膀胱萎缩（膀胱灌注时）。

表柔比星（EPI） 剂型规格：注射剂 10 mg，50 mg

○DXR 的类似物。
○适应证为急性白血病、恶性淋巴瘤、乳腺癌、卵巢癌、胃癌、肝癌、尿路上皮癌。
○对于乳腺癌，使用 EC 方案（EPI+CPA），CEF 方案（CPA+EPI+5-FU）。
○心脏毒性和 DXR 几乎相同。要注意漏出性皮肤损害。

【代谢、排泄途径】

在肝脏代谢，从胆汁、肾排泄。

【必须注意的药物相互作用、副作用】

●相互作用：和 DXR 同样。西咪替丁会使本药 AUC 增加。

●副作用：几乎和 DXR 同样，有效性和心脏毒性的受益及风险和 DXR 同样。总给药量不应超过 900 mg/ m^2。

伊达比星（IDR） 剂型规格：静脉注射剂 5 mg

○DNR 的前体药物。比 DNR 脂溶性高，被细胞摄取率也高。和 DNA 结合后，抑制核酸聚合酶，还有抑制拓扑异构酶Ⅱ而切断 DNA 链。
○适应证为急性髓细胞白血病（包括慢性髓细胞白血病急变）。
○对于急性髓细胞白血病（APL 除外），使用 IDR+Ara-C 方案。对于急性早幼粒细胞白血病（APL）使用 ATRA+IDR 方案。
○注意心脏毒性及漏出性皮肤损害。

【代谢、排泄途径】

在肝脏代谢，从胆汁、尿中排泄。

【必须注意的药物相互作用、副作用】

和 DXR 同样。因心脏毒性，总给药量不应超过 120 mg/m²。

阿柔比星（ACR，ACM） 剂型规格：注射剂 20 mg

○抑制拓扑异构酶Ⅱ，和 DNA 结合强烈抑制核酸合成及 RNA 合成。
○适应证为胃癌、肺癌、乳腺癌、卵巢癌、恶性淋巴瘤、急性白血病。
○对于急性髓细胞白血病，使用 AA 方案（Ara-C+ACR），CAG 方案（Ara-C+ACR+G-CSF 制剂）。
○注意心脏毒性。

【代谢、排泄途径】

在肝脏代谢，从胆汁、尿中排泄。

【必须注意的药物相互作用、副作用】

●相互作用：使用前心脏或纵隔放疗及使用有潜在性心脏毒性的抗肿瘤药会引起心脏毒性增强。和其他抗肿瘤药及放疗相互增强其骨髓抑制等副作用。

●副作用：骨髓抑制、恶心、呕吐、全身倦怠感、脱发、心脏毒性（总给药量不应超过 600 mg/m²）。

氨柔比星（AMR） 剂型规格：注射剂 20 mg，50 mg

○破坏拓扑异构酶Ⅱ所维持的可裂解复合物（cleavable complex）的安定化，切断 DNA，产生自由基。
○适应证为非小细胞肺癌、小细胞肺癌。
○对于复发性小细胞肺癌使用 AMR 单药治疗（40 mg/m²，3 日连续，每 3 周重复）。
○以 70 岁以上高龄者进展型小细胞肺癌患者为对象的临床试验表明，AMR 40～50 mg/m² 单药使用因毒性强而终止。一般治疗用量为 30～40 mg/m²。
○注意心脏毒性及漏出性皮肤损害。

【代谢、排泄途径】

在肝脏代谢，从胆汁、尿中排泄。

【必须注意的药物相互作用、副作用】

●相互作用：使用前心脏或纵隔放疗及使用有潜在性心脏毒性的抗肿瘤药会引起心脏毒性增强。和其他抗肿瘤药及放疗相互增强其骨髓抑制等副作用。

●副作用：骨髓抑制、恶心、呕吐、脱发、间质性肺炎、心脏毒性（尚无上限剂量的记载）。禁止用于间质性肺炎患者。

米托蒽醌（MIT）

剂型规格：注射剂 10 mg/5 mL，20 mg/10 mL

○和 DNA 链形成架桥，抑制肿瘤细胞核酸合成，抑制拓扑异构酶Ⅱ的 DNA 切断作用。
○适应证为急性白血病（包括慢性髓细胞白血病急变）、恶性淋巴瘤、乳腺癌、肝细胞癌。
○对于急性髓细胞白血病使用 MA 方案（Ara-C+MIT），对于急性早幼粒细胞白血病（APL）使用 IDR 1 周期+MIT 1 周期+IDR 1 周期。
○注意心脏毒性。

【代谢、排泄途径】

在肝脏代谢，从胆汁、尿中排泄。

【必须注意的药物相互作用、副作用】

●相互作用：使用前心脏或纵隔放疗及使用有潜在性心脏毒性的抗肿瘤药会引起心脏毒性增强。和其他抗肿瘤药及放疗相互增强其骨髓抑制等副作用。

●副作用：骨髓抑制、恶心、呕吐、食欲不振。应注意心脏毒性（总给药量不应超过 160 mg/m^2）、间质性肺炎。

放线菌素 D（ACT-D，ACD）剂型规格：静脉注射剂 0.5 mg

○和 DNA 结合，抑制 RNA 聚合酶的 DNA 转录。
○适应证为肾母细胞瘤（Wilmstumor）、绒毛膜上皮癌、破坏性葡萄胎、儿童恶性实体瘤。
○对于 Ewing 肉瘤/胰腺神经内分泌肿瘤（PNET），使用 VDC（A）-IE 交替方案（VCR+DXR or ACT-D+CPA，IFM+VP-16）。
○对于横纹肌肉瘤，使用 VAC 方案（CVR+ACT-D+CPA）。
○注意漏出性皮肤损害。

【代谢、排泄途径】

几乎不经代谢，从胆汁及尿中排泄。

【必须注意的药物相互作用、副作用】

●相互作用：和其他抗肿瘤药及放疗增强其骨髓抑制副作用。

●副作用：恶心、呕吐、食欲不振、口腔炎、骨髓抑制、脱发、全身倦怠感、色素沉着、神经过敏。严重副作用有全身过敏样症状、呼吸困难、肝静脉闭塞症、弥散性血管内凝血、中毒性表皮坏死松解症、史-约综合征、漏出性皮肤损害。

博来霉素（BLM） 剂型规格：注射剂 5 mg，15 mg

○抑制 DNA 合成及切断 DNA 链。
○适应证为头颈部癌、肺癌、食管癌、恶性淋巴瘤、宫颈癌、神经胶质瘤、甲状腺癌、胚细胞肿瘤。
○对于胚细胞肿瘤，使用 BEP 方案（BLM+VP-16+CDDP），对于恶性淋巴瘤，使用 ABVD 方案（DXR+BLM+VLB+DTIC）。
○注意间质性肺炎副作用（随用量增加而发生率增加）。

【代谢、排泄途径】

50～70％以原形从尿中排泄。

【必须注意的药物相互作用、副作用】

●相互作用：因抗肿瘤药胸部及其周围放疗出现间质性肺炎、肺纤维化等重度肺损害。因头颈部放疗引起口腔炎、口角炎增加，因咽喉炎等黏膜炎症引起声音嘶哑。

●副作用：有输液反应的发热、间质性肺炎，肺纤维化、口腔炎、皮肤色素沉着、发热、脱发、食欲不振、体重减少、全身倦怠感。间质性肺炎随用量增加而发生率增加，总给药量上限为 300～360 mg。

派来霉素（PEP）

剂型规格：注射剂 5 mg，15 mg

○为 BLM 的衍生物，抑制 DNA 合成及切断 DNA 链。
○适应证为皮肤癌、头颈部恶性肿瘤、肺鳞癌、前列腺癌、恶性淋巴瘤。
○尚未参加组成标准方案。
○注意间质性肺炎。

【代谢、排泄途径】

从尿中排泄。

【必须注意的药物相互作用、副作用】

●相互作用：因放疗及抗肿瘤药发生间质性肺炎，肺纤维化等重度肺症状增加，骨髓抑制增加。因放射线照射引起间质性肺炎，肺纤维化等重度肺症状的加重。因头颈部放疗引起口腔炎增加。

●副作用：有发热、口腔炎、恶心、食欲不振、脱发。重度副作用有间质性肺炎、肺纤维化，休克。总给药量不应超过 150 mg。

（中道真仁　久保田馨）

第六节 微管蛋白活性抑制药

长春新碱（VCR）

剂型规格：注射剂 1 mg

○和微管蛋白直接相互作用，诱导细胞毒性发生。
○适应证为白血病、恶性淋巴瘤、小儿肿瘤、嗜铬细胞瘤。用于联合方案治疗多发性骨髓瘤、恶性星形细胞瘤、有少突神经胶质瘤成分的神经胶质瘤。

【代谢、排泄途径】

主要代谢部位在肝脏，CYP3A 参与代谢。

【必须注意的药物相互作用、副作用】

●相互作用：和唑类抗真菌药合用时肌肉神经系统障碍加重。和铂类抗肿瘤药等有耳毒性的药物合用导致听觉障碍加重。和 L-天门冬酰胺酶导致神经系统及造血系统损害增加。和丝裂霉素合用，容易出现气急、支气管痉挛等呼吸道症状。

●副作用：主要有麻木感（33.2%），脱发（21.9%），下肢深反射减弱、消失（10.7%），倦怠感（3.7%），四肢疼痛（3.2%），肌萎缩（2.1%），眩晕（1.1%），排尿困难（1.1%）。末梢神经障碍为 VCR 重要用量限制毒性，是典型的蓄积毒性。

长春碱（VLB）

剂型规格：注射剂 10 mg

○和微管蛋白直接相互作用，诱导细胞毒性发生。
○和 VCR 的分子结构类似，VCR 在文朵灵（vindoline）的氮上连接的是甲酰基，VLB 则是甲基。

○适应证：VLB通常组成联合方案用于恶性淋巴瘤、妊娠滋养层细胞疾病、复发或难治性胚细胞肿瘤，组成M-VAC方案用于尿路上皮癌，还用于朗格汉斯细胞组织细胞增生症（Langerhans cell histiocytosis，LCH）。

【代谢、排泄途径】 主要代谢部位在肝脏，CYP3A4参与代谢。15%以下从尿中排泄，通过粪便排泄也不多，存在广泛代谢的可能性。

【必须注意的药物相互作用、副作用】

●相互作用：和唑类抗真菌药合用时肌肉神经系统毒性加重。和铂类抗肿瘤药等有耳毒性的药物合用导致听觉障碍增加。和L-门冬酰胺酶导致神经系统及造血系统损害增加。和丝裂霉素合用，容易出现气急、支气管痉挛。

●副作用：主要有白细胞减少（33.3%），血小板减少（4.6%），感觉异常（2.2%），末梢神经炎（1.1%），痉挛（0.6%），肠梗阻（0.5%），消化道出血（0.2%）。神经毒性和VCR相比较，发生率较低。

长春瑞滨（VNR，NVB）

剂型规格：注射剂 10 mg/mL，40 mg/4 mL

○和其他长春花生物碱类药物一样，通过抑制微管形成而诱导细胞毒性。但长春瑞滨最先影响纺锤体的微管为其特点。
○适应证为非小细胞肺癌、不能手术或复发性乳腺癌。
○给药时因有5.4%～30%发生重度血管疼痛及血栓性静脉炎，有必要经中心静脉插管给药。

【代谢、排泄途径】

代谢主要有CYP3A4参与。主要排泄途径有粪便70%～80%，尿20%～30%。

【必须注意的药物相互作用、副作用】

●相互作用：和唑类抗真菌药、红霉素类抗生素、钙通道阻滞药、苯二氮䓬类药物合用时肌肉神经系统副作用增加。和丝裂霉素合用，容易出现气急、支气管痉挛。

●副作用：以骨髓抑制为主，特别是常见白细胞减少，为其用量限制因子。其他有食欲不振（52.0%），全身倦怠感（40.3%），脱发（26.9%），恶心（26.5%），发热（25.9%），呕吐（21.4%），静脉炎（18.7%）等，发生率较高。

紫杉醇（PTX，PAC /nab-PTX）

剂型规格：（PTX　Taxol®）注射剂 30 mg/5 mL，100 mg/16.7 mL（nab-PTX　Abraxane ®）　静脉注射剂 100 mg

○和β微管蛋白的亚单位结合，通过促进微管聚合抑制解聚，保持微管蛋白稳定，抑制细胞有丝分裂。
○适应证为非小细胞肺癌、胃癌、子宫内膜癌、乳腺癌、卵巢癌、恶性血管皮内细胞瘤、复发及有远隔转移的食管癌、头颈部癌。
○PTX 难溶于水，nab-PTX 因和血清白蛋白结合，能直接使用生理盐水制成悬浊液，可以大剂量使用。

【代谢、排泄途径】

经 CYP 代谢，分泌于胆汁中。使用后 5 日约 70%从粪便排泄，10%从尿中排泄。

【必须注意的药物相互作用、副作用】

●相互作用：和唑类抗真菌药、红霉素类抗生素、钙通道阻滞药、苯二氮䓬类药物合用时血药浓度上升，和 CDDP 合用末梢神经系统副作用增加。

●副作用：中性粒细胞减少及末梢神经障碍为紫杉醇用量限制毒性。因可引起过敏症，有必要进行 H_1/H_2受体阻断前处置（例如，地塞米松 8 mg，雷尼替丁 50 mg 或法莫替丁 20 mg，苯海拉明 50 mg 在本药使用 30 分钟前给药）。

多西他赛（DTX，DOC，TXT）

剂型规格：注射剂 20 mg，80 mg

○有稳定微管及形成微管束的作用，将细胞分裂阻滞在 G/M 期。
○适应证为乳腺癌、非小细胞肺癌、胃癌、头颈部癌、卵巢癌、食管癌、子宫内膜癌、前列腺癌。

【代谢、排泄途径】

代谢的主体是 CYP3A4。给药后 168 小时尿中排泄为 6%，粪便中排泄为 74%，主要排泄途径为粪便。

【必须注意的药物相互作用、副作用】

●相互作用：和唑类抗真菌药、红霉素类抗生素类药物合用时血药浓度上升。

●副作用：中性粒细胞减少为用量限制毒性。若无前处置总给药量超过 400 mg/m^2 时，易引起体液潴留。血液毒性以外的副作用有食欲不振（58.2%），脱发（56.7%），全身倦怠感（49.6%），恶心（48.5%），呕吐（48.4%）等。

艾日布林（ERI）

剂型规格：注射剂　1 mg/2 mL

○作用于微管并抑制微管蛋白聚合，将细胞分裂阻滞在 G/M 期，诱导细胞凋亡。
○适应证为不能手术或复发性乳腺癌。

【代谢、排泄途径】

代谢酶为 CYP3A4。8.9％从尿中排泄，77.6％从粪便中排泄。

【必须注意的药物相互作用、副作用】

●相互作用：和 CYP3A4 抑制药合用时血浓度上升，和 CYP3A4 诱导剂合用时血浓度下降。

●副作用：在日本Ⅱ期临床试验 Grade 3 以上的中性粒细胞减少约 95％，发热性中性粒细胞减少约 14％。末梢神经病变约 30％，因其为蓄积性，所以可能为不可逆性。其他副作用有脱发（58％），疲劳（44.4％），食欲不振（43.2％），恶心（42％），呕吐（48.4％），AST 上升（29.6％），ALT 上升（27.2％）等。

卡巴他赛（Cabazitaxel）

剂型规格：注射剂 60 mg

○作用机制和 DTX 一样，但用于 DTX 耐药后也有效果。据认为因为卡巴他赛不为多重耐药（multiple drug resistance，MDR）机制所识别，所以不从细胞内排出而能持续发挥疗效。

【代谢、排泄途径】

在肝脏代谢，主要代谢酶为 CYP3A4。76％从粪便中排泄，3.7％以下从尿中排泄。

【必须注意的药物相互作用、副作用】

●相互作用：和 CYP3A4 抑制药合用时血浓度上升，和 CYP3A4 诱导剂合用时血浓度下降。

●副作用：Grade 3 以上副作用为中性粒细胞减少 100％，发热性中性粒细胞减少（54.5％），贫血（25％），和泼尼松合用时中性粒细胞减少为 82％，发热性中性粒细胞减少为 8％。

本妥昔单抗（Brentuximab vedotin）（Adcetris ）

剂型规格：注射剂　50 mg

○通过和微管蛋白结合抑制微管形成，使细胞周期停止，诱导细胞凋亡。
○适应证为复发或难治性 CD30 阳性霍奇金淋巴瘤，间变性大细胞淋巴瘤（ALCL）。

【代谢、排泄途径】

主要经 CYP3A4 代谢。给药后 1 周内约 24％从粪便中排泄。

【必须注意的药物相互作用、副作用】

●相互作用：和博来霉素合用方案使非感染性肺毒性发生率上升。和 CYP3A4 抑制药合用时血药浓度上升。

●副作用：主要有淋巴细胞减少（75％），中性粒细胞减少（65％），白细胞减少（65％），周围感觉神经病变（60％），贫血（35％），食欲减退（20％），ALT 增加（20％），AST 增加（20％）等。

（水谷英明　弦间昭彦）

第七节　铂类制剂

顺铂（CDDP）

剂型规格：（Randa®，Briplatin®）注射剂 10 mg/20 mL，25 mg/50 mL，50 mg/100 mL

（IA-call®）动脉注射用粉针剂 50 mg，100 mg

○对实体瘤有广泛的抗瘤谱及良好的抗肿瘤效果。是实体瘤化疗方案的中心药物。
○Randa® 及 Briplatin® 制品的适应证为睾丸癌、膀胱癌、肾盂癌、输尿管癌、前列腺癌、卵巢癌、头颈部癌、非小细胞肺癌、食管癌、宫颈癌、神经母细胞瘤、胃癌、小细胞肺癌、骨肉瘤、恶性胸膜间皮瘤、胆管癌。对于以下恶性肿瘤，和其他抗肿瘤药组成多药方案：恶性骨肿瘤、子宫内膜癌（术后化疗、转移、复发时化疗）、复发性难治性恶性淋巴瘤、儿童恶性实体瘤（横纹肌肉瘤、神经母细胞瘤、肝母细胞瘤及其他肝脏原发性恶性肿瘤、髓母细胞瘤）。
○IA-call® 制品为动脉注射用，适用于肝癌。
○和其他抗肿瘤药合用有更好的治疗效果。
○有放射增敏作用，对于头颈部癌、食管癌、肺癌、宫颈癌，放化疗为标准治疗。
○重要副作用有肾损害、高度恶心呕吐。
○1 次给药的情况下，为了预防肾损害，在给药前后分别给予 4 小时以上 1000～2000 mL 大量输液。必要时可使用呋塞米、甘露醇等利尿药及合用镁制剂。如在分次给药、隔周给药的情况下，也应适当补液。
○门诊化疗 CDDP 60～80 mg/m^2 给药时，仅以肾功能及心功能良好者为对象，进行使用镁制剂及利尿药的短时间、少量补液（短程水化）。

【代谢、排泄途径】

以肾排泄为主，其原形及代谢产物从尿中排出，经胆汁排泄在10%以下。

【根据病情不同的使用方法】

肾功能不全CCR在60 mL/min以下时减量、终止或分次给药。

【必须注意的药物相互作用、副作用】

●相互作用：和氨基糖苷类抗生素、万古霉素、两性霉素B、呋塞米合用可能加重肾损害。本药在紫杉醇之前给药会导致骨髓抑制加重。

●副作用：有肾损伤、恶心、呕吐（属于高催吐性抗肿瘤药，推荐使用NK_1受体拮抗药、5-HT_3受体拮抗药及地塞米松3种药物合用）、末梢神经障碍、听力障碍、耳聋、休克、全身过敏反应（和其他铂类制剂有交叉耐药性，原则上避免代替使用）。

卡铂（CBDCA）

剂型规格：注射剂50 mg/5 mL，150 mg/15 mL，450 mg/45 mL

○第2代铂类制剂，和CDDP有交叉耐药性。
○抗肿瘤活性和CDDP几乎同等。但是并非可以轻易用于尚未证明优于或非劣于CDDP的肿瘤。
○适应证为头颈部癌、小细胞肺癌、睾丸癌、卵巢癌、宫颈癌、恶性淋巴瘤、非小细胞肺癌、乳腺癌。对于以下恶性肿瘤，和其他抗肿瘤药组成多药方案：儿童恶性实体瘤（神经母细胞瘤、视网膜母细胞瘤、肝母细胞瘤、原发性中枢神经系统生殖细胞肿瘤、复发或难治性尤文肉瘤家族肿瘤、肾母细胞瘤）。
○因肾功能和AUC相关，应根据肾功能状况，使用Calvert公式［给药量＝AUC×（肾小球滤过量）＋25］设定药量。
○主要副作用有骨髓抑制、特别是血小板减少，和CDDP相比较，肾毒性，恶心、呕吐、神经毒性较轻，不需要大量输液。

【代谢、排泄途径】

以肾排泄为主，给药后 24 小时以内 57%～82%从尿中排泄。

【根据病情不同的使用方法】

●并发肾功能不全时：根据肾功能状况，使用 Calvert 公式设定药量。

●因脏器功能及并发症使用 CDDP 困难的高龄者，高危病例。和 CDDP 相比，应使用肾毒性较低、不增加液体容量的 CBDCA。

【必须注意的药物相互作用、副作用】

●相互作用：和氨基糖苷类抗生素合用可能加重肾损害及听力损害。本药在紫杉醇之前给药会引起骨髓抑制加重。

●副作用：有休克、全身变态反应（若使用次数超过 6～8 次，休克、全身变态反应的发生频度增加。和其他铂类制剂有交叉耐药性，原则上避免代替使用）。

奥沙利铂（L-OHP，OX）

剂型规格：静脉注射剂 50 mg/10mL，100 mg/20 mL，200 mg/40 mL

> ○第 3 代铂类制剂，和 CDDP 无交叉耐药性。
> ○适应证为不能治愈切除的进展、复发性结直肠癌、结肠癌术后辅助化疗、不能治愈切除的胰腺癌、不能治愈切除的进展、复发性胃癌。
> ○主要副作用有末梢神经障碍、休克、全身变态反应。和 CDDP 相比较，肾毒性，恶心、呕吐较轻，不需要大量输液。

【代谢、排泄途径】

以肾排泄为主，给药后第 5 日 54%从尿中排泄。胆汁中排泄为2%以下。

【根据病情不同的使用方法】

对于严重肾功能不全患者慎重使用。CCR 30 mL/min以上时不需要减量。目前，准确的减量标准尚未建立。

【必须注意的副作用】

末梢神经障碍（急性末梢神经症状发生于使用中，可由寒冷诱发，还有急性咽喉感觉异常综合征。末梢神经障碍为蓄积性，超过700～800 mg/m^{2}时，伴有功能障碍的毒性症状发生频度增加），休克，全身过敏反应（给药后30分钟以内发生，400 mg以上，第5周期以后发生率增加。和其他铂类制剂有交叉性，原则上避免代替使用）。

奈达铂（NDP）　剂型规格：注射剂10 mg，50 mg，100 mg

○第2代铂类制剂，和CDDP有交叉耐药性。
○适应证为头颈部癌、小细胞肺癌、非小细胞肺癌、食管癌、膀胱癌、睾丸肿瘤、卵巢癌、宫颈癌。但是，无论对于何种肿瘤，都未纳入标准治疗方案。
○主要副作用有骨髓抑制，和CDDP相比较，肾毒性，恶心、呕吐较轻，虽然不需要大量输液。但给药后需要输液1000 mL以上。必要时可使用呋塞米、甘露醇等利尿药。

【代谢、排泄途径】

以肾排泄为主，给药后24小时内铂的40%～69%从尿中排泄。

【根据病情不同的使用方法】

对于严重肾功能不全患者禁止使用。

【必须注意的药物相互作用、副作用】

●相互作用：其他抗肿瘤药、放疗（加重骨髓抑制）、氨基糖苷类抗生素、万古霉素（肾毒性增强）。

●副作用：有休克、全身过敏反应（和其他铂类制剂有交叉性，原则上避免代替使用）。

米铂

剂型规格：动脉注射剂 70 mg

○适应证为肝细胞癌碘油造影。
○和碘化油 Lipiodol® 的亲和性高，在肿瘤局部滞留性高，全身分布少。

【代谢、排泄途径】

主要从尿中排泄。

【根据病情不同的使用方法】

●对于肾功能不全患者慎重使用。

●肝功能异常时：总胆红素 51.3 μmol/L 以上或肝功能不全 C 级时，原则上禁止使用。

【必须注意的副作用】

有发热、肝功能异常、休克、全身变态反应、间质性肺炎、急性肾功能不全。

（吉村明修）

第八节 拓扑异构酶抑制药

伊立替康（CPT-11）

剂型规格：注射剂 40 mg/2 mL，100 mg/5 mL

○通过抑制Ⅰ型拓扑异构酶抑制 DNA 合成。
○适应证为小细胞肺癌、非小细胞肺癌、宫颈癌、卵巢癌、胃癌（不能手术或复发）、结直肠癌（不能手术或复发）、乳腺癌（不能手术或复发）、皮肤鳞状细胞癌、非霍奇金淋巴瘤、儿童恶性实体瘤、不能治愈切除的胰腺癌。
○间质性肺炎或肺纤维化的患者禁止使用。
○UGT1A1 基因多态性和严重副作用的发生相关。

【代谢、排泄途径】

在肝脏代谢，从胆汁排泄。

【根据病情不同的使用方法】

关于 *UGT1A1** 6、*UGT1A1** 28 基因多态性，无论哪个作为纯合体或杂合体，都可能发生严重副作用。

【必须注意的药物相互作用、副作用】

●相互作用：禁止和阿扎那韦合用。

●副作用：主要有骨髓抑制，腹泻（44.4%），间质性肺炎（0.9%）。

拓扑替康（NGT，TPT）

剂型规格：注射剂 1.1 mg

○和 DNA 形成复合体的Ⅰ型拓扑异构酶选择性结合，使其结构安定化，造成 DNA 超螺旋结构不能松解及阻碍断裂的 DNA 单链重新连接，诱导细胞死亡。
○适应证为小细胞肺癌、化疗后恶化的卵巢癌、儿童恶性实体瘤。

【代谢、排泄途径】

从尿中排泄。

【根据病情不同的使用方法】

肾功能不全（CCR 20～39 mL/min）的患者，初次使用量为通常用量的一半。

【必须注意的药物相互作用、副作用】

●相互作用：和 CDDP 及丙磺舒合用，有降低本药物的肾清除率的可能性。

●副作用：主要为骨髓抑制

依托泊苷（VP-16，ETP）

剂型规格：注射剂 100 mg/5mL，胶囊剂 25 mg，50 mg

> ○通过Ⅱ型拓扑异构酶阻碍 DNA 断裂。
> ○注射剂的适应证为小细胞肺癌、恶性淋巴瘤、急性白血病、睾丸肿瘤、膀胱癌、妊娠滋养层细胞疾病、卵巢癌、性腺外生殖细胞瘤。对于儿童恶性实体瘤和其他抗肿瘤药合用。
> 胶囊剂的适应证为小细胞肺癌、恶性淋巴瘤、宫颈癌、化疗后恶化的卵巢癌。
> ○小细胞肺癌：和铂类制剂的合用为标准治疗方案。

【代谢、排泄途径】

在肝脏代谢，从尿中排泄。

【必须注意的药物相互作用、副作用】

●相互作用：为了避免注射剂结晶析出，稀释至 0.4 mg/mL 以下。含有邻苯二甲酸二（2-乙基己）酯（DEHP）的聚氯乙烯材料制成的静脉输液容器及管道，有 DEHP 溶解释放的可能性，应避免使用。

●副作用：主要有骨髓抑制，脱发。

索布佐生

剂型规格：细颗粒剂 400 mg，800 mg

○显示出对细胞周期 G2、M 期细胞的杀灭作用。不切断 DNA 链而通过抑制Ⅱ型拓扑异构酶，显示出染色体浓缩异常，出现多核细胞，细胞死亡。
○适应证为恶性淋巴瘤、成人 T 细胞白血病/淋巴瘤。

【代谢、排泄途径】

从小肠吸收，从粪中及尿中排泄。

【根据病情不同的使用方法】

对于高龄者，应注意是否有肾功能不全，例如，从低用量（800 mg/d）开始使用。

【必须注意的副作用】

骨髓抑制（特别是白细胞减少）、AST 上升、ALT 上升、食欲不振、恶心、呕吐。

（栗本太嗣）

第九节 DNA 功能抑制药

复方曲氟尿苷/盐酸替吡嘧啶片 (Lonsurf®, TAS-102)

剂型规格：片剂 15 mg，20 mg

○由有抗肿瘤活性的曲氟尿苷（trifluridine，FTD）和抑制 FTD 分解的盐酸替吡嘧啶（tipiracil，TPI）按 1∶0.5 的比例配合组成。
○磷酸化的 FTD 代替胸苷进入 DNA 链，诱导肿瘤 DNA 功能障碍。
○适应证为不能彻底切除的，无法行标准治疗的进展、复发性结直肠癌。有生存期间延长的报道。
○使用开始第 3~4 周时易发生骨髓抑制，予定期进行临床检查。特别推荐在第 1 周期第 22 日前后进行检查。

【代谢、排泄途径】

代谢产物及原形大部分由尿中排泄。

【必须注意的副作用】

主要是血液毒性。其 Grade 3 以上的发生频度：白细胞减少（30.3%），中性粒细胞减少（51.3%），血红蛋白减少（18.5%）等。

（菅集人）

第十节 激素

阿那曲唑

剂型规格：片剂 1 mg

○和芳香化酶纯合体部分可逆地结合，抑制从雄激素合成雌激素。
○为绝经后激素受体阳性乳腺癌术后的标准治疗。是非甾体类芳香化酶抑制药。适用于绝经后乳腺癌。

【代谢、排泄途径】

主要在肝脏代谢，由尿中排泄。

【根据病情不同的使用方法】

●更年期及化疗后处于无月经状态的患者：芳香化酶抑制药（AI）的单独使用可能引起卵巢功能的恢复，所以基本上不推荐使用。

●绝经后激素受体阳性乳腺癌术后患者：阿那曲唑单药使用组和他莫昔芬（TAM）组比较，无病生存期（DFS）有统计学意义的改善。强烈推荐 AI 给药 5 年或 TAM 使用 2～3 年后变换为 AI，共计 5 年。还有推荐 TAM 使用 5 年后变换为 AI 的序贯给药方法。不推荐 TAM 和 AI 同时使用。

【必须注意的副作用】

关节疼痛（1.1%），肝功能异常（1%），面部潮红（0.9%），皮疹（0.5%），血栓栓塞症（不满 0.1%）。

依西美坦（EXE）

剂型规格：片剂 25 mg

○和芳香化酶基质结合部位不可逆地结合，抑制从雄激素合成雌激素。
○为甾体类芳香化酶抑制药。适用于绝经后乳腺癌。

【代谢、排泄途径】

主要在肝脏代谢，由尿中及胆汁排泄。

【根据病情不同的使用方法】

和其他 AI 相比，目前的临床效果没有差异。

【必须注意的药物相互作用、副作用】

●相互作用：和含有雌激素的制剂合用会减弱疗效，应予注意。

●副作用：面部潮红（16.2%），多汗、恶心、高血压（各 7.6%），疲劳（6.7%），淋巴细胞减少（8.8%），肝功能异常（9.7%）。

来曲唑

剂型规格：片剂 2.5 mg

○和芳香化酶纯合体部分可逆地结合，抑制从雄激素合成雌激素。
○是非甾体类芳香化酶抑制药。适用于绝经后乳腺癌。

【代谢、排泄途径】

主要在肝脏代谢，由尿中及胆汁排泄。

【根据病情不同的使用方法】

●和其他 AI 相比，目前的临床效果没有差异。

●在重度肝功能异常（Child-Pugh 分类 C）及重度肾功能不全（24 小时肌酐清除率<9 mL/min）的情况下，应慎重使用。

【必须注意的药物相互作用、副作用】

●相互作用：和 CYP3A4 及 CYP2A6 抑制剂合用引起血中浓度上升。和 CYP3A4 诱导剂合用导致血中浓度下降。因有 CYP2A6 抑制作用，会引起由 CYP2A6 代谢的其他药物血中浓度上升。

●副作用：面部潮红（6.6%），头痛（3.1%），关节痛（2.8%），恶心（2.4%），皮疹（2.1%），瘙痒（2.1%），头昏眼花（1.7%），胆固醇增加（8.7%），肝功能异常（6.4%～7.9%）。

他莫昔芬（TAM）　　剂型规格：片剂 10 mg，20 mg

○对于乳腺癌细胞的雌激素受体（ER），和雌激素进行竞争性结合，发挥抗雌激素作用，是选择性雌激素受体调节剂（SERM）。适应证为乳腺癌。
○对子宫内膜有部分激动药作用，可能引起子宫内膜增殖及子宫内膜癌。

【代谢、排泄途径】

主要在肝脏代谢，和 CYP3A4 及 CYP2D6 有关，由胆汁排泄。

【根据病情不同的使用方法】

●绝经前激素受体阳性乳腺癌术后患者：TAM 单药使用 5 年或 10 年。在 5 年使用结束时，绝经的情况下，推荐追加使用 AI 5 年。TAM 和 LH-RH 激动药合用的强化效果有待于今后的临床试验证明。

●有手术可能的绝经后激素受体阳性而 HER2 阴性乳腺癌术前患者：以保乳手术为目的可以考虑使用。

●绝经前乳腺癌术前患者：虽和绝经后乳腺癌同样能提高保乳手术率，但基本上不推荐使用。

●绝经后激素受体阳性乳腺癌术后患者：若担心 AI 副作用时，推荐使用 TAM 或托瑞米芬 5 年。

●非浸润性乳管癌保乳术后患者：激素受体阳性者考虑使用 TAM 5 年。

【必须注意的药物相互作用、副作用】

●相互作用：和华法林合用阻碍其肝脏代谢导致抗凝血作用增强。和利福平合用由于诱导 CYP3A4 导致血浓度降低。和利托那韦合用引起 AUC 上升。和选择性5-羟色胺再摄取抑制剂（SSRI）合用，由于抑制 CYP2D6 而导致活性代谢产物的血浓度降低。

●副作用：闭经、月经异常（3.2%），恶心、呕吐、食欲不振（各 1.5%），肝功能异常、血栓栓塞症、抑郁（各 1%～10%），子宫内膜癌（1%以下）。

托瑞米芬

剂型规格：片剂 40 mg，60 mg

> ○和肿瘤细胞的 ER 结合，抑制和雌激素对应基因的转录。
> ○选择性雌激素受体调节剂（SERM ）。和 TAM 类似，适用于绝经后乳腺癌。

【代谢、排泄途径】

主要在肝脏代谢，由胆汁排泄。

【根据病情不同的使用方法】

对于绝经后激素受体阳性乳腺癌术后患者，若担心 AI 副作用时，推荐使用托瑞米芬或 TAM 5 年。

【必须注意的药物相互作用、副作用】

●相互作用：和Ⅰa 类或Ⅲ类抗心律失常药合用时可能发生 QT 间期延长，属于禁忌。

●副作用：肝功能异常（3.8%），三酰甘油上升（2.4%），胆固醇上升（1.5%），白细胞减少（1.3%），抑郁症（1% ～ 5%），血栓栓塞症、静脉炎（各 <0.1%）。

氟维司群

剂型规格：注射剂 250 mg/5 mL

○是具有下调 ER 作用而没有激动药作用的甾体抗雌激素药物。主要通过促进 ER 的分解而抑制雌激素和 ER 结合。
○为选择性雌激素受体下调剂（SERD）。适应证为绝经后乳腺癌。
○根据决定最佳剂量的Ⅲ期比较试验（CONFIRM 试验），经 250 mg 组和高剂量的 500 mg 组相比较，显示出 PFS 有显著意义，故推荐使用高剂量。
○关于和阿那曲唑合用，通过和单药使用比较，Ⅲ期随机对照比较试验结果显示 PFS 有意义延长，合用疗法也成为选择之一。

【代谢、排泄途径】

主要在肝脏代谢，由胆汁排泄。

【根据病情不同的使用方法】

在重度肝功能异常（Child-Pugh 分类 C）及重度肾功能不全的情况下，应慎重使用。

【必须注意的副作用】

注射部位疼痛（28.6%），注射部位硬结（23.2%），燥热（14.3%），注射部位瘙痒（10.7%）。

氟他胺

剂型规格：片剂 125 mg

○是非甾体抗雄激素药物。抑制雄激素和雄激素受体的结合，适应证为前列腺癌。
○和 LH-RH 类似物单药比较，LH-RH 类似物和抗雄激素药合用的 CAB 方案是标准方案，但其副作用及经济因素也应考虑。

【代谢、排泄途径】

主要在肝脏代谢，主要由尿中排泄。

【根据病情不同的使用方法】

肝功能异常时，有发生重症肝功能不全的可能性，应禁忌使用。

【必须注意的药物相互作用、副作用】

●相互作用：和华法林合用导致抗凝血功能增强。

●副作用：肝功能异常（10%以上），男性乳房女性化（2.9%），恶心、呕吐（1.1%），食欲不振（2.0%），腹泻（1.7%）。

比卡鲁胺

剂型规格：片剂 80 mg

○是非甾体抗雄激素药物。抑制雄激素和雄激素受体的结合，适应证为前列腺癌。
○和 LH-RH 类似物单药比较，LH-RH 类似物和抗雄激素药合用的 CAB 方案得到了 OS 延长。

【代谢、排泄途径】

主要在肝脏代谢，由胆汁及尿中排泄。

【根据病情不同的使用方法】

肝功能异常时慎重使用。

【必须注意的药物相互作用、副作用】

●相互作用：抑制 CYP3A4，有可能引起依赖 CYP3A4 代谢的卡马西平、环孢素、三唑仑的作用增强。

●副作用：乳房肿胀（5.4%），乳房压痛（4.9%），肝功能异常（2%～5%），烘热（2.2%），总胆固醇上升（1.3%），勃起功能降低（1.1%）。

氯地孕酮

剂型规格：片剂 25 mg

○是日本最初开发的口服抗雄激素药物。主要直接作用于前列腺，抑制前列腺摄取雄激素及抑制其和雄激素受体的结合。
○适应证为前列腺癌、前列腺肥大症。
○通过下垂体的负反馈，也抑制睾丸睾酮分泌。

【代谢、排泄途径】

在肝脏代谢，主要由尿及粪中排泄。

【根据病情不同的使用方法】

重度肝功能异常及肝脏疾病时，应禁忌使用。

【必须注意的药物相互作用、副作用】

●相互作用：无特殊。

●副作用：男性乳房女性化（3%），肝功能异常（1%～10%），水肿（1.3%）。严重副作用有充血性心力衰竭、血栓症、重症肝炎、糖尿病。

恩杂鲁胺

剂型规格：胶囊 40 mg

○抑制雄激素和雄激素受体的结合，抑制雄激素受体核转运，抑制其和DNA结合等。
○在多个阶段抑制雄激素受体的信号传导，适应证为去势抵抗性前列腺癌（CRPC）。
○主要经CYP2C8代谢，对CYP3A4、CYP2C9、CYP2C19、CYP2B6、UDP-葡糖醛酸基转移酶（UGT）、P糖蛋白有诱导作用。
○经第Ⅲ期临床试验证明，在紫杉醇化疗后（AFFIRM试验）及化疗前（PREVAIL试验）使用，OS得到了延长。

【代谢、排泄途径】

通过脱甲基化、氧化及水解代谢，主要由尿中排泄，一部分（13.6%）由粪中排泄。

【根据病情不同的使用方法】

重度肝功能异常时，应慎重使用。

【必须注意的药物相互作用、副作用】

●相互作用：和吩噻嗪类抗精神病药、三环及四环类抗抑郁药、新型喹诺酮抗菌药合用导致痉挛发作的阈值降低。和CYP2C8抑制药吉非贝齐（Gemfibrozi，在日本尚未进入医保）等合用引起血药浓度上升，和CYP2C8 诱导剂利福平、CYP3A4 基质咪达唑仑、CYP2C9 基质华法林、CYP2C19 基质奥美拉唑合用导致血药浓度降低。

●副作用：高血压（14.9%），便秘（14.9%），疲劳（12.8%）。食欲减退（12.8%），体重减轻（10.6%），QT 间期延长（10.6%）。

甲羟孕酮（MPA）

剂型规格：片剂 200 mg

○抑制 DNA 合成，抑制下垂体、肾上腺及性腺以及抗雌激素作用。
○为黄体酮（孕酮）制剂。适应证为乳腺癌、子宫内膜癌。
○包括在日本国内的随机双盲试验在内的结果显示，对进展及复发性乳腺癌有效率为 33.2%。
○根据日本国内的一般临床试验，对于宫颈癌及子宫内膜癌有效率为 23.6%。

【代谢、排泄途径】

主要在肝脏代谢，由尿中排泄。

【根据病情不同的使用方法】

●重度肝功能异常时，应禁忌使用。

●肾功能不全时，应慎重使用。

【必须注意的药物相互作用、副作用】

●相互作用：禁止和黄体激素、卵泡激素、肾上腺激素合用。

●副作用：体重增加（13%），满月脸（6.2%），子宫出血（5.5%），水肿（1.5%），血栓症（1.4%），月经异常（1.1%）。有重症动、静脉血栓的报道。

雌莫司汀（EMP）

剂型规格：胶囊 156.7 mg

○为雌二醇和氮芥类药物结合的化合物。
○适应证为前列腺癌。
○抑制微管蛋白，降低血中睾酮。
○对于初治病例 90%有效（症状和体征改善），即使对于传统内分泌疗法无效或产生抵抗的既治病例，也有 40%症状和体征改善。

【代谢、排泄途径】

在肠道及肝脏代谢，由胆汁排泄。

【根据病情不同的使用方法】

●重度肝功能异常时，应禁忌使用。

●肾功能不全时，应慎重使用。

【必须注意的药物相互作用、副作用】

●相互作用：和 ACE 抑制药合用可能出现血管性水肿。

●副作用：男性乳房女性化（14.2%），食欲不振（11.2%），水肿（7.8%），贫血（5.3%），肝功能异常（3.3%），恶心、呕吐（2.3%），消化不良（1.8%），腹痛（1.8%），腹泻（1.1%）。

戈舍瑞林

剂型规格：植入注射剂 3.6 mg　缓释植入注射剂 10.8 mg

○作为促黄体生成素释放激素（LH-RH）类似物，抑制促性腺激素释放激素（Gn-RH）分泌，降低雌激素及雄激素浓度。
○适应证为绝经前乳腺癌、前列腺癌。

【代谢、排泄途径】

主要由尿中排泄。

【根据病情不同的使用方法】

对于绝经前激素受体阳性乳腺癌，推荐作为术后内分泌疗法使用。基本上不推荐和 AI 合用。

【必须注意的副作用】

烘热（13.6%），肝功能异常（2.6%~5.2%），代谢、营养障碍（3.3%~5.4%），头部沉重感（2.6%）。

亮丙瑞林

剂型规格：注射用 3.75 mg，注射用试剂盒 3.75 mg，22.5 mg，缓释注射用试剂盒 11.25 mg

○在首次使用初期，由于对于下垂体-性腺的刺激作用，可见到伴有血清睾酮及血清雌激素浓度上升，骨骼疼痛一过性加重，应予注意。
○为 LH-RH 类似物。适应证为绝经前乳腺癌、前列腺癌。
○在绝经前乳腺癌患者中，可发生类似更年期异常的抑郁症状，应注意观察患者的状态。

【代谢、排泄途径】

主要由尿排泄。

【根据病情不同的使用方法】

对于绝经前激素受体阳性乳腺癌，推荐作为术后内分泌疗法使用。基本上不推荐和 AI 合用。

【必须注意的副作用】

注射部位刺激，和戈舍瑞林一样。

地加瑞克

剂型规格：皮下注射剂 80 mg，120 mg

○和下垂体前叶 Gn-RH 受体可逆性结合，抑制 LH 及 FSH 分泌，抑制睾丸的睾酮分泌。适应证为前列腺癌。
○以亮丙瑞林为对照组的Ⅲ期比较试验（CS21），证明了在累计去势率方面的非劣性。

【代谢、排泄途径】

主要在肝脏代谢，由胆汁排泄。

【根据病情不同的使用方法】

有间质性肺疾患或有既往史者，应慎重使用。

【必须注意的副作用】

注射部位疼痛（34.4%），注射部位硬结（33.7%），注射部位红斑（32.2%），烘热（27.8%），体重增加（15.4%），发热（11.7%），注射部位肿胀（11%），高血压（7%），注射部位热感（5.1%），间质性肺炎（0.7%）。

阿比特龙

剂型规格：片剂 250 mg

○通过选择性抑制 CYP17，抑制睾丸、肾上腺及前列腺肿瘤组织内的雄激素合成。适应证为去势抵抗性前列腺癌。
○化疗前的Ⅲ期试验（COU-AA-302 试验）显示 PFS 延长，多西他赛化疗后Ⅲ期试验（COU-AA-301 试验）显示 OS 延长。

【代谢、排泄途径】

主要在肝脏代谢，主要由粪中排泄，5%由尿中排泄。

【根据病情不同的使用方法】

●在重度肝功能异常（Child-Pugh 分类 C）时，禁止使用。

●在中度肝功能异常（Child-Pugh 分类 B）时，慎重使用。

【必须注意的药物相互作用、副作用】

●相互作用：抑制 CYP2C8、CYP2D6、OATP1B1。和 CYP2D6 基质合用导致血药浓度上升。和 CYP3A4

诱导药合用导致血药浓度降低。

●副作用：疲劳（24.6%），烘热（15.2%），低钾血症（14.1%），恶心（13.4%），末梢性水肿（12%），高血压（9.4%），便秘（8.1%），腹泻（7.6%），呕吐（6.9%），头昏眼花（6.1%），AST 上升（5.2%），ALT 上升（5.1%）。

（宫永晃彦　久保田馨）

第十一节　细胞因子

干扰素-γ

剂型规格：注射剂 50 万、100 万、300 万日本标准单位

○为基因工程干扰素-γ制剂。直接作用于肿瘤细胞，抑制细胞增殖。通过免疫反应介导间接地杀伤肿瘤细胞。
○适应证为肾癌、减轻伴有慢性肉芽肿性疾病（CGD）的严重感染发生频度和严重程度、蕈样肉芽肿，塞扎里综合征（Sezary syndrome）。
○要注意间质性肺炎、严重抑郁状态及自身免疫现象等副作用。

【必须注意的药物相互作用、副作用】

●相互作用：和复方磺胺甲噁唑合用会加重骨髓抑制。

●副作用：有发热，恶寒、寒战，全身倦怠感，食欲不振，恶心，骨髓抑制，肝功能异常。严重副作用有间质性肺炎，休克，严重抑郁状态，急性肾功能不全，心力衰竭，自身免疫现象，糖尿病。

替西白介素

剂型规格：注射剂　35 万单位

○为基因工程替西白介素（IL-2）制剂。和 T 细胞及 NK 细胞结合而活化，诱导杀伤细胞杀伤肿瘤。和 B 细胞及巨噬细胞结合起免疫激活作用。
○适应证为血管肉瘤、肾癌。
○随着使用剂量增加而肝功能异常及毛细管渗漏综合征增加。据报道对于肾细胞癌，大剂量使用（日本医保尚未承认）可有不到 10%的长期缓解（CR）。

【代谢、排泄途径】

主要在肾脏代谢。

【必须注意的药物相互作用、副作用】

●相互作用：肾上腺皮质激素（可能减弱 IL-2 的抗肿瘤效果），含碘 X 线造影剂（有给予 IL-2 后发热等的报道）。

●副作用：有发热，恶寒、寒战，倦怠感，食欲不振，恶心，呕吐。严重副作用有体液潴留，充血性心力衰竭，抑郁，自杀倾向，诱发感染，感染加重，自身免疫现象。

西莫白介素

剂型规格：注射剂　40 万日本标准单位

> ○为基因工程 IL-2 制剂。通过促进抗原特异性杀伤性 T 细胞及或 NK 细胞、淋巴因子活化的杀伤细胞等抗原非特异性杀伤细胞的活化及增殖，发挥抗肿瘤作用。
> ○适应证为血管肉瘤。
> ○随着使用剂量增加而肝功能异常及毛细血管渗漏综合征增加。

【代谢、排泄途径】

在肾脏代谢。

【必须注意的副作用】

有发热，恶寒、倦怠感，嗜酸性粒细胞增多，恶心，肝功能异常。严重副作用有体液潴留，间质性肺炎，肺嗜酸性粒细胞增多症（PIE），抑郁，自杀倾向，诱发感染，感染加重。

（中道真仁　久保田馨）

第四章 支持疗法及缓和疗法的药物说明

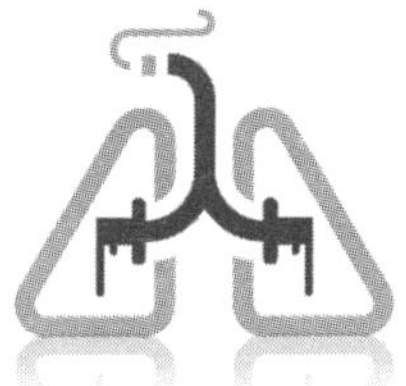

第一节 支持疗法药物

止吐药

○根据在化疗过程中的恶心、呕吐（CINV）的发生时间，分为3类。

①急性恶心、呕吐：抗肿瘤药给药后数分钟到数小时内出现，在24小时内消失。
②迟发性恶心、呕吐：抗肿瘤药给药后24小时以后出现，持续1～7日。
③预期性恶心、呕吐：发生在抗肿瘤药给药之前，为心理性，特别是受以前接受抗肿瘤药治疗时恶心、呕吐的影响。

○根据24小时内的恶心、呕吐的发生率，进行风险分级。因分级不同，推荐止吐药各异。

高度催吐危险：呕吐发生率＞90％。
中度催吐危险：呕吐发生率30％～90％。
低度催吐危险：呕吐发生率10％～30％。
轻微催吐危险：呕吐发生率＜10％）。

表4-1 治疗抗癌药所致恶心、呕吐的主要药物

●糖皮质激素	地塞米松
●第二代 $5\text{-}HT_3$ 受体阻断药	帕洛诺司琼
●第一代 $5\text{-}HT_3$ 受体阻断药	盐酸吲地司琼，盐酸格拉司琼，盐酸昂丹司琼
● NK-1 受体拮抗药	盐酸阿扎司琼，盐酸雷莫司琼 阿瑞匹坦，福沙匹坦（静脉注射用）
●其他	起辅助作用的有抗焦虑药、多巴胺受体拮抗药、非典型抗精神病药等

【标准使用法】

1. 有高度催吐危险抗肿瘤药（HEC）

使用时的止吐药处方　推荐使用 NK-1 受体拮抗剂、5-HT_3受体阻断药和地塞米松 3 药联合方案。

●第 1 日：阿瑞匹坦 125 mg 口服（或福沙匹坦 150 mg）＋5-HT_3受体阻断药＋地塞米松 9.9 mg 注射。
●第 2～3 日：阿瑞匹坦 80 mg 口服＋地塞米松 8 mg 口服。

2. 有中度催吐危险抗肿瘤药（MEC）

使用时的止吐药处方　推荐使用 5-HT_3受体阻断药和地塞米松 2 药联合方案。

●第 1 天：帕洛诺司琼＋地塞米松 9.9 mg 注射。
●第 2～3 天：地塞米松 8 mg 口服。
※在使用卡铂、异环磷酰胺、伊立替康、甲氨蝶呤时推荐联用阿瑞匹坦。

3. 有低度催吐危险抗肿瘤药使用时的止吐药处方

推荐使用地塞米松单药方案。

第 1 日：地塞米松 6.6 mg 注射。

4. 有轻微催吐危险抗肿瘤药使用时的止吐药处方

一般不推荐预防使用止吐药。

在日本第一代 5-HT_3受体阻断药一共有 6 种在临床使用，具有同等效果。第二代 5-HT_3受体阻断药帕洛诺司琼在日本进行了以高度催吐危险抗肿瘤药（HEC）使用者为对象，和第一代药物随机对照，显示出对于迟发性恶心、呕吐有显著意义的改善，所以推荐使用（*Lancet Oncol*，10：115，2009）。

○糖皮质激素大约从 35 年前起常用于 CINV。关于作用机制尚未像其他药物那样清楚阐明，但有无糖皮质激素的随机试验显示了对于 CINV 的有效性。在日本对于使用抗肿瘤药时的恶心呕吐，地塞米松已进入医保。

【根据病情不同的使用方法】

○女性及年轻者：化疗引起的 CINV 风险较高（*Cancer*，64：1117，1989），有饮酒嗜好者风险低（*J Clin Oncol*，14：2242，1996）。由于对于糖尿病患者及感染疾病的影响，在 CINV 风险较低的情况下，也可减轻地塞米松用量。

○预测会发生强烈恶心、呕吐时：按照临床指南在原有处方中追加，在给予抗肿瘤药的前一天晚上和当天早晨给予抗焦虑药。

在标准处方中追加
●给予抗肿瘤药的前一日晚上：劳拉西泮 0.5 mg/1 mg 或阿普唑仑 0.2 mg/0.4 mg。
●给予抗肿瘤药的当日早晨：劳拉西泮 0.5 mg/1 mg 或阿普唑仑 0.2 mg/0.4 mg。

○在按照临床指南处方治疗仍不能控制时，奥氮平等非典型抗精神病药物有效（*Palliative Care Res*，8：127，2013）。

※奥氮平具有和多巴胺、5-羟色胺、组胺等多数受体的亲和性，对抗肿瘤药及阿片类药物所致的顽固恶心、呕吐有效。还有增加食欲的作用，对恶心症状有效，但要注意目前尚未正式进入日本医保适应证范围。

奥氮平，2.5～5 mg，1 日 1 次，傍晚或睡前，适当调整用量。

【注意事项】

○NK-1受体拮抗药经代谢酶CYP3A4代谢，有轻度到中度CYP3A4抑制或诱导作用，也有CYP2C9诱导作用。因此，经CYP3A4及CYP2C9代谢的药物（多西他赛、紫杉醇、依托泊苷、伊立替康、异环磷酰胺、伊马替尼、长春瑞滨、长春碱、长春新碱等）有增强或减弱其作用的可能性，在和这些药物合用时应予注意（*J Clin Oncol*，21：4112，2003）。

○NK-1受体拮抗药对于接受华法林治疗患者，有暂时缩短凝血酶原时间-国际标准化比值（PT-INR）可能，有检测及管理PT的必要。

缓泻药

○化疗中的便秘是由抗肿瘤药的所致自主神经功能障碍引起。另外，5-HT_3受体阻断药也有便秘副作用。便秘引起的腹胀可加重抗肿瘤药的呕吐副作用，有预防性使用缓泻药的必要。

○容易引起便秘的抗肿瘤药：长春碱类药（长春新碱、长春地辛），紫杉醇类药（多西他赛、紫杉醇）。

○5-HT_3受体阻断药及用于癌性疼痛的阿片类药物也可引起便秘。

○便秘的原因除药物以外，还有肿瘤并发高钙血症、癌性腹膜炎、肿瘤自身对肠管的压迫及引起的狭窄、脊髓损害引起的直肠及膀胱功能障碍等综合因素。

【标准使用法】

缓泻药根据其作用机制大致分为渗透性泻药（容积

性泻药）、刺激性泻药、作用于自主神经的药物。

1. 氧化镁（渗透性泻药）

为非吸收类盐类泻药，使水分向肠腔移动，软化肠内容物，增大肠内容物体积而呈现效果。鼓励同时大量饮水。不易形成药物依赖性，可以长期使用。

氧化镁片，330 mg 或 250 mg，1 次 1 片，1 日 3 次。

2. 番泻叶，番泻叶苷（Sennosides）

刺激性泻药（蒽醌类衍生物）。为番泻叶等植物药里含有的苷类物质。经肠内细菌水解，吸收后经血行或直接刺激大肠黏膜而起作用。

●Alosenn®颗粒（每 1 g 中含番泻叶 577.9 mg、番泻果实 385.3 mg），1 次 0.5～1 g，1 日 1～2 次
●Pursennid®片（每片含番泻叶苷 A、B 12 mg），1 次 1～2 片，1 日 1 次

3. 匹可硫酸钠刺激性泻药（联苯酚衍生物）

由大肠菌群产生的芳香基硫酸酯酶水解而活性化，促进大肠蠕动及抑制肠道内水分吸收而起作用。因其作用比较迟缓，液体制剂容易调节用量，不易形成依赖性而常用。

Laxoberon®口服液，1 次 10～15 滴，1 日 1 次

4. 比沙可啶刺激性泻药

作用于结肠、直肠刺激肠蠕动及抑制结肠内水分吸收而促进排便。

Teleminsoft®栓剂（10 mg），1 次 1 粒，1 日 1～2 次

5. 碳酸氢钠、磷酸二氢钠合剂刺激性泻药

在直肠中缓慢产生二氧化碳，增强蠕动而促进生理

性排便。

New lecicarbon®栓剂，1次1~2粒，1日1次

6. 鲁比前列酮

使存在于小肠黏膜和肠液分泌有关的氯离子通道活化，促进向肠管内的水分分泌而促进排便。

Amitiza® 胶囊（24μg），1次1粒，1日2次

【根据病情不同的使用方法】

○便秘治疗首先要排除肠梗阻。在急腹症及痉挛性便秘、重度坚硬粪便的情况下，禁止使用刺激性泻药。

○在触及直肠内坚硬粪便的情况下，可予栓剂、灌肠，必要时可行手指挖便等护理措施。

○在触及直肠内软便的情况下，可使用刺激性泻药，如果效果不满意可加用非刺激性泻药。

○阿片类口服开始时，给予预防性缓泻药。

【注意事项】

○在肾功能不全时使用氧化镁要注意血清镁的上升。和四环素类、喹诺酮类、鹅去氧胆酸制剂及铁剂合用时，上述药物吸收减弱，应错开时间服用。

○虽然没有实质性损害，番泻叶及番泻叶苷会使尿液碱化呈红色，连续使用会发生大肠色素沉着症。

○有报道称，鲁比前列酮偶可发生头痛、胸部不适感、呼吸困难等不良反应（各1%~5%）。

抗精神失常药

○对于化疗预期性恶心、呕吐，苯二氮䓬类抗焦虑药有效。

○对于标准支持疗法不能缓解的CINV，作为辅助疗法，可使用劳拉西泮、阿普唑仑、奥氮平对症处理。

○奥氮平具有和多巴胺、5-羟色胺、组胺等多数受体的亲和性，对抗肿瘤药及阿片类药物所致的顽固恶心及终末期恶心也显示有效。

○由于肿瘤对横膈神经及横膈膜的刺激、抗肿瘤药自身或作为抗呕吐药物使用的肾上腺激素可诱发呃逆，可予氯丙嗪定时内服或顿服。

【标准使用法】

1. 对于化疗预期性恶心、呕吐

●劳拉西泮（Wypax®片）0.5 mg或1 mg，1次1片，化疗前晚及当日早晨内服
●阿普唑仑（Solanax®片）0.4 mg，1次0.5~1片，化疗前晚及当日早晨内服

2. 对于标准支持疗法不能缓解的CINV

奥氮平（Zyprexa®片）2.5 mg，1次1片，1日1次，晚饭后或睡前服用

3. 对于肿瘤或药物诱发的呃逆

氯丙嗪（Wintermin®片）12.5 mg，1次1片，呃逆时顿服

【注意事项】奥氮平有可能升高血糖，对糖尿病患者原则上禁忌。

抗菌药物

○在化疗中，并发感染的最大风险是中性粒细胞减少，其代表疾病是中性粒细胞减少性发热（FN，表4-2）。

○在使用强烈缓解诱导疗法的血液内科，严重FN

多发。而在对实体瘤的化疗中，其发生频度则相对较低。但是，高龄者及有并发症的患者则发生较多，其处理非常重要。

○一般说来，FN 的原因多为细菌感染，但中性粒细胞减少长期存在时，深部真菌感染也必须考虑在内。

○在 FN 中，感染发生的途径，考虑为皮肤及包括口腔在内的消化道黏膜的屏障破坏引起的细菌移位(bacterial translocation)。

表 4-2　主要临床指南所表述的中性粒细胞减少性发热的定义

程度	ESMO	IDSA	NCCN	CTCAE v4.0	JSMO
发热的程度	腋下体温＞38 ℃、持续 1 小时以上	口腔内体温≥38.3 ℃或≥38 ℃并持续 1 小时以上	口腔内体温≥38.3 ℃或≥38 ℃并持续 1 小时以上	体温≥38.3 ℃或≥38 ℃并持续 1 小时以上	腋下体温≥37.5 ℃或口腔内体温≥38 ℃
中性粒细胞减少的程度	中性粒细胞绝对数(ANC)＜0.5×10^9/L	ANC＜0.5×10^9/L 或能够预测 ANC 在 48 小时内≤0.5×10^9/L	ANC＜0.5×10^9/L 或 ANC＜1.0×10^9/L 并能够预测在 48 小时内≤0.5×10^9/L	ANC＜1.0×10^9/L	ANC＜0.5×10^9/L 或 ANC＜1.0×10^9/L 并能够预测在 48 小时内≤0.5×10^9/L

注 ESMO：欧洲肿瘤内科学会，IDSA：美国感染病学会，NCCN：美国国立综合癌症网络，CTCAE v4.0：国际肿瘤化疗药物不良反应评价系统-通用不良反应术语标准 4.0 版，JSMO：日本肿瘤内科学会指南

［引自日本癌症治疗学会：G-CSF 正确使用指南 2013 年版（Ver.3）］

○在 FN 中，从血培养分离出的凝固酶阴性葡萄球菌、金黄色葡萄球菌等革兰阳性球菌、铜绿假单胞菌等革兰阴性杆菌多为治疗对象，特别是铜绿假单胞菌引起的感染容易恶化并引起死亡。

○对于 FN 进行经验性治疗时，如表 4-3 所示，根据 MASCC（癌症支持治疗多国协会）指数进行危险评

估并治疗。

表 4－3　MASCC 危险指数评分

	评分
临床症状	
无症状或轻度症状	5
中度症状	3
重度症状	0
无低血压（<90 mmHg 或需要升压药）	5
无慢性阻塞性肺疾病（COPD）	4
属于固体瘤或无真菌感染既往史	4
无脱水	3
发热于门诊诊断	3
不满 60 岁	2

将符合项目的评分相加，分数越高危险度越低，21 分以上为低危险度。

［引自 KLASTERSKY J，et al. Clin Oncol，2000，18：3038］

○作为感染预防对策，口腔护理非常重要，有必要在使用抗肿瘤药 2 周以前，到牙科就诊，接受牙科医生的自我护理指导。

【标准使用法】

○虽然不能使用医疗保险，但有使用静脉注射抗菌药他唑巴坦、哌拉西林、头孢他啶、亚胺培南-西拉司丁钠的情况。

○关于抗菌药物的使用期间，有各种学说，一般认为以发热消除并且中性粒细胞数超过 $0.5\times10^9/L$ 为止持续使用。

●头孢他啶（Modacin®）2 g+生理盐水 100 mL，8～12 小时重复
●头孢吡肟（Maxipime®）2 g+生理盐水 100 mL，8～12 小时重复
●美罗培南（Meropen®）1 g+生理盐水 100 mL，8 小时重复
●亚胺培南（Tienam®）0.5 g+生理盐水 100 mL，6 小时重复
●他唑巴坦+哌拉西林（Zosyn®）4.5 g+生理盐水 100 mL，6 小时重复

【根据病情不同的使用方法】

○近年来，有耐甲氧西林金黄色葡萄球菌（MRSA）成为 FN 病原菌的病例，但不推荐从治疗开始就使用抗 MRSA 药物。

○考虑使用抗 MRSA 药物的病例为伴有下列情况者：严重败血症合并血流动力学异常、血培养检出革兰阳性菌（完成药敏试验）、疑似插管导管感染、疑似皮肤及软组织感染、原有 MRSA 及青霉素耐药肺炎球菌的带菌者、喹诺酮类抗菌药预防使用的重症黏膜炎。

○关于喹诺酮类抗菌药等的预防使用，有各种学说，对于造血干细胞移植及白血病化疗等引起的长期白细胞减少期间推荐使用。但所用化疗方案 FN 发生率 20％以下等低风险的情况下，则不应预防性给药。

粒细胞集落刺激因子（G-CSF）制剂

○G-CSF 有促进中性粒细胞的分化、增殖，动员其从骨髓向末梢血移动，提高中性粒细胞功能的作用。

○G-CSF 制剂使用方法，分为一级预防性使用、二级预防性使用及治疗性使用。

○一级预防性使用：在使用 FN 发生率＞20％以上的化疗方案时，FN 发生或加重风险较高的情况下，从

使用抗肿瘤药的第一个周期开始，在引起中性粒细胞减少之前预防性使用G-CSF制剂。在使用FN发生率>20%以上的化疗方案时，使用G-CSF制剂可使FN发生率减少有统计学意义，所以推荐使用。在使用FN发生率在10%～20%的化疗方案时，是否使用G-CSF制剂应根据患者的个别风险状况判断。

○二级预防性使用：在前一个化疗周期发生过FN，或因迁延性中性粒细胞减少症延期实行化疗计划的情况下，下一个周期预防性使用G-CSF制剂。特别是对恶性淋巴瘤、早期乳腺癌、生殖细胞肿瘤等以根治为目的进行治疗，不希望进行抗癌药减量及给药计划变更的患者，推荐二级预防性使用G-CSF制剂。这样虽有维持治疗强度的效果，但尚未有延长生存期的报道。

○治疗性使用：在实际上发生中性粒细胞减少时使用G-CSF制剂。在日本，根据化疗中使用G-CSF制剂的作用和效果，当观察到中性粒细胞不满$0.5\times10^9/L$时给药符合医保标准。但对于无发热的中性粒细胞减少症，因其在缩短中性粒细胞减少期间之外无其他改善，所以不是必须使用。有报道指出，在FN发生时，通过使用G-CSF制剂，未能确认降低了总死亡率，但缩短了住院期间及中性粒细胞恢复时间（*J Clin Oncol*，23：4298，2005），考虑仅用于高风险的患者（表4－4）。

表4－4 高FN发生率的主要化疗方案

肿瘤种类	化疗方案	FN发生率（%）
非小细胞肺癌	CDDP/CPT-11	14
	CDDP/VNR	18
	CBDCA/PTX	18

续表

肿瘤种类	化疗方案	FN 发生率（%）
小细胞肺癌	CDDP/VP-16（未治疗病例） AMR（已经治疗病例）	10 14
直肠、结肠癌	5-FU+ L-LV	14.6
乳腺癌	DXR/PTX DTX/曲妥珠单抗 DTX 艾日布林	32 23 17 13.6
恶性淋巴瘤	利妥昔单抗/CPA/DXR/VCR/PSL 利妥昔单抗/CPA/DXR/VCR/PSL +G-CSF	23 12

［引自日本肿瘤学会：发热性中性粒细胞减少症临床指南，2012］

○在日本被医保承认的 G-CSF 制剂包括：

●非格司亭：Gran®（75 μg/0.3 mL，150 μg/0.6 mL，300 μg/0.7 mL），是使用大肠埃希菌的基因重组 G-CSF 制剂、预充式注射器制剂。

●来格司亭：Neutrogin®（50 μg，100 μg，250 μg，附有溶媒），是使用中华仓鼠的基因重组 G-CSF 制剂。

●那托司亭：Neu-up®（25 μg，50 μg，100 μg，250 μg，附有溶媒），是将人 G-CSF 氨基酸排列作部分改变的 G-CSF 制剂。

○培非格司亭的血中半衰期为非格司亭的 10～20 倍，在使用抗肿瘤药 1 周期中，可以培非格司亭 1 次给药。

【标准使用法】

○如果用静脉注射，各种制剂其半衰期为 1 小时左右，很短，原则上应持续给药。所以，现在一般为皮下给药，1 日 1 次。

○抗肿瘤药给药后 24 小时中骨髓毒性风险增加，所以，给药开始时间为抗肿瘤药给药 24~72 小时后。

○采取末梢血干细胞及造血干细胞移植时的给药方法参照其他书籍，本书中仅记载对于实体瘤化疗所致中性粒细胞减少的使用方法。

●非格司亭（Gran®）75 μg/0.3 mL，50 μg/m²，1 日 1 次，皮下注射
●来格司亭（Neutrogin®）100 μg+溶酶 1 mL，2 μg/kg，1 日 1 次，皮下注射
●那托司亭（Neu-up®）50 μg+溶酶 1 mL，1 μg/kg，1 日 1 次，皮下注射
●培非格司亭（G-lasta®）3.6 mg，化疗 1 周期中 1 次，皮下注射

【根据病情不同的使用方法】

○如前所述，一般不推荐 G-CSF 制剂用于治疗性给药。

○65 岁以上、真菌感染、持续 10 日以上的中性粒细胞减少、革兰阴性菌败血症、肺炎等临床上确诊的感染性疾病、肝肾功能不全，化疗所致的 FN 既往史等严重并发症的风险较高，对于这些病例，使用 G-CFS 制剂可减少并发症。

○在同时进行放疗，特别是纵隔区域包含在照射野内时，使用 G-CSF 制剂可加重血小板减少及增加肺毒性风险，应避免使用。

【注意事项】

○有 1%~3%的患者出现骨痛及腰背部疼痛，几乎为一过性。根据症状轻重，可予 NSAIDs 治疗。另外，还有发热（1%~2%）、转氨酶上升等报道。

○虽然尚无单独使用 G-CSF 制剂引起间质性肺炎的

报道，但有和抗肿瘤药合用发生的病例，其诱发间质性肺炎的可能性尚不能排除。

○其发生频度尚不明确，但有报道显示继发性急性白血病/骨髓增生异常综合征的危险度增加。

（中钵久实　久保田馨）

第二节 缓和疗法中麻醉镇痛药的使用方法

评价疼痛的程度，个性化使用合适的阿片类药物。

【阿片类药物的开始使用】

○决定给药时间，定期使用。

○开始使用阿片类药物时，基本上不停用非阿片类药物，而是合用。

○对于体格较小、高龄、全身状况不良患者，从少量开始。

曲马多 25 mg 或可待因磷酸盐粉剂 20 mg，睡前口服

○根据患者的状态和药物副作用等选择阿片类药物的种类（表 4－5）。

表 4－5 阿片类药物的用法和副作用对策

可以口服的情况				
肾功能不全	无		有	
定期给药	曲马多 25 mg，1 次 1 粒，6 小时 1 次	可待因粉剂 20 mg，1 次 1 包，6 小时 1 次	硫酸吗啡片 20 mg，1 次 1 片，1 日 1 次芬太尼透皮贴 1 mg，1 日 1 次	奥施康定，盐酸羟考酮缓释片 5 mg，1 次 1 片，12 小时 1 次芬太尼透皮贴 1 mg，1 日 1 次
暴发性疼痛处理（Rescue）	曲马多 25 mg，1 粒胶囊	可待因粉剂 20 mg，1 包，	盐酸吗啡 5 mg，1 包	羟考酮粉剂 2.5 mg，1 包
	隔 2 小时重复	隔 1 小时重复		
需要预防恶心时	普鲁氯嗪 1～3 片 抗多巴胺药（普鲁氯嗪、甲氧氯普胺、氟哌啶醇、多潘立酮等）使用时，应注意锥体外系症状			
预防便秘	氧化镁 1～3 片，1 日 3 次 如效果不好，番泻苷 A/B 钙 1～2 片，1 日 1 次追加口服			

续表

不能口服的情况			
肾功能不全	无	有	
定期给药	盐酸吗啡持续皮下、静脉注射 10 mg/d	羟考酮持续皮下、静脉注射 15 mg/d	芬太尼持续皮下、静脉注射 0.3 mg/d
暴发性疼痛处理	1 小时的药量迅速投入，可以间隔 15 分钟重复		
需要预防恶心时	多潘立酮栓剂（60 mg），氟哌啶醇（5 mg） 抗多巴胺药（普鲁氯嗪、甲氧氯普胺、氟哌啶醇、多潘立酮等）使用时，应注意锥体外系症状		
预防便秘	无		

［改编引用于日本医科大学附属病院缓和医疗手册，2014］

○根据能否口服及有无肾功能不全选择阿片类药物。由于药物其代谢产物蓄积的原因，肾功能不全时不能使用吗啡。

○强效阿片类药物的副作用（三大副作用：①恶心、呕吐；②便秘；③嗜睡）的强度顺序是：吗啡＞羟考酮＞芬太尼。

【阿片类药物的减量和终止】

因突然减量或终止会产生戒断症状，应至少用 1 周以上的时间逐渐实行减量。给药量多的情况下应用更长的时间分阶段进行减量。

【阿片类药物的使用种类变更】

○阿片类药物的使用种类变更（opioid-switching，OS）为使用中的阿片类药物变更为其他种类的阿片类药物。

○适应证：①因严重副作用而难以继续使用及增加剂量时；②止痛效果不足时。

○参照换算表（表 4－6），根据同等效价计算 1 日剂量。另外，参照表 4－7 决定终止及开始的时间。

表 4－6 止痛药换算表

定时内服/(mg·d)		药剂	规格								
口服		奥施康定，盐酸羟考酮缓释片片剂	5 mg，20 mg，40 mg	～10	20	40	60	80	100	120	160
口服		美施康定硫酸吗啡控释片片剂	10 mg，30 mg	/	30	60	90	120	150	180	240
口服		硫酸吗啡片片剂	20 mg，30 mg	/	30	60	90	120	150	180	240
口服		盐酸吗啡粉末剂、水剂	10 倍粉末剂（100 mg/g）	15	30	60	90	120	150	180	240
口服		他喷他多片剂	25 mg，50 mg，100 mg	50	100	200	300	400	500	600	800
口服		曲马多胶囊	25 mg，50 mg	～75（100）	150	300	原则上最大给药量 400				
注射		羟考酮注射剂（持续）	10 mg/1 mL 50 mg/5 mL	～7.5	15	30	45	60	75	90	120
注射		曲马多注射剂※	100 mg/2 mL	～75（100）	150	300	原则上最大给药量 400				
注射		芬太尼注射剂（持续）	0.1 mg/2 mL 0.5 mg/10 mL	～0.15	0.3	0.6	0.9	1.2	1.5	1.8	2.4
注射		盐酸吗啡注射剂（持续）	10 mg/1 mL 50 mg/5 mL 200 mg/5 mL	～5	10	20	30	40	50	60	80
透皮贴剂	不初次使用	每日交换贴用制剂芬太尼透皮贴	1 mg，2 mg，4 mg，6 mg，8 mg 制剂	/	1	2	3	4	5	6	8
透皮贴剂	不初次使用	3 日交换贴用制剂多瑞吉	2.1 mg，4.2 mg，8.4 mg，16.8 mg 制剂	/	2.1	4.2	6.3	8.4	10.5	12.6	16.8

续表

爆发性疼痛处理	每隔 1 小时重复	羟考酮粉剂	2.5 mg/0.5 g 5 mg/1 g 10 mg/1 g	～2.5	5	7.5	10	15	17.5	20	30
		盐酸玛咖内服液	5 mg/2.5 mL 10 mg/5 mL		5	10	15	20	25	30	40
	每隔 3～4 小时重复	盐酸吗啡水合物栓剂	10 mg，20 mg，30 mg				10	10	20	20	30
	注射剂［羟考酮，芬太尼，盐酸吗啡］			间隔 15 分钟重复							
	曲马多胶囊			间隔 2 小时重复							

※曲马多不是医疗用麻醉品。作为 WHO 三阶段止痛阶梯第 2 段的止痛辅助药物而使用，注射剂适用于肌内注射。口服和注射的换算比为 1∶1。详细的用法、用量咨询医师。

［日本医科大学附属病院　缓和医疗团队编写，2014. 12 改订］

表 4-7　药物变更时间表

1. 关于阿片类药物的使用种类变更

（1）从透皮贴剂［多瑞吉（Durotep MT Patch®）芬太尼透皮贴（Fentos Tape®）］向其他医疗用麻醉药的变更：

变更	时间
透皮贴剂⇒盐酸羟考酮缓释片（1 日 2~3 次） 硫酸吗啡控释片剂（1 日 2~3 次） 他喷他多（1 日 2 次） 硫酸吗啡片（1 日 1 次）	透皮贴剂剥离 12 小时后开始给药
透皮贴剂⇒盐酸吗啡粉末剂（1 日 4~6 次）	
透皮贴剂⇒盐酸吗啡注射剂（持续） 芬太尼注射剂（持续） 羟考酮注射剂（持续）	透皮贴剂剥离 6 小时后开始给予半量，12 小时后加至全量

（2）从其他医疗用麻醉药向透皮贴剂变更：

变更	时间
硫酸吗啡片（1 日 1 次）⇒透皮贴剂	最终口服 12 小时后开始贴用
硫酸吗啡控释片剂（1 日 2~3 次） 盐酸羟考酮缓释片（1 日 2~3 次）⇒透皮贴剂 他喷他多片（1 日 2 次）	和最终口服同时开始贴用
盐酸吗啡粉末剂（1 日 4~6 次）⇒透皮贴剂	在开始贴用时同时口服，在开始贴用 4 小时后最终口服
盐酸吗啡注射剂（持续） 芬太尼注射剂（持续）⇒透皮贴剂 羟考酮注射剂（持续）	在开始贴用 6 小时后减为半量，12 小时后停止

续表

（3）从缓释剂向注射剂变更：

口服，栓剂⇒注射剂	从先前使用的药物预定下一次的给药时间开始给药
注射剂（持续）⇒注射剂	先前使用的药物停止使用后，同时开始给药

（4）从注射剂向缓释剂变更：

注射剂⇒盐酸羟考酮缓释片（1日2～3次） 硫酸吗啡控释片剂（1日2～3次） 他喷他多片（1日2次）	先前使用的药物停止使用后，同时开始给药

2. 在有必要预防恶心时

普鲁氯嗪5 mg 1日1～3片，活动时恶心时，马来酸D-氯苯那敏1片，1日3次。

※口服高呕吐危险度的止痛药时，可和止吐药合用，观察2周，若无恶心呕吐，则可终止（抗多巴胺药长时间使用时应注意发生锥体外系症状）。

3. 便秘的预防

氧化镁1次0.5 g，1日3次或氧化镁片1次1～2片，1日3次。如效果较弱，加服番泻苷A/B钙1～2片，1日1次。

［日本医科大学附属病院　缓和医疗团队编写，2014修订］

（铃木规仁）

附录

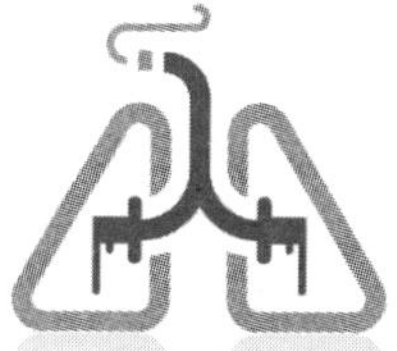

附录一　临床试验的基础

一 临床试验和治验

临床试验包括治验和治验以外的试验。制药企业在药品开发过程中，根据医药品医疗器械等法律（旧药事法），以获得医药品、医疗器械的许可为目的而实施的临床试验称为治验。治验几乎都是由企业所主导，但也有由医生主导的。另外，例如医师或研究小组关于对于某癌症的治疗效果，进行已被许可的A药和B药的比较试验，因为不是为了申请药品许可而进行的试验，所以不称其为治验。后面将要讲到，治验和治验以外的临床试验要遵守的规则不同。此外，在其他方面治验和治验以外的临床试验也有不同之处。例如，治验对于接受者的补偿比较充分，和治验相关的医疗费及门诊交通补助等由主导者支付。在由医师主导进行的治验之外的临床试验，难以具备治验水平的各种条件。在以恶性肿瘤为对象的治验以外的临床试验，难以加入临床试验的补偿保险。另外，抗肿瘤药不能利用一般的药品副作用损害救济制度。所以，无论是在进行试验时有关医疗费，还是副作用发生时的医疗费，几乎都是利用研究对象的医保，而和平时看病一样，由研究对象负担。如上所述，治验和治验以外的临床试验，在其补偿制度及医疗费方面，有巨大的差异。

二 必须遵守的规则

1. 赫尔辛基宣言

无论是否治验，赫尔辛基宣言是作为所有的临床试验必须遵守的伦理规范而存在的。2013 年世界医师协会福塔雷萨（Fortaleza）总会修订版为最新版，其日语版公开在日本医师会网页上（http：//www.med.or.jp/wma/helsinki.html）。（译者注：中文版见首都医科大学附属北京佑安医药官网，“伦理委员会法律法规”一节。）全部由 37 项构成，其文字内容并不太多，但作为后述临床试验规范（Good Clinical Practice，GCP）及各种伦理方针的基础非常重要。在从事临床试验之前，请务必通读一遍。理解赫尔辛基宣言，有利于理解 GCP 及各种伦理方针。

2. GCP

在和治验有关的规则当中，GCP 最为重要。所谓 GCP 是国际制药技术要求协调理事会（International Council for Harmonisation of Technical Requirements for Pharmaceuticals for Human Use，ICH）制定的医药品临床试验实施规范（Good Clinical Practice）。在日本，将此作为厚生劳动省规定（关于医药品临床试验实施规范的规定）执行，通称 GCP 规定。严密地说来，和 ICH-GCP 有不同的部分，是为了和欧美一致性而制定的重要的厚生劳动省规定。

3. 关于以人为对象的医学研究的伦理方针

关于治验以外的临床试验的方针，迄今为止，主要使用的是“关于临床研究的伦理方针”。2014 年 12 月

22日和“关于流行病研究的伦理方针”统一修订为“关于以人为对象的医学研究的伦理方针”（以下略称“方针”）予以公布，2015年4月1日开始实行。这次修订的重点之一，明确记入了关于“对于伴有侵袭的（轻微的侵袭除外）研究进行介入”*，对此类研究，应予监视（monitoring）及根据必要实施监查。符合以上内容的临床试验，在研究实施计划书里，应明确记载监视（根据必要实施监查）事项，研究项目负责人必须进行确实的监视管理。还有要注意的是，进行监查时，成为监查对象的和研究实施有关者不能担当监查工作。担当监视工作者必须向研究项目负责人报告监视结果，担当监查工作者必须向研究项目负责人及研究机构负责人报告监查结果。像这样的程序应预先明确记入研究实施计划书。（注：*“侵袭”“轻微的侵袭”“介入”的定义在方针的第1章第2用语的定义中有说明，更加具体的说明请参照另外的方针使用说明。）

还有要注意的是，增加了关于研究的试剂、信息资料等的保管的规定。对伴有侵袭（轻微的侵袭除外）的研究进行介入实施时，至少从该报告研究结束之日起到超过5年之日，或该研究结果的最终公布之日起到超过3年之日，在距以上最晚之日之前，要求妥善保管以上研究信息资料。为了确保信赖性，是和监视条项同样重要的条项。

三 临床试验的伦理条件

临床试验的要求的伦理条件当中，重要的是科学上的合理性、照顾到保护研究对象及其安全性、知情同意、确保以试验的信赖性及避免利益冲突为首的透明性等。这些事项必须在试验实施计划书中无遗漏地记载。另外，关于取得知情同意时必须说明的事项，关于方针中所示说明事项（第 5 章第 12 之 3），要用研究对象容易理解的语言制作同意说明书，取得研究对象充分理解，在研究对象自主决定的基础上，征求同意。

由于过去和现在发生的非法临床试验事件，引起了对于临床研究法规的讨论。其规范的对象，为在使用尚未许可或适应证之外的医药品、医疗器械等的临床研究之外，还包括医药品、医疗器械等用于广告等设想的临床研究在内，其大致方针具体地表示在关于临床研究制度的应有状况报告（http：//www.mhlw.go.jp./stf/shingi2/000068380.html）当中。最终将形成什么样的法规制度有待关注，但作为原则，彻底遵守方针非常重要。

（齐藤好信）

附录二 常用图表

一 体表面积计算公式

DuBois 公式 BSA（m^2）$=W^{0.425}\times H^{0.725}\times 0.007184$

※W：体重（kg），H：身高（cm）

[*Arch Intern Med*，17：863，1916]

二 美国东部肿瘤协作组（Eastern Cooperative Oncology Group，ECOG）的一般状况评分（Performance Status，PS）

附表 1 ECOG 的 PS 评分

PS	患者的状态
0	活动能力完全正常，与起病前一样，活动能力不受限制
1	能自由走动及从事轻体力活动，包括一般家务或办公室工作，但不能从事较重的体力活动
2	能自由走动及生活自理，但已丧失工作能力，日间起床活动的时间>50%
3	生活仅能部分自理，日间>50%的时间卧床或坐轮椅
4	卧床不起或坐轮椅，生活不能自理

[引自 Common Toxicity，Version2.0 Publish Date April 30，1999，JCOD 网页（http：//www.jcog.jp）]

三 内生肌酐清除率（CCR）计算公式

1. 血清肌酐计算法（Cockcroft-Gault）的 CCR 计算公式

男性：

$$CCR\ (mL/min) = \frac{(140-\text{年龄}) \times \text{体重}\ (kg)}{0.818 \times Scr\ \text{值}\ (\mu mol/L)}$$

女性：

$$CCR\ (mL/min) = 0.85 \times \frac{(140-\text{年龄}) \times \text{体重}\ (kg)}{0.818 \times Scr\ \text{值}\ (\mu mol/dL)}$$

2. 施瓦茨（Schwartz）CCR 计算公式（儿童用，适用于 2~11 岁）

$$CCR\ (mL/min) = \frac{0.55 \times \text{身高}\ (cm)}{Scr\ \text{值}\ (mg/dL) + 0.2}$$

四 通用不良反应术语标准

根据常见不良反应事件评价标准（CTCAE）ver4.0.日语翻译 JCOG 版，2014 年 9 月 20 日版选粹（附表 2）。

附表 2　通用不良反应术语标准（根据 CTCAE ver4.0 日语翻译 JCOG 版翻译）

不良反应	Grade 1	Grade 2	Grade 3	Grade 4	Grade 5
血液及淋巴系统毒性					
贫血	血红蛋白＜正常值下限（LLN）——100g/L	血红蛋白＜100～80 g/L	血红蛋白＜80 g/L； 需要输血治疗	危及生命； 需要紧急治疗	死亡
发热性中性粒细胞减少	—	—	中性粒细胞绝对数（ANC）＜1000/mm³ 伴有单次体温＞38.3 ℃（101°F）或体温＞38 ℃（100.4°F）持续 1 小时以上	危及生命； 需要紧急治疗	死亡
胃肠反应					
便秘	偶然或间断性出现；偶尔需要使用粪便软化剂、轻泻药、饮食习惯调整或不定期灌肠	便秘持续，需要有规律的使用轻泻药或灌肠； 影响自理性以外的日常生活活动	需手工疏通的顽固性便秘； 影响自理性日常生活活动	危及生命； 需要紧急治疗	死亡
腹泻	与基线相比，大便次数增加每日＜4 次； 与基线相比，造瘘口排出物轻度增加	与基线相比，大便次数增加每日 4～6 次； 与基线相比，造瘘口排出物中度增加	与基线相比，大便次数增加每日≥7 次； 大便失禁，需要住院治疗； 与基线相比，造瘘口排出物重度增加，影响个人日常生活	危及生命； 需要紧急治疗	死亡
食管炎	无症状，仅临床检查和诊断发现； 无需治疗	有症状； 进食/吞咽改变； 需要经口补充营养	进食/吞咽重度改变； 需要鼻饲，全胃肠外营养（TPN）或住院治疗	危及生命； 需要紧急手术治疗	死亡

续表 1

不良反应	Grade 1	Grade 2	Grade 3	Grade 4	Grade 5
口腔黏膜炎	无症状或轻症； 无需治疗	中度疼痛，不影响经口进食； 需要调整饮食	重度疼痛； 影响经口进食	危及生命； 需要紧急治疗	死亡
恶心	食欲降低，不伴进食习惯改变	经口摄食减少不伴明显的体重下降、脱水或营养不良	经口摄入能量和水分不足； 需要鼻饲，全肠外营养或者住院	—	—
呕吐	24 小时内 1～2 次发作（间隔 5 分钟以上）	24 小时内 3～5 次发作（间隔 5 分钟以上）	24 小时内 6 次以上发作（间隔 5 分钟以上）； 需要鼻饲、全肠外营养或者住院	危及生命； 需要紧急治疗	死亡
一般、全身损害及给药部位反应					
疲乏	经休息可以减轻的疲乏	经休息不能减轻的疲乏； 影响自理性以外的日常生活活动	经休息不能减轻的疲乏； 影响自理性日常生活活动	—	—
免疫系统损害					
变态反应	一过性潮红或皮疹； ＜38 ℃（100.4°F）的药物热； 不需要治疗	需要治疗及中断静脉滴注；但对症治疗（抗组胺药、NSAIDs、麻醉药）后迅速缓解； 需要预防用药≤24 小时	迁延［例如对症治疗和/或暂时停止静脉滴注后不能迅速缓解］； 一度缓解后复发； 因继发症（肾功能损害、肺浸润等）需要住院治疗	危及生命； 需要紧急治疗	死亡

续表 2

不良反应	Grade 1	Grade 2	Grade 3	Grade 4	Grade 5
全身性起敏反应	—	—	不管有无荨麻疹，出现支气管痉挛症状； 需要注射药物治疗； 变态反应引起的水肿/血管性水肿； 低血压	危及生命； 需要紧急治疗	死亡
损害，中毒及治疗并发症					
放射性皮炎	少量红斑及干性脱痟	中度到高度的红斑； 斑片状湿性脱屑但仅限于皮肤皱襞； 中度水肿	皱襞以外的部位湿性脱痟； 轻度的外伤及摩擦引起出血	危及生命；皮肤全层坏死及溃疡； 从病变部位自动出血； 需要皮肤移植	死亡
损害，中毒及治疗并发症					
丙氨酸氨基转移酶（ALT）增高	＞正常值上限（ULN）至3.0×正常值上限	＞（3.0～5.0）×正常值上限	＞（5.0～20.0）×正常值上限	＞20.0×正常值上限	—
天冬氨酸转氨酸（AST）增高	＞正常值上限～3.0×正常值上限	＞（2.5～5.0）×正常值上限	＞（5.0～20.0）×正常值上限	＞20.0×正常值上限	—

续表 3

不良反应	Grade 1	Grade 2	Grade 3	Grade 4	Grade 5
血胆红素增高	＞正常值上限～1.5×正常值上限	＞（1.5～3.0）×正常值上限	＞（3.0～10.0）×正常值上限	＞10.0×正常值上限	—
肌酐增加	＞1～1.5 倍×基线数值；＞正常值上限至 1.5×正常值上限	＞（1.5～3.0）×基线数值；＞（1.5～3.0）×正常值上限	3.0×基线数值；＞（3.0～6.0）×正常值上限	＞6.0×正常值上限	—
心电图 QT 校正间期延长	QT 450～480 ms	QT 481～500 ms	至少在两次心电图上出现 QT≥501 ms	QT≥501 ms 或从基线改变＞60 ms 和尖端扭转性室速、重度心律失常的体征/症状，符合上述表现之一即可	—
血纤维蛋白原减少	＜（0.75～1.0）×正常值下限或从基线数值减少 25%	＜（0.5～0.75）×正常值下限或从基线数值减少 50%	＜（0.25～0.5）×正常值下限或从基线数值减少 50%～75%	＜0.25×正常值下限或从基线数值减少 75%以上或绝对值＜50 mg/dL	—
中性粒细胞减少	＜正常值下限至 1.5×10^9/L	＜（1.0～1.5）×10^9/L	＜（0.5～1.0）×10^9/L	＜0.5×10^9/L	—
血小板减少	＜正常值下限至 75.0×10^9/L	（50.0～75.0）×10^9/L	（25.0～50.0）×10^9/L	＜25.0×10^9/L	—
体重减少	参照基线，体重减少 5%～10%；不需要治疗	参照基线，体重减少 10%～20%；需要给予营养支持	参照基线，体重减少≥20%；需要给予鼻饲或全肠外营养	—	—

续表 4

不良反应	Grade 1	Grade 2	Grade 3	Grade 4	Grade 5
白细胞减少	<正常值下限至 3.0×10^9/L	<（2.0～3.0）×10^9/L	<（1.0～2.0）×10^9/L	<1.0×10^9/L	—
代谢及营养障碍					
食欲不振	不伴有进食量改变的食欲不振	不伴有显著体重减少及营养失调的进食量改变； 需要补充口服营养剂	伴有显著体重减少及营养失调（例如，热量及水分摄取不足）； 需要静脉输液/鼻饲/全肠外营养	危及生命； 需要紧急治疗	死亡
脱水	需要增加口服补充水分； 黏膜干燥； 皮肤弹性低下	需要<24 小时的静脉输液	需要≥24 小时的静脉输液或住院治疗	危及生命； 需要紧急治疗	死亡
低钠血症	<正常值下限至 130 mmol/L	—	<120～130 mmol/L	<120 mmol/L； 危及生命	死亡
神经系统毒性					
末梢感觉神经障碍	无症状； 深腱反射减弱或感觉异常	有中度症状； 影响自理性以外的日常生活活动	有重度症状； 影响自理性日常生活活动	危及生命； 需要紧急治疗	死亡
呼吸系统、胸廓及纵隔毒性					
肺炎	无症状； 仅有体征或检查所见； 不需要治疗	有症状； 需要内科治疗； 影响自理性以外的日常生活活动	有重度症状； 影响自理性日常生活活动； 需要吸氧	危及生命； 需要紧急治疗（例如，气管切开/插管）	死亡
皮肤及皮下组织毒性					

续表 5

不良反应	Grade 1	Grade 2	Grade 3	Grade 4	Grade 5
瘙痒症	轻度或局限； 需要局部治疗	剧烈或广泛； 间歇性； 搔抓引起的皮肤改变（例如，水肿、丘疹、脱皮、苔藓化、渗出/结痂）； 需要口服药治疗； 影响自理性以外的日常生活活动	剧烈或广泛； 持续性； 影响自理性日常生活活动及睡眠； 需要口服皮质类固醇激素或免疫抑制疗法	—	—
痤疮样皮疹	丘疹和脓疱＞10%的体表面积，伴有/不伴有瘙痒和压痛	丘疹和脓疱占10%～30%的体表面积，伴有/不伴有瘙痒和压痛； 伴心理影响； 影响自理性以外的日常生活活动	丘疹和脓疱＞30%的体表面积，伴有/不伴有瘙痒和压痛； 影响自理日常生活活动； 需要口服抗生素治疗二重感染	丘疹和脓疱遍布全身表面，伴有/不伴有瘙痒和压痛； 需要静脉给予抗生素治疗广泛的多重感染； 危及生命	死亡

LLN：正常值下限，ULN：正常值上限，ANC：中性粒细胞绝对数，TPN：全胃肠外营养，NSAIDs：非甾体抗炎药。

［根据 CTCAE ver 4.0. 日语翻译 JCOG 版拔萃］

（中道真仁）

五 药名缩写、通用名称及代表商品名称

	缩写	通用名称			代表商品名称		
		日语	英语	中文	日语	英语	中文
数字	5'-DFUR	ドキシフルリジン	Doxifluridine	去氧氟尿苷	フルツロン	Furtulon	氟铁龙
	5-FU	フルオロウラシル	Fluorouracil	氟尿嘧啶	5-FU	5-FU	5-FU
	6-MP	メルカプトプリン	Mercaptopurine	巯嘌呤	ロイケリン	Purinethol	乐疾宁
A	ACNU	ニムスチン	Nimustine	尼莫司汀	ニドラン	Nidran	宁得朗
	ACR（ACM）	アクラルビシン	Aclarubicin	阿柔比星	アクラシノン	Aclacinon	阿克拉霉素
	ACT-D（ACD）	アクチノマイシンD	Actinomycin D	放线菌素 D	コスメゲン	Cocmegen	更生霉素
	AMR	アムルビシン	Amrubicin	氨柔比星	カルセド	Calsed	凯德
	Ara-C	シタラビン	Cytarabine	阿糖胞苷	キロサイド	Cylocide	赛德萨
	ATRA	トレチノイン	Tretinoin	维 A 酸	ベサノイド	Vesanoid	维 A 酸
B	BCNU	カルムスチン	Carmustine	卡莫司汀	ギリアデル	Gliadel	格立得
	BEV	ベバシズマブ	Bevacizumab	贝伐珠单抗	アバスチン	Avastin	阿瓦斯汀
	BH-AC	エノシタビン	Enocitabine	依诺他滨	サンラビン	Sunrabin	依诺他滨
	BLM	ブレオマイシン	Bleomycin	博来霉素	ブレオ	Bleo	争光霉素
	BUS	ブスルファン	Busulfan	白消安	マブリン散 ブスルフェクス 点滴静注用	Mablin，Busulfex	马利兰 布苏尔芬

续表 1

	缩写	通用名称			代表商品名称		
		日语	英语	中文	日语	英语	中文
C	CBDCA	カルボプラチン	Carboplatin	卡铂	パラプラチン	Paraplatin	铂尔定
	CDDP（DDP）	シスプラチン	Cisplatin	顺铂	ランダ，ブリプラチン，アイエーコール	Randa Briplatin，IA-call	施铂定
	CPA（CPM）	シクロホスファミド	Cyclophosphamide	环磷酰胺	エンドキサン	Endoxan	癌得散
	CPT-11	イリノテカン	Irinotecan	伊立替康	トポテシン、カンプト、	Topotecin，Campto	开普拓
D	DCF	ペントスタチン	Pentostatin	喷司他丁	コホリン	Nipent，Coforin	喷妥司汀
	DNR（DM）	ダウノルビシン	Daunorubicin	柔红霉素	ダウノマイシン	Daunomycin	道诺霉素
	DTIC	ダカルバジン	Dacarbazine	氮烯唑胺	ダカルバジン	Dacarbazine	达卡巴嗪
	DTX（DOC、TXT）	ドセタキセル	Docetaxel	多西他赛	タキソテール、ワンタキソテール	Taxotere，ONE Taxotere	紫杉特尔
	DXR（ADM，ADR）	ドキソルビシン	Doxorubicin	多柔比星	アドリアシン、ドキシル	Adriamycin，Doxil	阿霉素
E	EMP	エストラムスチン	Estramustine	雌莫司汀	エストラサイト	Estracyt	艾去适
	EPI	エピルビシン	Epirubicin	表柔比星	ファルモルビシン	Farmorubicin	表阿霉素
	ERI	エリブリン	Eribulin	艾日布林	ハラヴェン	Halaven	艾日布林
	EXE	エキセメスタン	Exemestane	依西美坦	アロマシン	Aromasin	阿诺新

续表 2

	缩写	通用名称			代表商品名称		
		日语	英语	中文	日语	英语	中文
F	FT（TGF）	テガフール	Tegafur	替加氟	フトラフール	Futraful	替加氟
G	GEM	ゲムシタビン	Gemcitabine	吉西他滨	ジェムザール	Gemzar	健择
H	HU	ヒドロキシカルバミド	Hydroxycarbamide	羟基脲	ハイドレア	Hydrea	羟基脲
I	IDR	イダルビシン	Idarubicin	伊达比星	イダマイシン	Idamycin	艾诺宁
	IFM	イホスファミド	Ifosfamide	异环磷酰胺	イホマイド	Ifomide	和乐生
L	L-ASP	L—アスパラギナーゼ	L-Asparaginase	门冬酰胺酶	ロイナーゼ	Leunase	爱施巴
	LEN	レナリドミド	Lenalidomide	来那度胺	レブラミド	Revlimid	瑞法纳
	L-LV	レボホリナート	Levofolinate	左亚叶酸钙	アイソボリン	Isovorin	左亚叶酸钙
	L-OHP（OX）	オキサリプラチン	Oxaliplatin	奥沙利铂	エルプラット	Elplat	乐沙定
	L-PAM	メルファラン	Melphalan	美法仑	アルケラン	Alkeran	爱克兰
	LV	ホリナート	folinate	亚叶酸钙	ロイコボリン，ユーゼル	Leucovorin Uzel	亚叶酸钙
M	MCNU	ラニムスチン	Ranimustine	雷莫司汀	サイメリン	Cymerin	雷诺氮芥
	MIT	ミトキサントロン	Mitoxantrone	米托蒽醌	ノバントロン	Novantron	米西林
	MPA	メドロキシプロゲステロン	Medroxyprogesterone	甲羟孕酮	ヒスロンH	Hysron-H	安宫黄体酮
	MTX	メトトレキサート	Methotrexate	甲氨蝶呤	メソトレキセート	Methotrexate	美素生

续表 3

	缩写	通用名称			代表商品名称		
		日语	英语	中文	日语	英语	中文
N	nab-PTX	ナブパクリタキセル	Nab-Paclitaxel	白蛋白结合型紫杉醇	アブラキサン	Abraxane	纳米紫杉醇
	NGT	ノギテカン（トポテカン）	Nogitecan（Topotecan）	拓扑替康	ハイカムチン	Hycamtin	和美新
P	PCZ	プロカルバジン	Procarbazine	丙卡巴肼	塩酸プロカルバジン	Procarbazine Hydrochloride	甲基苄肼
	PEM	ペメトレキセド	Pemetrexed	培美曲塞	アリムタ	Alimta	阿灵达
	PEP	ペプロマイシン	Peplomycin	派来霉素	ペプレオ	Pepleo	培洛霉素
	PTX（PAC）	パクリタキセル	Paclitaxel	紫杉醇	タキソール	Taxol	泰素
S	S-1	テガフール・ギメラシル・オテラシルカリウム配合	Tegafur/Gimeracil/Oteracil	替吉奥（替加氟/吉美嘧啶/奥替拉西）	ティーエスワン	TS-1	苏立
	SPAC	シタラビン オクホスファート	Cytarabine ocfosfate	阿糖胞苷十八碳磷酸酯钠	スタラシド	Staraside	阿糖胞苷胶囊

续表 4

	缩写	通用名称			代表商品名称		
		日语	英语	中文	日语	英语	中文
T	TAM	タモキシフェン	Tamoxifen	他莫昔芬	ノルバデックス	Nolvadex	三苯氧胺
	T-DM1	トラスツズマブ エムタンシン	Trastuzumab emtansine	曲妥珠单抗-美坦新偶联物	カドサイラ	Kadcyla	卡塞罗
	THAL	サリドマイド	Thalidomide	沙利度胺	サレド	Thaled	反应停
	THP	ピラルビシン	Pirarubicin	吡柔比星	テラルビシン、ピノルビン	Therarubicin, Pinorubin	吡喃阿霉素
	TMZ	テモゾロミド	Temozolomide	替莫唑胺	テモダール	Temodal	泰道
U	UFT	テガフールとウラシル配合	Tegafur/Uracil	替加氟-尿嘧啶	ユーエフティ	UFT	优福定
V	VCR	ビンクリスチン	Vincristine	长春新碱	オンコビン	Oncovin	安可平
	VLB	ビンブラスチン	Vinblastine	长春碱	エクザール	Exal	威保定
	VNR	ビノレルビン	Vinorelbine	长春瑞滨	ナベルビン	Navelbine	诺维本
	VP-16	エトポシド	Etoposide	依托泊苷	ラステット，ベプシド	Lastet Vepesid	拉司太特 泛必治